Alternative
Konzepte 49

Schriftenreihe der
Georg Michael Pfaff Gedächtnisstiftung

Theron G. Randolph
Ralph W. Moss

Allergien: Folgen von Umweltbelastung und Ernährung

Chronische Erkrankungen aus der Sicht
der Klinischen Ökologie

Mit einem Vorwort von Dr. Anne Calatin

5. Auflage

Verlag C. F. Müller Karlsruhe

Recycling-Papier — ein Beitrag zum aktiven Umweltschutz

Die Originalausgabe erschien unter dem Titel
„An Alternative Approach to Allergies“

Autoren: Theron G. Randolph, M.D., Ralph W. Moss, Ph.D.

ISBN 0-690-01998-X

CIP-Titelaufnahme der Deutschen Bibliothek

Randolph, Theron G.:

Allergien: Folgen von Umweltbelastung und Ernährung:
Chron. Erkrankungen aus d. Sicht d. Klin. Ökologie/
Theron G. Randolph; Ralph W. Moss.
Mit e. Vorw. von Anne Calatin. — Karlsruhe: Müller 1990
(Alternative Konzepte; 49)
ISBN 3-7880-9796-5
NE: Moss, Ralph W.; GT

Herausgeberin der deutschen Ausgabe: Dr. Anne Calatin 02 90 2,5

Aus dem Amerikanischen übersetzt von
Karl Arnold, Lis Duden, Klaus-Peter Kitt

5. Auflage 1990

Gesamtherstellung:
Rohr Druck GmbH, Kaiserslautern

Inhaltsverzeichnis

Vorwort der Georg Michael Pfaff Gedächtnisstiftung

Die Georg Michael Pfaff Gedächtnisstiftung bemüht sich seit Jahren mit ihren bescheidenen Mitteln, Themen ins Bewußtsein der Öffentlichkeit zu rücken, die bisher unterdrückt oder ignoriert wurden. Dabei kann die Stiftung stets nur eine Art Starthilfe geben: anschließend müssen sich die Fachleute bemühen, die Themen weiter zu behandeln.

Durch die Veröffentlichung des Bandes 43 der Schriftenreihe „Alternative Konzepte" mit dem Titel „Ernährung und Psyche" hat die Stiftung erstmalig ein Thema aufgegriffen, das auf der Grenzzone von Medizin und Ökologie liegt und deswegen — und wohl auch aus anderen Gründen — in der deutschen Fachöffentlichkeit bisher nicht die Beachtung gefunden hat, die es verdient. Im Unterschied dazu sind die angelsächsischen Länder seit Jahren bemüht, auf diesem Gebiet zu forschen und auch zahlreichen Patienten zu helfen.

Im Rahmen ihrer Aufgabenstellung bringt die Stiftung nunmehr den vorliegenden Band 49 heraus, der von dem Chefarzt einer bedeutenden Allergieklinik in Chicago verfaßt worden ist. Wir haben die Herausgeberin des Bandes 43, Frau Dr. Anne Calatin, gebeten, die fachliche Verantwortung für die Übersetzung zu übernehmen und auch ein Vorwort zu der deutschen Ausgabe zu schreiben. Wir danken ihr ebenso wie den Übersetzern und der Druckerei für ihre unter enormem Zeitstreß geleistete Arbeit. Besonders danken wir unserer Mitarbeiterin Frau Ingeborg Heumann, die die mühsame Arbeit der Koordination durchführte.

Wir hoffen, daß auch dieser Band dazu beiträgt, ein Thema ins Bewußtsein zu heben, das bisher zum Nachteil der Patienten nicht öffentlich ausdiskutiert wurde.

Georg Michael Pfaff Gedächtnisstiftung
Karl Werner Kieffer

Vorwort der Herausgeberin der deutschen Ausgabe

Die Regale der Buchhandlungen sind voll von populären „Gesundheitsbüchern". Dieses Buch sollte man nicht mit ihnen verwechseln.

Es ist allerdings allgemeinverständlich geschrieben. Hierzulande pflegen Ärzte und andere Akademiker dergleichen mit spitzen Fingern anzufassen, wenn überhaupt. (In angelsächsischen Ländern ist das anders. Dort macht es auch Nobelpreisträgern nichts aus, „populäre" Bücher über ihre Erkenntnisse zu schreiben.).

Dieses Buch ist also — für deutsche Begriffe — kein medizinisches Fachbuch.

Dieses Buch *ist* ein medizinisches Fachbuch (und die Lektüre Ärzten aller Fachrichtungen dringend zu empfehlen, obwohl es sich in erster Linie an Patienten wendet!). Es beschreibt nicht nur Ergebnisse, auch die Methoden, mit denen sie erreicht wurden, so daß sie für jeden Fachmann nachvollziehbar sind. Ein ausführliches Literaturverzeichnis mit Angaben wissenschaftlicher Primärliteratur zeigt die lange Ahnenreihe der Ideen und Beobachtungen, von denen dieses Buch handelt.

Es ist überdies die Quintessenz eines ärztlichen Lebenswerkes — des Begründers der Klinischen Ökologie, Theron G. Randolph, jetzt 78 Jahre alt. Vor wenigen Monaten traf ich ihn wieder, diesmal auf einem großen internationalen Kongreß der amerikanischen, englischen und übrigen europäischen Klinischen Ökologen in Torquay, England. Randolph praktiziert noch und leitet seine Klinik in Chicago. Er spricht auf Ärztekongressen, hält Seminare. Man muß ihn gesehen haben, um das glauben zu können. Die schlanke Gestalt mit dem Kopf einer weisen, etwas mageren Eule, und vor allem die Augen, klar und scharf beobachtend, nachdenklich: Mit seiner ungebrochenen geistigen Vitalität ist Randolph der Kronzeuge für „seine" Klinische Ökologie. Er hat fest vor, in zwei Jahren einen gesamteuropäischen Kongreß aller Klinischen Ökologen zusammenzurufen, womöglich in Deutschland.

Noch eine Bemerkung zum Titel dieses Buches. Unter „Allergie" stellt sich der Leser wahrscheinlich etwas anderes vor, als er hier beschrieben findet. Es ist kaum die Rede von Heuschnupfen, Ekzemen und Asthma, von Pollen, Hausstaub und Schimmelpilzen, dafür um so mehr von Depressionen und Sucht, Nahrungsmitteln und Chemikalien. Randolph unternimmt es, die weniger bekannten Wirkungen und Auslöser der Allergie oder Überempfindlichkeit ins Blickfeld zu rücken. Die Klinische Ökologie ist eine Ergänzung und Erweiterung der klassischen Allergologie/Immunologie. Sie gebraucht den Begriff „Allergie" im ursprünglichen Wortsinn, der ganz allgemein „veränderte Reaktion" bedeutet. Das geschieht nicht aus methodischer Schlamperei oder Ignoranz, sondern aufgrund von Beobachtung und Erfahrung. Genaue Beobachtung hat auch die innere Verwandtschaft zwischen Allergie und Sucht zutage gebracht, ein Thema, das einen großen Teil dieses Buches einnimmt.

Der Arzt, der Klinische Ökologie praktiziert, muß genauestens beobachten können, denn jeder seiner Patienten ist ein einmaliger Fall. Auch der Patient spielt eine höchst aktive Rolle. Es liegt nicht zuletzt an ihm, seiner Einsicht in die Zusammenhänge, seiner Beobachtungsgabe und Selbstdisziplin, ob die klinisch ökologische Behandlung hilft oder nicht. Der „mündige Patient": hier ist er. Alle potentiellen Kritiker aus den Reihen der Medizin und Psychiatrie kann ich nur bitten, die Methoden der Klinischen Ökologie zuerst einmal selbst auszupro-

bieren: sie werden die Aussage dieses Buches bestätigen können! Ich hoffe nur, daß es viele sind, zum Wohle der Kranken und noch Gesunden.
Klinische Ökologie wird in den USA und Kanada und außerdem in etlichen Ländern praktiziert, wo Ärzte imstande sind, englische Literatur zu lesen: in England und Irland natürlich; in Schweden, Holland und Australien. In Deutschland scheint das Englischlesen erstaunliche Schwierigkeiten zu machen. Anders ist die Tatsache nicht zu verstehen, daß die Ergebnisse der Klinischen Ökologen, in amerikanischen und englischen Fachzeitschriften und zahlreichen Fachbüchern seit Jahrzehnten fortlaufend veröffentlicht, hier in Deutschland in Medizinerkreisen praktisch unbekannt sind. Dies, obwohl die Ergebnisse der Klinischen Ökologie mögliche Lösungen bisher ungelöster Probleme anbieten und in zehntausenden von Fällen die Lösung bereits vordemonstriert haben. Dies, obwohl gerade solche Probleme uns mit am meisten unter den Nägeln brennen, ihre schulmedizinische Behandlung die teuerste und aussichtsloseste ist: Chronische Krankheiten.
Ihre Skala reicht vom Gelenkrheumatismus, der heute schon Kinder im Vorschulalter befallen kann, bis zur schweren „endogenen“ Depression. Dazwischen liegt das Mittel- und Dunkelfeld der mit „vegetativer Dystonie“, „Antriebsstörungen“, „psychosomatischen Leiden“ etikettierten Dauermisere von Millionen Patienten, bei denen Medikamente zur Symptomlinderung auf die Länge nicht helfen, sondern dem Leiden erst die rechte Dauer und Intensität verleihen. Und all das kostet Lebensglück, Zeit, Produktivität, und nicht zuletzt viel, sehr viel Geld, den einzelnen und seinen Staat. (Dieses Geld nimmt, selbstverständlich, die pharmazeutische Industrie und die industrialisierte Medizin ein: ein kompletter wirtschaftlicher Kreislauf.)
Drei „Fulgurationen“ (im Sinne von Konrad Lorenz: wenn der Funke der logischen Verknüpfung zwischen bisher getrennten Gedankenwelten überschlägt) markieren Randolphs Laufbahn:

1. Die Verbindung des von seinem Kollegen Rinkel übernommenen Begriffs der „maskierten Allergie“ mit dem „allgemeinen Anpassungs-Syndrom“ des großen Physiologen Hans Selye. Beobachtungen an seinen Patienten führten Randolph zur Formulierung des „spezifischen Anpassungs-Syndroms“ mit seinen Plus- und Minusstadien als ordnendes, musterbildendes Prinzip im verwirrenden Chaos der hundert Einzelsymptome.
2. Die Entdeckung möglicher physischer Ursachen von Psychosen in Umwelt und Ernährung. 1950 löste Randolph in einem (wissenschaftlich einwandfrei durchgeführten) Blindversuch bei einer Patientin einen psychotischen Schub aus — mit einem ganz gewöhnlichen Nahrungsmittel: Rote Bete. Diese Entdeckung, durch weitere Beobachtungen bestätigt, bedeutet eigentlich eine Revolution in der Psychiatrie, nur hat es die Psychiatrie noch nicht gemerkt.

(Die experimentell ausgelösten Symptome waren genau die gleichen, unter denen die Patientin schon lange gelitten hatte.) Bei vielen seiner Patienten sind unter anderem Rückstände von Pestiziden eine Ursache von Psychosen und Depressionen.

3. Die Aufdeckung der Zusammenhänge zwischen weitverbreiteten körperlichen und psychischen Leiden und der chemischen Verseuchung von Umwelt und Nahrung, unter anderem und nicht zuletzt durch die Agrarchemie.

Die Folgerungen aus der letztgenannten Entdeckung sind in diesem Buch nicht so radikal formuliert, wie es der Natur dieser Entdeckung entspräche und wie mancher es wohl erwartet. Randolph ist Arzt und sieht in erster Linie seine Patienten und ihre Leiden. Er legt seine Ergebnisse vor. Die Folgerungen sind nun Sache der Politiker und der Bürger, die er über die medizinischen Tatsachen informiert hat. Sein Optimismus, was die Verbesserung der Zustände durch demokratischen Konsens betrifft, ist ganz amerikanisch.

Amerikanisch ist auch der „way of life", die Umwelt, aus der seine Patienten kommen. In Amerika hat kompromißlos, fortschritts- und profitgläubig die Entwicklung unserer heutigen Kunststoff-Umwelt (im weitesten Sinn) vor etwa vierzig Jahren begonnen. Seit den fünfziger Jahren wurden im größten Stil Pestizide angewandt, fast alle Lebensmittel sind seit langem Industrieprodukte.

Die Situation in Deutschland ist in manchen Bereichen „noch nicht so schlimm", sie ist anders. Unsere normale Ernährung ist etwas besser als die des Durchschnittsamerikaners, durch strengere Lebensmittelgesetze und eher „konservative" Eßgewohnheiten. Erfreulicherweise ist bei der deutschen Hausfrau die Tradition noch nicht erloschen, Mahlzeiten selbst aus frischen Zutaten zuzubereiten. Weniger „junk food" („Müllmahlzeiten" — Der Spiegel 18/1980), obwohl sich auch bei uns Handel und Großkonzerne alle Mühe geben, zum Beispiel die Zuckerüberschüsse mit allen Mitteln der Reklameverführung in unsere wehrlosen Kinder hineinzupumpen.

Flächendeckende Pestizidspritzungen auf behördliche Anordnung sind bei uns unüblich. (Was der Einzelne auf seinem eigenen Grund und Boden sprüht, in Landwirtschaft, Forstwirtschaft und privaten Gärten, ist schon schlimm genug!)

In Deutschland, Österreich und der Schweiz ist der Einsatz von Agrochemikalien im ökologischen Anbau verboten (siehe die „Rahmenrichtlinien zum ökologischen Landbau", herausgegeben von der Stiftung Ökologischer Landbau, Kaiserslautern).

Ebensowenig werden bei uns Möbel bei der Lagerung durch Speditionsunternehmen automatisch mit Pestiziden eingegast, wie ich mich informierte. Auch

die Sprühwut der Hausfrauen unterliegt bei uns weniger den sozialen Zwängen des kollektiven Gleichverhaltens.
Das Erdgas-Problem ist bei uns weniger brisant, weil der Einbau von Gasheizungen usw. sehr strengen Bestimmungen unterliegt. Raumheizgeräte ohne Kamin gibt es ganz einfach nicht. Eine mögliche Quelle der Luftverschmutzung ist auch bei uns der Gasherd in der Küche, nicht zu vergessen Campingherde und Wohnwagen-Heizungen! Wenn Randolph seinen schwerkranken Patienten empfiehlt, Gas zu meiden und Gasheizung durch Elektroheizung zu ersetzen, sollte man dies als medizinische Sofortmaßnahme, nicht als Grundsatzentscheidung zugunsten von noch mehr Kraftwerken betrachten. Es ist Sache der Politiker, Fachwissenschaftler und Techniker, für die Dauer eine bessere Lösung des Energie- und Heizproblems zu finden, etwa durch Wärmedämmung und alternative Energiequellen.
Auch Randolphs Empfehlung, Alufolie statt Plastikfolie zum Verpacken von Lebensmitteln zu verwenden, kommt aus rein medizinischer Erfahrung und ist als Notlösung aufzufassen. Man sollte dabei nicht vergessen, daß bei der industriellen Herstellung von Aluminium hohe Umwelt- und Gesundheitsbelastungen entstehen.
Die allgemeine Luftverschmutzung ist andererseits in Mitteleuropa, landesweit betrachtet, deutlich größer als in den USA, ganz einfach wegen der höheren Siedlungs- und Industriedichte (auch bestimmte klimatische Faktoren, z. B. Windrichtung und Windgeschwindigkeit, spielen hier eine Rolle). Wir können den Faktor der Luftverschmutzung als Krankheitsursache (Pseudo-Krupp bei Kindern!) keinesfalls als Bagatelle betrachten. Außerdem sollten wir immer bedenken, daß alles, was „in die Luft geht“, früher oder später auf den Boden herunterkommt. Photochemische Reaktionen zwischen verschiedenen Einzelsubstanzen in der Luft und ihre Reaktionsprodukte sind beispielsweise bis jetzt nur höchst fragmentarisch untersucht.
Das alles sind Detailfragen und -unterschiede. Die Grundsituation ist in allen Industrieländern (und leider auch den meisten „Entwicklungsländern“) inzwischen die gleiche. Wir alle haben vom Schneewittchenapfel genascht („weiß mit roten Backen, daß jeder, der ihn erblickte, Lust danach bekam“). Nun haben wir Leib- und Seelenweh bekommen.
Zum Trinkwasser, das bei uns inzwischen ebenso ungenießbar ist wie sonstwo in der Welt, fällt mir folgender Spruch Mark Twains ein: „Man kann die Erkenntnisse der Medizin auf eine knappe Formel bringen: Wasser, mäßig genossen, ist unschädlich.“ Wir leben, hols der Teufel, in einer Zeit, in der die Medizin nicht einmal *das* mehr guten Gewissens behaupten kann.

Anne Calatin

Vorwort zur vierten Auflage

Vor fünf Jahren unternahm die Georg Michael Pfaff Gedächtnisstiftung das Wagnis, dieses Buch, die Summe der ärztlichen Erfahrungen und Forschungen Dr. Theron Randolphs, zu publizieren.
Das weitgespannte Konzept der Klinischen Ökologie, nämlich die Entstehung vieler chronischer Erkrankungen des Körpers und der Psyche aus Überempfindlichkeitsreaktionen gegen chemische (und physikalische) Umweltfaktoren, rief seinerzeit im Lager der Fachmedizin, aber auch bei der „alternativen" Gegenseite, Befremden hervor oder wurde schlicht ignoriert.
Gut erinnere ich mich der für die deutsche Ärzte- und Studentenschaft blamablen Szenen in der FU Berlin 1982, als Randolph und andere Klinische Ökologen zu einer Podiumsdiskussion eingeladen waren und die deutschen Mitglieder der Diskussionsrunde demonstratives Desinteresse an den Arbeitsergebnissen der amerikanischen Kollegen bezeigten. Deren empirische Beobachtungen an individuellen Patienten und die sehr weite Definition von „Allergie" kollidierten frontal mit der orthodoxen Lehre der Allergologie/Immunologie, die als positiven Befund nur gelten ließ, was in den gebräuchlichen Tests als Immunglobulin-E-abhängige Sofortreaktion nachzuweisen war. Nach dem Palmström-Rezept, „daß nicht sein kann, was nicht sein darf", waren somit die meisten Nahrungsmittelallergien und Chemikalienüberempfindlichkeiten für die Medizin nicht existent.
Patienten, die trotzdem darauf bestanden, krank zu sein, wurde regelmäßig nahegelegt, daß sie in einer Psychotherapie besser aufgehoben seien.
Inzwischen ändert sich das Bild: Selbst die Schulmedizin konstatiert heute, daß Allergien aller Art zur Volkskrankheit geworden sind. Dermatologen fanden eine Zunahme der Neurodermitis („endogenes" Ekzem) um 300 Prozent innerhalb der jüngsten Generation. Durch diese Berichte alarmiert, hat das Bundesministerium für Forschung und Technologie die Initiative ergriffen. Es veröffentlichte am 8. Januar 1987 eine „Bekanntmachung über die Förderung von Forschungs- und Entwicklungsvorhaben im Bereich der allergischen Erkrankungen". 30 Millionen Mark sollen innerhalb von fünf Jahren dafür ausgegeben werden. Es bleibt zu hoffen, daß diese Mittel gezielt und sachgerecht eingesetzt werden. Denn es gibt bereits — auch bei uns — Ärzte und Wissenschaftler der jüngeren Generation, deren Arbeiten bestätigen und wissenschaftlich untermauern, was Randolph und die früheren Klinischen Ökologen empirisch herausgefunden haben.
Dr. Michael Häberle, Hautarzt und Allergologe in Künzelsau (früher Universitätsklinik Erlangen) befaßt sich mit Allergien und Pseudoallergien, ausgelöst

durch Lebensmittelzusätze, zum Beispiel künstliche Farb- und Aromastoffe und Antioxidantien.
Dr. W. Jorde und Dr. M. Schata am Kamillanerkrankenhaus in Mönchengladbach haben die Fachwelt auf die große Bedeutung von Schimmelpilzallergien aufmerksam gemacht. In seinem Buch zeigt Dr. Schata, wie die Nahrungsmitteltechnologie die meisten Fertigprodukte der Lebensmittelindustrie mit Schimmelpilzallergenen anreichert, so daß es für die betroffenen Allergiker kaum ein Entrinnen gibt.
Prof. Otmar Wassermann, Toxikologe an der Universität Kiel, und Prof. Harun Parlar, analytischer Chemiker an der Gesamthochschule Kassel, haben sich mit den fatalen gesundheitlichen Folgen der Holzschutzmittel, besonders des Pentachlorphenols, befaßt und das schließliche Verbot dieser hochgiftigen und allergenen Substanz bewirkt.
1985 zeigten in einer aufsehenerregenden Arbeit Wissenschaftler der Ruhr-Universität Bochum, daß bestimmte Pestizide (DDT, Dieldrin, Heptachlor, Lindan) Zellen des Immunsystems veranlassen, Histamin und andere Mediatoren der allergischen Reaktionen auszuschütten. Das bedeutet eine direkte Kausalverbindung zwischen der Anwendung von Pestiziden und der Auslösung von Allergien!
Mit höchst verfeinerten Methoden, u. a. entwickelt von Dr. John Laseter in Richardson/Texas, ist es möglich, das ganze Spektrum von Organochlor-Pestiziden und zahlreiche andere Umweltchemikalien im Serum nachzuweisen, im Konzentrationsbereich von parts per billion (1 Teil in 1 Milliarde Teilen). Dr. Laseter arbeitet eng mit den Klinischen Ökologen — auch in Deutschland — zusammen. Ihre Arbeiten zeigen, daß empfindliche Patienten selbst auf so unvorstellbar geringe Mengen von Pestiziden mit deutlichen Störungen der körperlichen und geistig-seelischen Gesundheit reagierten.
Daraus folgt, daß es für uns alle, und besonders für hochempfindliche, „umweltkranke“ Menschen lebenswichtig ist, Nahrung aus pestizidfreiem Anbau zu erhalten.
Nahrungsmittelallergie, bisher das Stiefkind der Allergologie, wird nun auch von der Schulmedizin zunehmend ernst genommen. Großen Anteil daran hat die neueste, revolutionäre Entwicklung auf allen Gebieten der wissenschaftlichen Immunologie und die dadurch wachsende Einsicht in komplexe Abläufe im Immunsystem. Neue Testmethoden wurden entwickelt, mit denen Nahrungsmittelallergien, deren Nachweis bisher mühsam und zeitraubend oder äußerst unsicher war, ebenso eindeutig sichtbar zu machen sind, wie eine „einfache“ Staub- oder Pollenallergie.
Der amerikanische Allergologe Dr. Vincent A. Marinkovich hat in Zusammenarbeit mit einem Unternehmen den „DHS-CLA-Allergietest“ entwickelt, der

mit einer einzigen Blutprobe des Patienten mehr als 30 verschiedene Allergien sichtbar und meßbar macht. Gegenüber dem RAST (Radio-Allergo-Sorbent-Test) hat der CLA (Chemo-Lumineszenz-Assay) noch den umweltfreundlichen Vorteil, daß keine radioaktiven Substanzen verwendet werden. Mit ihm können nicht nur IgE-abhängige, sondern auch IgG-abhängie Allergien nachgewiesen werden. Zu diesen aber gehören die meisten Nahrungsmittelallergien mit verzögert auftretenden Symptomen, die zu chronischen Schmerz- und Entzündungsreaktionen, Verdauungsbeschwerden, Erschöpfungszuständen und Depressionen führen können. Die von der Klinischen Ökologie empirisch gefundenen Tatbestände der „maskierten" Allergie und Nahrungsmittelsucht, der Entzugserscheinungen beim Fasten und der Wirksamkeit der Rotationsdiät als Vorbeugung und Therapie haben nunmehr ihre Bestätigung durch die Immunologie gefunden.

Begriffe und Methoden der Klinischen Ökologie, einschließlich der Rotationsdiät in verschiedenen Varianten, tauchen bereits in allerlei populärmedizinischen Gesundheitsbüchern und Aufsätzen über Nahrungsmittelallergie, Immunstärkung usw. auf. Leider vergessen manche dieser Autoren mitzuteilen, woher sie ihre Weisheit haben. Ich halte dies für ein positives Zeichen: Nur gute Ideen werden so eifrig geklaut! Vornehmer ausgedrückt: Randolphs und seiner Kollegen Lebenswerk, früher angefeindet, belächelt oder ignoriert, ist auf dem besten Wege, anonym in den Wissensbestand der Medizin einzugehen.

Besonders offen für die Konzepte der Klinischen Ökologie waren von Anfang an Selbsthilfegruppen, vor allem die Arbeitsgemeinschaft Allergiekrankes Kind (AAK). Hier haben Eltern kranker Kinder und engagierte Ärzte Pionierarbeit geleistet und sich in Eigeninitiative mit Themen auseinandergesetzt, an denen sich die „offizielle" Schulmedizin die Finger nicht verbrennen wollte. Zum Beispiel Gesundheitsschäden durch Luftverschmutzung und allgemeine Umweltverseuchung, Allergien durch Lebensmittelzusätze, Zusammenhänge zwischen Waldsterben und Pseudokrupp sind in den Vorträgen und Mitteilungsblättern der AAK wohldokumentiert. Die Kinderärzte, die mit der AAK zusammenarbeiten, zum Beispiel Dr. Roland Wönne am Universitätsklinikum in Frankfurt/Main und Dr. Sigrid Flade in München, sind erfahren und kompetent.

Die Zahl der Ärzte, die mit den Konzepten und Methoden der Klinischen Ökologie arbeiten, nimmt auch bei uns zu, wie Sie im Adressenverzeichnis sehen können. Daß dieses Buch in wenigen Jahren schon seine vierte Auflage erlebt, ist ein Zeichen dafür, daß immer mehr Menschen auf die warnende Stimme Randolphs hören. Er hat sie schon erhoben, lange bevor bei uns und anderswo irgend jemand von „Umwelt" sprach.

April 1989 *Anne Calatin*

Einführung

Dr. Randolphs Alternative

Theron G. Randolph steht im Mittelpunkt einer Schule medizinischen Denkens, die man Klinische Ökologie nennt. Diese neue Richtung ist eine grundsätzliche Herausforderung an orthodoxes medizinisches Denken, besonders im Hinblick auf viele bisher kausal unerklärte chronische Erkrankungen. Man kann eindeutig feststellen, daß Randolphs Gedanken so neu und weitreichend sind, daß sie, allgemein akzeptiert, die medizinische Praxis grundlegend verändern werden. Sicher ist meine eigene medizinische Erfahrung mit der Klinischen Ökologie für den Leser aufschlußreich, bevor er mit der eigentlichen Lektüre beginnt. Dieses Buch ist übrigens Dr. Randolphs erstes größeres Unterfangen, die allgemeine Öffentlichkeit zu erreichen.

Ich betrat Randolphs Praxis in Chicago nicht als Patient, sondern als Mitautor dieses Buches. An meinem ersten Tag als Hausgast der Randolphs blickte ich über den Frühstückstisch auf der Suche nach meinem Morgenkaffee. Ich wurde höflich darauf hingewiesen, daß die Randolphs nie Kaffee trinken. Das war mir etwas unangenehm, denn in den letzten zwanzig Jahren meines Lebens hatte ich fast jeden Tag mindestens eine Tasse Kaffee getrunken. Ich machte nämlich gerade eine Abmagerungskur, bei der eine Tasse Kaffee oder Tee zu jeder Mahlzeit vorgeschrieben ist. Schließlich brachte Tudy Randolph angesichts meiner Verzweiflung aus ihrem Speiseschrank ein altes Glas mit koffeinfreiem Kaffee zum Vorschein, den sie nur für solche Gelegenheiten aufbewahrte.

Später an jenem Tag erwähnte Randolph im Laufe der Unterhaltung beiläufig meine „Kaffee-Sucht“. Ich war überrascht und leicht verletzt, daß er mich in die gleiche Kategorie einordnete wie die Patienten, über die wir schreiben wollten. Um ihm zu beweisen, daß er im Unrecht sei, schwor ich mir insgeheim, während meines Aufenthaltes in Chicago keinen Kaffee mehr anzurühren.

Diesen Entschluß hielt ich drei Tage durch. Am dritten Tag fiel ich vor Erschöpfung buchstäblich vom Sessel — eine Reaktion, die der Leser nach Studium dieses Buches besser verstehen wird. Mitten in einer wichtigen Konferenz in Randolphs Praxis mußte ich mich entschuldigen. Ich eilte schleunigst in die Innenstadt von Chicago, ging heroisch an dutzenden von Restaurants vorbei, in denen Kaffeekannen auf ihren Wärmeplatten dampften oder Einkaufsbummler aufreizend ihre Tassen hochhoben. Ich brauchte dringend meine „Droge“! Gerade als ich glaubte, ich hätte das Problem im Griff, kam ich an einem französischen Café im Water-Tower-Einkaufszentrum vorbei. Der Duft frischgemahlenen Kaffees wehte mir entgegen, und es dauerte nicht lange, da saß ich vor einer dampfenden Riesentasse mit köstlichem Java-Kaffee.

Ich hatte die Tasse noch nicht ausgetrunken, da setzten rasende Kopfschmerzen in beiden Schläfen ein. Außerdem begann mein Herz zu flattern wie ein Schmetterling. Ich war verblüfft, denn das waren meine beiden hauptsächlichen Gesundheitsprobleme. Häufige Kopfschmerzen, vor allem beim Aufstehen, hatte ich ständig gehabt seit — nun, seit ich vor zwanzig Jahren begonnen hatte, Kaffee zu trinken. Das beunruhigende Herzflattern hatte erst kürzlich vor ein paar Wochen angefangen. Später wurde mir klar, daß das Herzklopfen begonnen hatte, unmittelbar nachdem ich meinen Kaffeekonsum im Rahmen der Abmagerungsdiät verdoppelt hatte.

Ich kehrte in die Wohnung der Randolphs zurück und bemühte mich, gegen die heftigen Schmerzen in meinem Kopf anzugehen. Ich quälte mich durch das Mittagessen und versuchte, mich von dem Druck durch interessante Konversation abzulenken. Schließlich sagte ich, ich wolle nun schlafen gehen. Schlafen konnte ich aber nicht. Nach einigen weiteren Stunden waren die Kopfschmerzen so heftig geworden, daß ich einen Ledergürtel um meine Schläfen schlingen mußte, um meinen Kopf vor dem Zerspringen zu bewahren, so kam es mir wenigstens vor. Die Randolphs waren schlafen gegangen; ich wanderte in der Wohnung herum und durchsuchte sie von oben bis unten nach einem Aspirin oder Schmerzmittel.

Aspirin war immer meine letzte Zuflucht, wenn ich Kopfschmerzen bekam, aber diesmal hatte ich kein Glück. Bei Randolphs gibt es weder Aspirin noch irgendwelche anderen Schmerzmittel. Tatsächlich konnte ich überhaupt keine Arzneimittel entdecken. Ein Arzt ohne Arzneimittel — ein Verbrechen gegen die Natur! Niemals hatte ich noch solche Schmerzen gespürt wie bei dieser Entzugsbehandlung meiner Kaffee-Kopfschmerzen. Ich konnte mich weder niederlegen, noch aufstehen, im Dunkeln bleiben oder die Helligkeit ertragen; selbst die winzige

Nachtlampe tat meinen Augen weh. Ich hatte ganz einfach niemals zuvor meine Kopfschmerzen bis zum bittern Ende aushalten müssen und hatte nicht erkannt, wie schlimm dieses Problem geworden war. Immer hatte ich es mit diesen praktischen kleinen weißen Tabletten aus der Welt schaffen können. Nach dieser Erfahrung trank ich mehrere Monate lang keinen Kaffee mehr — mehr oder weniger.

Jedesmal wenn ich versuchte, Kaffee zu trinken, waren Kopfweh und Herzklopfen wieder da. Nach ungefähr sechs Monaten konnte ich wieder anfangen, koffeinfreien Kaffee zu trinken, jedoch nur einmal alle vier Tage, im Einklang mit den Regeln der „abwechslungsreichen Rotationsdiät", die später erklärt wird.

Ich bekomme kein Herzklopfen mehr, es sei denn, ich trinke Kaffee oder andere Getränke wie Tee, Cola oder Schokolade, die Koffein oder ähnliche Alkaloide enthalten. Kopfschmerzen bekomme ich nur noch selten, und das finde ich bemerkenswert, weil ich sie früher gewöhnlich mehrmals pro Woche hatte. Sie waren mir so vertraut geworden, daß ich sie allmählich als permanente Größe in meinem Leben akzeptiert hatte. Irrtümlich führte ich sie auf „Überanstrengung meiner Augen" zurück. Das war Unsinn, das Hauptproblem war Kaffee.

Natürlich gibt es nun Leute, die behaupten werden, meine Wiederherstellung sei psychologischer Natur, und gratis meinen Seelenzustand analysieren wollen, um ihre Behauptung zu erhärten. Ich glaube nicht daran, weder in meinem eigenen Fall, noch was die große Mehrheit der Patienten betrifft, denen ich begegnet bin, über die ich gelesen und diskutiert habe. Nahrungsmittelallergie gibt es tatsächlich. Im Gegensatz zu einigen „modernen" Ideen in der Psychiatrie sind Randolphs Theorien demonstrierbar, durch einfache Tests beweisbar, und sie unterliegen den wissenschaftlichen Regeln der *Kausalität*, welche im Lexikon definiert ist als das Prinzip, daß „nichts ohne Ursache existieren oder geschehen kann".

Sein Anliegen, Ursache und Wirkung zu demonstrieren, ist einer der Eckpfeiler von Randolphs Denken und stellt ihn auf einen vorrangigen Platz innerhalb der medizinischen Forschung der letzten einhundert Jahre. Die gesamte Entwicklung der modernen Medizin ist gekennzeichnet durch die wachsende Fähigkeit, Ursache und Wirkung zu demonstrieren. Bis ins neunzehnte Jahrhundert konnten Ärzte im allgemeinen lediglich erläutern, *was* wirksam ist. Mit der Entwicklung der Anatomie, Physiologie und verwandter wissenschaftlicher Bereiche der Biologie begannen die Ärzte zu erklären *warum*.

Die Entdeckung der Theorie von den Krankheitserregern durch Pasteur, Koch und andere schien die Geheimnisse aller Krankheit zu entschleiern. Man legte strenge, einheitliche Regeln fest, um die genaue Ursache einer Infektionskrankheit zu bestimmen. Jede Krankheit, vom Aussatz bis zur Tuberkulose, von Karbunkeln bis zur Ruhr wurde neu gedeutet als möglicherweise bakteriellen Ursprungs.

Inmitten dieser Begeisterung vergaß man manchmal den Hinweis auf die ebenso wichtige Rolle, welche die individuellen Widerstandskräfte bei einer Krankheit spielen.

Die Theorie von der Krankheit als einem Zusammenwirken äußerer Faktoren und der inneren Fähigkeit zum Widerstand tauchte erst am Ende des neunzehnten und dem Beginn des zwanzigsten Jahrhunderts auf. Die Wissenschaft der Immunologie berücksichtigte diese individuelle Antwort auf äußere Faktoren. Ein ebenso grundlegender Fortschritt erfolgte durch den österreichischen Kinderarzt Clemens von Pirquet, der 1906 den Begriff der „Allergie“ prägte. Dieser Begriff ist abgeleitet aus zwei griechischen Wörtern und bedeutet „veränderte Reaktivität“. Eine „Allergie“ ist buchstäblich die Reaktion auf eine Substanz, die den einen betrifft, den anderen nicht. Es ist eine persönliche Reaktion auf irgend eine ganz gewöhnliche, ungiftige Substanz. Pollen beispielsweise verursachen Reaktionen bei manchen Leuten, für die meisten sind sie jedoch harmlos. Lucretius hatte vor 2000 Jahren den gleichen Gedanken poetisch ausgedrückt: „des einen Fleisch, des anderen Gift“ (ut quod ali cibus est aliis fuat acre venenum). Von Pirquet und die übrigen Allergie-Pioniere stellten diese Beobachtungen auf eine mehr wissenschaftliche Grundlage.

Das Feld der Allergie blühte, und Wissenschaftler begannen, die Grundgedanken auf verschiedene Aspekte der Umwelt, einschließlich der Nahrung, auszuweiten. (Allergieähnliche Reaktionen auf ungewöhnliche Nahrungsmittel, wie Cashewnüsse oder Schalentiere, waren schon den alten Griechen bekannt.) Tatsächlich schrieb Francis Hare, ein australischer Arzt, um die Jahrhundertwende ein eindrucksvolles zweibändiges Werk über den *„Nahrungsmittelfaktor bei Krankheiten“* (1905). Darin berichtete er ausführlich über zahlreiche Fälle, bei denen häufige Leiden, einschließlich offensichtlicher „seelischer“ Probleme, verursacht waren durch den Verzehr alltäglicher Nahrungsmittel. Im Jahre 1912 hatte ein New Yorker Kinderarzt bei einem Kind eine Allergie gegen Eier diagnostiziert, das erste Mal in der modernen Medizin, daß man ein alltägliches Nahrungsmittel ausdrücklich mit einer Allergie in Verbindung brachte. Um 1920 veröffentlichte Albert Rowe seine ersten Beobachtungen, wie man verdächtige Lebensmittel aus der Nahrung eliminiert, um Allergien gegen sie festzustellen.

Im Jahre 1925, als das Feld zu sprießen und respektabel zu werden begann, setzten sich europäische Allergologen im Gegensatz zu ihren amerikanischen Kollegen mit ihrer Meinung durch, die Definition der Allergie auf körperliche Reaktionsmechanismen zu beschränken: mit anderen Worten, Allergie wurde nun einzig und allein erklärt in der Sprache der immunologischen Theorie. Vordem hatte man Allergien ziemlich locker beschrieben als „mit der Zeit auftretende veränderte Reaktionen", eine Definition, welche Platz ließ für die neuen Phänomene, wie beispielsweise die damals zum ersten Mal beobachteten Nahrungsmittelallergien. Nach 1925 wurden Allergien jedoch als Reaktionen zwischen Antigenen und Antikörpern im Körper definiert, ähnlich den bei einigen Infektionen auftretenden Reaktionen. Diese neue Definition machte das Gebiet der Allergie bewundernswert „wissenschaftlich" im engen Sinn, da Antikörper mit ständig steigender Präzision gemessen werden konnten. Mit diesem Urteil schlossen die Allergologen jedoch viele bizarren und verwirrenden Reaktionen aus, die früher ein wohlbegründetes Untersuchungsthema gewesen waren. Von da ab teilten sich die Allergologen in zwei Lager, die „orthodoxen", welche die Antigen-Antikörper-Definition akzeptierten und innerhalb ihrer Grenzen arbeiteten, und die „unorthodoxen", welche weiterhin Reaktionen untersuchten, bei denen derartige immunologische Reaktionen nicht unbedingt nachgewiesen werden konnten. Ein prominenter Wissenschaftler, Dr. Arthur F. Coca von der Cornell Universität, der als der „Papst" der amerikanischen Immunologen angesehen wurde, erhob seine Stimme und beklagte die Beschränkung dieses Fachgebietes. Die meisten anderen amerikanischen Allergologen hielten sich an die neue Definition.

Die Untersuchungen der Nahrungsmittel-Allergologen — der „unorthodoxen" — wurden zu einer Art Arbeit im Untergrund innerhalb des Berufsstandes, eine Ketzerei, die so lange geduldet wurde, wie man sie unter Kontrolle behielt. Komplizierte wirtschaftliche und politische Faktoren spielten ebenfalls eine Rolle, und diese lagen außerhalb der Kontrolle jedes einzelnen der an diesem Drama Beteiligten. Orthodoxe Allergologen richteten ihr Augenmerk auf Pollen, Staub, Schimmelpilze und tierische Hautschuppen, welche bei empfindlichen Personen dramatische und meßbare Reaktionen auslösen können. Blütenstaub und Staub sind jedoch politisch harmlos; man kann sie kritisieren, soviel man will, und fast niemand hat etwas dagegen einzuwenden. Nahrungsmittel indessen, vor allem die Grundnahrungsmittel, bilden die Basis mächtiger, miteinander verflochtener finanzieller Interessen. Wer Mais, Weizen, Milch, Eier, Rüben- und Rohrzucker als Krankheitsursachen bezeichnet, wenn auch bei einer Bevölkerungsminderheit, wird sich nicht viele Freunde unter denen machen, die solche Nahrungsmittel herstellen und vertreiben.

Dies war die Situation auf dem Gebiet der Allergie, als Theron G. Randolph zu praktizieren begann. Die medizinische Fakultät der Universität von Michigan hatte ihm 1933 den Doktorgrad verliehen, und nach weiteren vier Jahren Fachausbildung in Innerer Medizin in Michigan studierte er zwei Jahre als Stipendiat an der Harvard-Universität und dem Massachusetts General Hospital in Boston und spezialisierte sich auf Allergie und Immunologie. Nach dreijähriger Tätigkeit in Milwaukee, Wisconsin, wo er die Allergie-Klinik im Kinderkrankenhaus in Milwaukee gründete, kehrte er nach Ann Arbor, Michigan zurück und wurde im Juli 1942 Leiter der Allergieklinik an der University of Michigan Medical School. 1944 erhielt Randolph seine Zulassung als Internist und im folgenden Jahr auch als Allergologe. Im Juli 1944 eröffnete er seine Privatpraxis für Allergie in Chicago und wurde Mitglied des Stabes an der Northwestern University Medical School (med. Fakultät) mit der Zulassung an zwei der ihr angeschlossenen Krankenhäuser.

Die Ausübung einer ärztlichen Praxis im Gebiet von Chicago wurde und wird beherrscht von den Fakultäten von sechs dort befindlichen medizinischen Hochschulen und der amerikanischen Ärztevereinigung, deren Hauptsitz sich in dieser Stadt befindet. Die Allergologen in Chicago waren durch und durch orthodoxe Immunologen. Randolph kündigte unerschrocken an, er werde nicht die üblichen, von den Orthodoxen bevorzugten, Hauttests machen, sondern sich auf Tests im Zusammenhang mit dem Verzehr von Nahrungsmitteln konzentrieren. Dies sorgte für Aufregung unter den Ärzten der medizinischen Fakultät. Wenn Randolph seine morgendlichen Visiten machte, konnte es beispielsweise geschehen, daß einige Medizinstudenten ihn baten, ihn begleiten und seine Diagnosen und Vorschläge hören zu dürfen. Sein ruhiges, würdevolles pädagogisches Verhalten zog wißbegierige Studenten an. Bei seinen Visiten beteiligte er die Studenten an den Bemühungen, die nachweisbare Ursache einer Krankheit in der Umwelt des Patienten zu entdecken. Randolph erklärte, es habe sich herausgestellt, daß gewöhnliche Nahrungsmittel die häufigsten Faktoren seien, die solche Krankheiten herbeiführten, ihre Wirkungen seien jedoch maskiert. Es sei die Aufgabe des Arztes, zu demaskieren „was die Natur verbirgt" und den Patienten klar zu machen, solche Nahrungsmittel zu meiden, die für ihre Symptome verantwortlich sind. Diese Betrachtung stand in schroffem Widerspruch zu der üblichen medizinischen Schulweisheit dieser Zeit. Studenten begannen, ihre Professoren anzuzweifeln mit den Worten „aber Dr. Randolph sagt ..." Die Ketzerei griff um sich.

Um 1949 hatte Randolph begonnen, zahlreiche Artikel zu schreiben und seine Ansichten über Nahrungsmittelallergien in medizinischen Fachzeitschriften zu veröffentlichen. In diesem Jahr erhielt er die Aufforderung, vor dem „Brot-Ausschuß" der Food and Drug Administration in Washington, D. C. [1] zu referieren. Randolph forderte, daß Nahrungsmittelbestandteile, vor allem Getreide, Rohr- und Rübenzucker, auf den Etiketten von Nahrungsmittel-Fertigprodukten aufgeführt werden müßten. Seine Aussagen wurden jedoch von mehreren anderen Allergologen bestritten, die man zu diesem Zweck dorthin zitiert hatte. Kurz nachdem Randolph nach Chicago zurückgekehrt war, wurde ihm untersagt, seine Mitgliedschaft in der medizinischen Fakultät weiterhin in seinen Publikationen zu erwähnen; bald darauf verlor er seine Stellung in der Northwestern University Medical School und seine Zulassung zu deren Krankenhäusern. Ein größerer Nahrungsmittel-Hersteller strich plötzlich seinen Forschungszuschuß, dessen Verlängerung vordem genehmigt worden war.

Wenige Kollegen unterstützten ihn gegen diese himmelschreiende Äußerung von medizinischem McCarthyismus. Einer von denen, die ihm beistanden, war Dr. George E. Shambaugh, Jr., ein prominenter Hals-Nasen-Ohren-Spezialist. In einem Beitrag in den *Archives of Otolaryngology*, einer Veröffentlichung des amerikanischen Ärzteverbandes, beklagte Shambaugh die Entlassung Randolphs wegen eines angeblich „schädlichen Einflusses auf Medizinstudenten“ (das war tatsächlich die gegen ihn erhobene Beschuldigung). Er fuhr dann fort, Randolph für seine „brillianten und einmaligen“ Beiträge zur HNO-Medizin unserer Tage zu rühmen.

Shambaugh verglich Randolph mit dem großen Arzt Ignaz Semmelweis im neunzehnten Jahrhundert. „Da die Theorien von Semmelweis absolut unorthodox waren, sah er sich erbittert bekämpft von den konservativen Traditionalisten, einschließlich des Leiters seiner Abteilung, und flog buchstäblich aus dem Krankenhaus“, schrieb Shambaugh. Die Parallele war klar.

Semmelweis war unter dem Druck der Verfolgung zerbrochen und wurde schließlich geisteskrank. Randolph trotzte dem Sturm, der den Verlust eines wesentlichen Teils seines Einkommens und der Privatpraxis bedeutete. Er behandelte so viele Patienten weiter wie er konnte, trug Unterlagen zusammen und vertiefte seine klinischen Beobachtungen.

1951 machte er seine möglicherweise größte Entdeckung, eine, die ihn in noch größere berufliche Schwierigkeiten stürzen sollte als seine früheren Befunde. Nach Untersuchung einer Anzahl von Patienten, von denen einige Fälle ausführlich in diesem Buch geschildert werden, kam er zu der Schlußfolgerung, daß die wachsende Umweltverschmutzung durch Chemikalien eine Hauptursache chronischer Krankheiten des Menschen ist. Damit meinte er nicht bloß Reaktionen auf *toxische* Chemikalien wie jene, die die „mörderischen Smogs“ herbeiführten, die in den vierziger Jahren das Leben Hunderter von Menschen in England auslöschten. Randolph hatte etwas entdeckt, was noch viel schwerer faßbar war, aber weitreichende Folgen hatte, nämlich daß ganz alltägliche, scheinbar ungefährliche Chemikalien, die in unseren Häusern, Büros und Arbeitsplätzen täglich in „ungiftigen“ Dosen verwendet werden, für eine Vielzahl von seelischen, „emotionellen“ und physischen Leiden verantwortlich sind, angefangen bei Kopfschmerzen und Depressionen bis zu mannigfaltigen Muskel- und Gelenkbeschwerden und Schmerzen.

Diese Entdeckung hatte er gemacht, zehn Jahre bevor Rachel Carsons Buch „Der stumme Frühling“ erschien, in dem sie eindringlich die hemmungslose Verwendung chemischer Schädlingsbekämpfungsmittel verurteilte. Die ausführlichen Artikel, welche die Grundlage von Randolphs Buch „Human Ecology and Susceptibility to the Chemical Environment“ (Reizempfindlichkeit des Menschen gegen Chemikalien in der Umwelt) bildeten, wurden ein Jahr vor Frau Carsons populärem Buch veröffentlicht; tatsächlich ist Randolphs Buch dessen medizinisches Gegenstück.

Das Buch der Carson brachten ihr großen Ruhm und Popularität; Randolphs Werk hingegen ist, obwohl mittlerweile in der sechsten Auflage erschienen, der Allgemeinheit und den meisten Ärzten relativ unbekannt.

„Der stumme Frühling“ hat dem Land zwar die Gefahren der weitverbreiteten Verwendung von chemischen Pestiziden vor Augen geführt, es behandelt jedoch nur indirekt die Frage menschlicher Krankheiten. Randolphs Werk befaßt sich dagegen ausschließlich mit den Auswirkungen der Umweltverschmutzung auf die Gesundheit. Darüber hinaus brachte es eine alternative Erklärung mit Vorschlägen für die *alternative Behandlung* zahlreicher Krankheiten psychischer und physischer Art. Dadurch erregte es nicht nur das Mißfallen von zwei der mächtigsten Industriezweige in diesem Land (Interessen der Nahrungsmittel- und petrochemischen Industrie) sondern auch das des ärztlichen Berufsstandes.

Es wäre töricht, vom ärztlichen Berufsstand zu verlangen, daß er hochgeschätzte Theorien nur deshalb aufgeben soll, weil jemand ein neues Konzept vorschlägt. Die natürliche Vorsicht eines Arztes, der menschliches Leben in Händen hält, kann jedoch leicht zu sturer Opposition gegen alles Neue führen. Die Erfahrung haben viele Neuerer in diesem und vergangenen Jahrhunderten gemacht.

Darüber hinaus zeigte Randolph einen einfachen Weg der Diagnose und Behandlung vieler Krankheiten auf, bei deren Behandlung die moderne Medizin hoffnungslos versagte. Auf dem Gebiet anscheinend seelischer oder emotionaler Probleme, die Randolph Ende der vierziger und Anfang der fünfziger Jahre erstmalig erfolgreich behandelt hatte, zeigte der Allergologe aus Chicago, wie man absolut wissenschaftlich, rational und überzeugend an diese Probleme herangeht — und wurde vom Berufsstand der Psychiater fast völlig ignoriert.

Bis etwa 1950 hielten die Psychiater weiterhin daran fest, seelische Erkrankungen rein psychologisch anzugehen. In diesem Jahr wurden zwei bedeutende Entdeckungen gemacht. Einerseits schlug Randolph vor, an psychische Krankheiten ökologisch heranzugehen, was in diesem Buch erläutert wird. Andererseits wurden die ersten gemütsverändernden, stimmungsaufhellenden Arzneimittel zur Behandlung von Psychosen auf den Markt gebracht.

Randolphs Methoden waren auf den einzelnen Patienten abgestimmt und zeitraubend für den Arzt und den Patienten. Sie basierten nicht auf dem Verkauf irgend eines Arzneimittels, Vitamins oder sonstigen Handelsproduktes, sondern zielten vielmehr darauf ab, derartige Waren zu meiden. Arzneimittel dagegen sind für die Massenbehandlung geeignet. Hat man einer Patientin erst einmal erklärt, ihr Problem sei psychologischer Art, ist es für den Arzt ein Leichtes, ein Rezept zu schreiben und ebenso für die Patienten, einfach eine Tablette zu schlucken oder sich eine Spritze geben zu lassen. Wichtiger aber ist die Tatsache, daß diese Arzneimittel die Basis einer Großindustrie bilden, die 1950 aus kleinen Anfängen heraus zu einem Riesengeschäft geworden war. Ende 1970 verschrieben amerikanische Ärzte 120 Millionen Packungen Beruhigungsmittel pro Jahr, eine Menge, die ausreicht für 20 Milliarden Einzeldosen. Allein durch die Verschreibung von Beruhigungsmitteln verdiente die Arzneimittelindustrie 650 Millionen Dollar pro Jahr [2].

So ist es kaum überraschend, daß die organisierte Medizin sich dazu entschied, den Patienten mit Medikamenten vollzustopfen, anstatt den beschwerlicheren, aber mehr logischen Weg zu gehen, die bestehenden umweltbedingten Krankheitsursachen eines Patienten herauszufinden und dann das Problem durch Ausschaltung dieser Ursachen zu behandeln.

Allen Widerständen zum Trotz schaffte es Randolph, seine Tagespraxis als Allergologe weiter zu betreiben, neuartige ökologische Abteilungen in verschiedenen Krankenhäusern einzurichten, und was noch wichtiger ist, 350 wissenschaftliche Artikel auf diesem Gebiet zu veröffentlichen mit Beiträgen zur Behandlung und zum Verständnis zahlreicher Krankheiten.

Die Kühnheit seines Denkens und seine offensichtliche Hingabe an die wissenschaftliche Medizin zogen immer mehr Patienten und andere Ärzte an, die der unzulängliche Stand der Fließbandmedizin unbefriedigt ließ. Zusammen mit einigen wenigen gleichgesinnten Kollegen hatte sich Randolph mit wenig Erfolg in den Reihen der orthodoxen Allergologen-Gesellschaften zu behaupten versucht. Obwohl er diesen Vereinigungen und der amerikanischen Ärztekammer weiterhin angehörte, gründete Randolph mit vier anderen 1965 die Gesellschaft für Klinische Ökologie. Bis 1980 hatte die Gesellschaft ungefähr 250 Mitglieder gewonnen, fast alle promovierte Mediziner, und hatte begonnen, einige Aufmerksamkeit in orthodoxen medizinischen Kreisen zu erregen. Sowohl 1978 als auch 1979 präsentierten Randolph und seine Kollegen beispielsweise ihre Auffassungen bei den Jahrestagungen der Vereinigung amerikanischer Psychiater.

Die Gesellschaft für Klinische Ökologie ist eine wachsende Kraft innerhalb der Medizin. Sie repräsentiert den Denkansatz, den Randolph von seinen Vorgängern ererbt, weiterentwickelt und außerordentlich bereichert hat. Sie findet Anklang bei Ärzten, weil ihre medizinischen Theorien zugleich logisch und beweisbar sind — das heißt, sie sind nicht spekulativ, sondern können an einzelnen Patienten demonstriert werden. Viele Patienten kommen in die Arztpraxis mit zahlreichen Symptomen physischer und psychischer Art. Während ihrer Ausbildung lehrt man die angehenden Ärzte häufig, je mehr Symptome ein Patient habe, desto weniger solle man einem von ihnen Glauben schenken, weil anzunehmen ist, daß viele von diesen Patienten Hypochonder sind und sich ihre Symptome einbilden. Randolph lehrte genau das Gegenteil: je mehr Symptome ein Patient hat, desto wahrscheinlicher ist es, daß er an einer umweltbedingten Krankheit leidet. Diese neue Sicht gab allen Menschen, die man ungerechterweise als eingebildete Kranke gebrandmarkt hatte, und ihren redlichen Ärzten neue Hoffnung.

Auf diese Weise kommt heute eine wachsende Zahl von Ärzten zur ökologischen Sichtweise. Viele von ihnen leiden entweder selbst an einer umweltbedingten Krankheit oder wurden von ihren Patienten genötigt, mehr darüber zu lernen. Ohne Zweifel, je mehr Patienten von dieser wissenschaftlichen Innovation erfahren, desto dringender werden sie sie von der Medizin fordern. Das führt zwangsläufig zur weiteren Verbreitung dieser Theorie und natürlich zu weiteren Kämpfen mit der orthodoxen Starrköpfigkeit. Und doch, die Zeit für diese Idee scheint nun gekommen.

Es ist keine Frage, wer der Initiator dieser Betrachtungsweise ist. Tatsächlich scheint die Verehrung, die Randolph auf dem Gebiet der Klinischen Ökologie genießt, auf den ersten Blick übertrieben. Faktisch werden in jedem Buch und jedem Artikel seine Leistungen auf diesem neuen Gebiet gewürdigt. Viele der weit verbreiteten Bücher über dieses Thema sind dem Arzt aus Chicago gewidmet, oder ihre Vorworte und Einführungen stammen von ihm.

Dr. Richard Mackarness, ein britischer Psychiater, der jetzt als Arzt in der Klinischen Ökologie arbeitet, hat Randolph als den „weit und breit einflußreichsten Mann bei der Erforschung der Ursachen von Allergien gegen Nahrungsmittel und Chemikalien" bezeichnet und ihm sein Buch *„Eating Dangerously" (deutsch: „Allergie gegen Nahrungsmittel und Chemikalien")* „in Freundschaft und Ehrerbietung" gewidmet.

Ähnlich widmete Dr. Marshall Mandell sein kürzlich erschienenes und weit verbreitetes Buch über Klinische Ökologie „Ihnen, Dr. Theron Randolph, der uns den Weg wies". Er fuhr fort: „Jeder von uns hat durch Ihre Bemühungen größeres Verständnis für physische, psychische und psychosomatische Erkrankungen gewonnen. Durch Ihr Genie sind wir alle viel erfolgreichere Mediziner geworden."

Doris J. Rapp, M.D., Kinderärztin und Allergologin in Buffalo, New York, sprach für viele ihrer Kollegen, als sie Randolph schrieb: „Sie sind zweifellos der außergewöhnlichste und bedeutendste Arzt auf dem gesamten Gebiet der Allergie. Ihre großartigen Beiträge als Gelehrter und Lehrer in der Medizin werden für immer fortbestehen. Ihre visionäre Kraft, Ihr Blick in die Zukunft und Ihre Hingabe — angesichts *ungerechtfertigter Anfeindungen* — sind beispiellos. Sie haben immer das „was richtig ist" dem vorangestellt, was angenehm, etabliert und politisch von Vorteil ist. Ihre strikte Weigerung, irgendwelche Zugeständnisse hinsichtlich der Wahrheit oder den Tatsachen zu machen, wird von uns allen dankbar anerkannt."

Der Leser wird nun vermutlich neugierig sein, etwas über den Menschen Dr. Randolph und den praktizierenden Arzt zu erfahren. Etwas, was mir sofort auffiel — und mich mißtrauisch machte, ehe ich ihn kennenlernte — war eben dieses ehrfürchtige Verhalten anderer Ärzte und Patienten. Es schien fast abgöttisch.

Nachdem ich bei den Randolphs gewohnt und sowohl Ted als auch seine Frau Tudy kennengelernt hatte, lernte ich dieses Verhalten viel besser verstehen. Ein Geheimnis seines Erfolges ist sein menschliches und demokratisches Eingehen auf seine Patienten. So ist Randolph beispielsweise immer beschäftigt, aber nie gehetzt, und stets bereit, seine Patienten stundenlang darüber aufzuklären, wie man ökologisch an die Medizin herangeht. Ich denke, für einen Patienten in der umweltkontrollierten Abteilung (Randolphs Station für diese spezielle Behandlung) muß es eine große erzieherische Erfahrung sein, weil die Mitarbeiter, die er um sich geschart hat, das Verhalten ihres Mentors teilen und es ebenso an die Patienten weitervermitteln.

Eines der ungewöhnlichsten Hauptmerkmale von Randolphs Arbeit ist seine Methode, Krankengeschichten aufzunehmen. Ein Patient, der viele Ärzte ausprobiert hat, spürt sofort, daß Randolphs Art, sich seine Notizen zu machen, ganz anders ist als die jedes anderen Arztes, den er irgendwann konsultiert hat. Randolph praktiziert Medizin nämlich mit der Schreibmaschine. Der Patient wird in sein mit Büchern angefülltes Sprechzimmer geführt, und obschon der Arzt höflich und respektvoll ist, gibt es da kaum Präliminarien oder Krankenbettgetue. Randolph setzt den Patienten einfach an seinen vollgehäuften Schreibtisch und beginnt, gezielte und häufig überraschende Fragen über frühere und gegenwärtige Beschwerden des Patienten zu stellen.

Manchmal haben diese Fragen anscheinend ziemlich wenig mit den gegenwärtigen Leiden des Patienten zu tun. So wird Randolph möglicherweise eine Frau, die ihn wegen einer Depression konsultiert, nach dem Beginn ihrer Arthritis vor zwanzig Jahren fragen. Wann genau fing dieses Gelenk an zu schmerzen? Kann sie dies in Zusammenhang bringen mit irgendeiner Veränderung in ihrem Leben? Ist sie damals in ein anderes Haus umgezogen? Wie war dieses Haus beheizt? Wo lag die Garage? Und so weiter. Der Patientin ist der Zusammenhang zwischen der Arthritis und der Depression oder zwischen einem von beiden und ihrer Garage unklar, aber sie arbeitet mit, weil der Doktor so genau zu wissen scheint, was er tut.

Begleitet von dem Geklapper seiner altmodischen mechanischen Schreibmaschine, macht Randolph sich ein Bild von der Vorgeschichte der Patientin, das ganz anders ist als die summarischen Feststellungen, die in den ärztlichen Unterlagen der meisten Patienten zu finden sind. Man könnte diese eingehende Befragung mit der ersten Sitzung bei einem Psychiater vergleichen. Randolph verhält sich indessen grundsätzlich ganz anders als ein Psychiater. Er schreibt auf, was der Patient ihm erzählt, egal wie verworren seine Angaben oder Beschwerden auch sein mögen. Wenn eine Patientin sagt, daß Wassertrinken — gleichgültig welches — ihr nicht bekommt, fragt Randolph sie, wo das Wasser herkommt, wie es in der Stadt, in der sie lebt, aufbereitet wird, wie oft in ihrer Umgebung gegen Moskitos gesprüht wird und ob die Patientin auf Wasser in anderen Städten vielleicht anders reagiert. Ein Psychiater wird wahrscheinlich fragen, ob sie irgendwelche Assoziationen mit dem Wort „Wasser" verbindet. Randolphs Interesse gilt der physischen Umwelt, denn dort glaubt er, am ehesten Ursache und Lösung zu finden.

Randolph ist jedoch durchaus vertraut mit der Beurteilung der Rolle, die psychologische Faktoren bei Krankheiten spielen können, denn am Hillsdale College in Michigan hatte er Psychologie als Hauptfach studiert. Im letzten Studienjahr dort wurde er mit der Leitung des Psychologielabors betraut und erhielt ein Gehalt von der Fakultät. Soweit bekannt, war sein Kurs einer der ersten Laborkurse, die jemals auf diesem Gebiet in einer Bildungsinstitution für das Studium anerkannt wurden. Wegen seines Interesses an pathologischer Psychologie studierte er weiter an der medizinischen Fakultät, aber da er die Psychiatrie damals (1929–1933) als eine sehr unpräzise Wissenschaft empfand, wandte er sich statt dessen der Inneren Medizin zu und später dem Gebiet der Allergie und Klinischen Ökologie.

Sowohl der Psychiater als auch der Klinische Ökologe glauben, daß die entscheidende Ursache der Beschwerden eines Patienten verborgen ist und durch eingehende Untersuchung aufgedeckt werden muß. Für den Psychiater ist jedoch die Befragung selbst häufig ein Teil der Behandlung. Für Klinische Ökologen wie Randolph ist die Befragung nur der Auftakt zur Veranschaulichung von Ursache und Wirkung. Ziel dieser Therapie ist, chronische Symptome zum Verschwinden zu bringen und sie dann in akuter Form durch plötzliche erneute Exposition wieder herbeizuführen und auf diese Weise ihre Ursache zu beweisen. Diese Fähigkeit, Symptome verschwinden und nach Belieben wieder zurückkehren zu lassen, macht Randolphs Methode oft überzeugender als Psychotherapie und führt den Patienten dazu, sein Problem zu verstehen und vielleicht auch damit fertig zu werden.

Randolphs Schreibmaschinenbefragung bewahrt ihn davor, Massenproduktions-Techniken der Art zu entwickeln, wie sie unter konventionellen Allergologen so alltäglich geworden sind: für ihn ist jeder Patient genauso einzigartig wie die Lösung jedes seiner Probleme. Durch dieses

Vorgehen hat er eine der eindrucksvollsten Sammlungen medizinischer Daten in einer privaten Praxis in den Vereinigten Staaten zusammengetragen. Eine Wand mit Aktenschränken enthält die Tausende von Fällen, die Randolph untersucht und registriert hat. Jeder Fall ist numeriert und sorgfältig katalogisiert. Im Jahr 1979 beschloß die Gesellschaft für Klinische Ökologie, diese Akten und die Unterlagen anderer Ärzte auf diesem Gebiet in einer Computeranlage zu programmieren, damit künftige Generationen leichten Zugang zu diesem unschätzbaren Reichtum an sorgfältiger Beobachtung haben.

Für den einzelnen leidenden Patienten jedoch ist Randolphs Befragungsmethode das erste Anzeichen, daß er endlich jemanden gefunden hat, der ihm Glauben schenkt und der zu wissen scheint, wie er bei der Lösung eines stets wachsenden, schwierigen Gesundheitsproblems vorgehen will.

Eine typische Stellungnahme von Randolphs Kritikern, die zwar keinen Grund sehen, seine Lauterkeit und die Genauigkeit seiner Beobachtungen anzuzweifeln, ist die Behauptung, daß viele, wenn nicht alle der von ihm beobachteten Reaktionen sich ebensogut aufgrund von Suggestion erklären lassen. Sie sagen, der Patient wünsche sich sehnlichst, sich besser zu fühlen und einen plausiblen Grund für sein Leiden zu finden. Der Arzt und seine Mitarbeiter wünschen ebenso eine Besserung im Befinden des Patienten. Der beeinflußbare Patient produziere daher genau die Symptome, von denen er oder sie weiß, daß sie erwartet werden, und dies wird als „Reaktion" auf ein Nahrungsmittel oder eine Chemikalie registriert.

In Verbindung mit diesem Argument wird Randolph manchmal kritisiert, weil er keine „Doppelblind"-Versuche durchführt, bei denen einigen Patienten unwirksame Placebo-Substanzen verabreicht werden, während andere Patienten „verdächtige" Nahrungsmittel erhalten.

Einige dieser Anschuldigungen werden später in diesem Buch behandelt. Ich möchte den Leser jedoch jetzt schon vorwarnen, indem ich auf mehrere Fakten in diesem Fall hinweise.

Vor allen Dingen haben Dr. Randolph und einige seiner Kollegen „Blind"-Versuche mit Allergiepatienten gemacht, deren Ergebnisse ihre weniger kontrollierten Beobachtungen bestätigen. Diese Tests sind veröffentlicht und gefilmt worden und eröffnen faszinierende Aspekte. Meine eigene Überzeugung, daß Nahrungsmittelallergie tatsächlich existiert, rührt her von der Betrachtung eines solchen Films, der von Dr. Doris Rapp aus Buffalo, New York gedreht und 1978 bei einer Tagung der Gesellschaft für Klinische Ökologie gezeigt wurde. Dr. Rapps Patientin war ein kleines Mädchen, das in einen katatonischen Zustand verfiel, sobald man bei ihr einen Test mit Jakobsmuscheln durchführte. Das Mädchen wußte nicht, wann man ihr die Muscheln verabreichte, und wann sie „harmlose" Kost bekam [3].

Die meisten von denen, die diese Anklagen gegen die Klinische Ökologie erheben, tun dies in Unkenntnis des aktuellen Standes der neuen Disziplin.

In den meisten Fällen werden Randolphs Behandlungsverfahren allerdings nicht blind durchgeführt. Das kommt daher, daß er ein privater Praktiker ist, der seine Patienten beratend betreut, und kein Laborwissenschaftler oder Forscher, der in einem wohlfinanzierten Forschungszentrum arbeitet. Es ist Unsinn, zu verlangen, Krankenhausärzte sollten sich so verhalten, als seien sie Laborwissenschaftler. Das können sie nicht. Die sorgfältigen und redlichen Beobachtungen solcher Ärzte einfach abzutun, bedeutet jedoch, eine der ergiebigsten Quellen fachkundigen Wissens zu negieren. Wo wären wir, wenn wir auf derartige Beobachtungen in der Medizin verzichteten? Von Hippokrates und Galen bis zu Lind, Semmelweis oder Jenner war es die Fallstudie, die neben allem anderen die Entwicklung der Medizin vorangetrieben hat.

Hinter diesen Einwänden gegen Randolphs Methode spürt man jedoch einen tieferen Grund: einen philosophischen Antagonismus. Was Randolph sagt, heißt in Wirklichkeit: *Traue dem Patienten*. Der Patient ist kein Lügner, Aufschneider oder Dummkopf. Die Notwendigkeit hat ihn dazu getrieben, von Arzt zu Arzt zu wandern und seine Erfahrungen mit der Medizin zu sammeln. Diejenigen, die ständig auf den sogenannten Placebo-Effekten, auf „Hospitalitis", auf „bändedicken Krankengeschichten" und „Baron Münchhausen-Komplexen" herumreiten, verraten ein grundsätzliches Mißtrauen gegenüber diesem Medizin-Verbraucher. Randolph ist anders vorgegangen und hat eine Beziehung zu diesen Patienten aufgebaut, manchmal allerdings auf Kosten der Beziehung zu seinen Kollegen.

Immer, wenn eine bedeutende therapeutische Entdeckung in der Medizin gemacht wird, besteht die Neigung zu übertriebenem Enthusiasmus, und man versucht, die Behandlung in jedem erdenklichen Fall anzuwenden. Der Befürworter wird dann beschuldigt, ein „Allheilmittel“ anzubieten — einer der herabsetzenden Termini im medizinischen Lexikon. Diese Neigung wächst um das Zehnfache, wenn die Neuentdeckung zu Unrecht angegriffen wird.

Der einzige Weg, den entscheidenden Wert der Klinischen Ökologie bei sogenannten seelischen, emotionalen oder physischen Krankheiten zu erkennen, ist der, diese Methode auszuprobieren. Sie wird nicht jeden Fall von Kopfschmerzen, Depression, Arthritis oder chronischer Müdigkeit heilen. Jedoch Arzt wie Patienten werden feststellen, daß eine überraschende Zahl von Krankheiten tatsächlich durch bislang nicht verdächtigte Umweltfaktoren, vor allem durch alltägliche Nahrungsmittel und „ungefährliche“ Chemikalien, verursacht wird.

Wann immer diese Erkenntnis sich allgemein durchsetzen wird, wird es Theron G. Randolph sein, dem man, mehr als jedem anderen, Anerkennung zollen wird für diesen bedeutenden Beitrag zur modernen Medizin.

Ralph W. Moss, Ph. D.

I. Die Grundlagen

1. Verborgene Süchte

Dieses Buch zeigt einen neuen Weg zu seelischer und körperlicher Gesundheit. Es sagt, wie unsere physische Umwelt eine Vielzahl von Krankheiten auslösen kann, von Müdigkeit zu Kopfschmerzen, von Arthritis zu Kolitis, von Hyperaktivität zu Depression. Es zeigt auch, wie diese umweltbedingten Beschwerden in relativ kurzer Zeit ohne Medikamente oder schädliche Behandlungsmethoden dramatisch gelindert werden können.

Diese neue Einstellung beruht vor allem auf der Ernährung. Es muß jedoch von Anfang an nachdrücklich betont werden, daß die von Klinischen Ökologen empfohlene Form der Ernährung nichts zu tun hat mit irgendwelchen standardisierten, allgemein anwendbaren Diätprogrammen, von denen Sie wahrscheinlich schon gehört haben. Sie befürwortet nicht die Verwendung irgendeines speziellen Nährstoffes, Vitamins oder Minerals im Kampf gegen die Krankheit. Sie verbietet auch nicht summarisch irgendeine Kost.

Sie erklärt vielmehr, wie Sie oder Ihr Arzt jene alltäglichen Nahrungsmittel und Umweltchemikalien, die möglicherweise für Ihre Beschwerden verantwortlich sind, entdecken und eliminieren können. Die Betonung liegt hier auf dem Wort *Sie*: Es handelt sich hier um ein auf den einzelnen Patienten abgestimmtes Vorgehen. Es geht um die Wechselwirkung zwischen Ihnen und Ihrer persönlichen Umwelt, die anders ist als die eines jeden anderen Menschen. Sie müssen die Nahrungsmittel und Chemikalien ausfindig machen, die Ihnen möglicherweise schlecht bekommen, ohne daß Sie von ihrer Wirkung Kenntnis haben. Diese müssen Sie aus Ihrer Kost und Umwelt ausschließen oder lernen, ihre Aufnahme einzuschränken, um gesund zu werden.

Bei dem Begriff „Allergie" denken viele Menschen natürlich vor allem an Reaktionen, hervorgerufen durch eingeatmete Substanzen wie Staub, Pollen, tierische Hautschuppen und Schimmelpilze. Den Patienten mit diesen Leiden kann ebenfalls durch die Methoden der Klinischen Ökologie geholfen werden, vor allem, wenn sich solche Allergien durch unerkannte Reaktionen auf Nahrungsmittel und Chemikalien verschlimmern. Dieses Buch jedoch handelt in erster Linie von Reaktionen auf

alltägliche Nahrungsmittel und Chemikalien, und besonders von schwereren Fällen. Dies deshalb, weil die allergische Basis solcher Probleme wie Heuschnupfen bereits wohlbekannt ist, während schwere Reaktionen auf Nahrungsmittel und Chemikalien für die meisten Menschen ein noch weitgehend unbekanntes Gebiet sind. Die hier beschriebene Krankheitsbehandlung habe ich während meiner ganzen 45jährigen Tätigkeit als Allergologe im Mittelwesten praktiziert. Ich habe etwa zwanzigtausend Menschen wegen Nahrungsmittelallergien und ähnlichen Leiden behandelt und mich mit praktisch jeder Art chronischer Erkrankung auf allergischer Basis befaßt. Ungefähr siebentausend von diesen Patienten hatten in erster Linie sogenannte psychische Probleme. Den meisten dieser Patienten konnte ganz erheblich geholfen werden, häufig nachdem konventionelle Behandlungsmethoden nichts gebracht hatten. Manchmal waren Patienten mit einer einzigen genau definierten Krankheit zu mir gekommen. Typisch waren jedoch polysymptomische Patienten, das heißt, solche mit einer langen Vorgeschichte zahlreicher physischer und psychischer Leiden, die sie in einen generell miserablen Zustand versetzt hatten. Je mehr Symptome sie entwickelten, desto weniger glaubten ihnen die Ärzte ihre Beschwerden.
Gewöhnlich halten weder die Patienten noch ihre Ärzte eine Nahrungsmittelallergie für die Wurzel des Übels. Das kommt daher, daß die Nahrungsmittelallergie ihrer Natur nach meist maskiert und verborgen ist. Verborgen dem Patienten, seiner Familie und verborgen dem ärztlichen Berufsstand insgesamt. Man sagt, die Lösung eines schwierigen Problems liege einem oft direkt vor der Nase, aber man könne sie nicht sehen. Im Fall der Nahrungsmittelallergie liegt die Ursache des Übels buchstäblich vor einem in Form irgend eines alltäglichen Nahrungsmittels, das chronische Symptome hervorruft und fortbestehen läßt.
Natürlich wissen manche Leute, daß sie gegen bestimmte Nahrungsmittel allergisch sind, aber im allgemeinen sind das solche, die sie selten essen. Ein Mensch, der beispielsweise gegen Cashew-Nüsse allergisch ist, kann einen Ausschlag bekommen, wenn er sie gelegentlich ißt. Er geht dem aus dem Wege, indem er Cashew-Nüsse einfach meidet, und damit ist die Angelegenheit für gewöhnlich erledigt. Allergien gegen alltäglich verzehrte Lebensmittel kann man jedoch nicht so leicht entdecken oder vermeiden. Nehmen wir beispielsweise einmal an, daß eine Allergie gegen Milch bei Ihnen auftrat, als Sie noch ein Kind waren.

Zunächst äußerte sich diese wahrscheinlich in einer akuten Reaktion, wie Ausschlag oder Husten. Mit der Zeit, falls man die Allergie nicht entdeckt und behandelt hatte, wurden dann die Symptome allgemeiner und schwerer zu erkennen. Da Sie vermutlich weiterhin täglich Milch tranken oder Milchprodukte aßen, gingen die Symptome des einen Tages in die des nächsten über. Sie entwickelten eine chronische Krankheit, wie beispielsweise Arthritis, Migräne oder Depression. Es kam Ihnen niemals in den Sinn, daß Ihr tägliches Quantum Milch die Ursache des Übels sein könnte.

In Wirklichkeit war Milch für Sie zu einer Art Droge geworden. Sie waren nun ein Milchabhängiger, ein „Milchoholiker". Es liegt in der Natur dieses Problems, daß plötzlicher Verlust der abhängig machenden Substanz Entzugserscheinungen hervorrufen kann. Da der Fortfall von Milch zu einem besonders unangenehmen Symptomenschub führte, lernten Sie unbewußt, sich auf eine Erhaltungsdosis einzustellen. Milch mit Cornflakes oder Müsli zum Frühstück, Milch im Kaffee, Joghurt als Zwischenmahlzeit, ein Glas Milch zur Hauptmahlzeit, und natürlich eine Platte mit Käsehäppchen vor dem Schlafengehen.

Milch wird nur als Beispiel erwähnt. Man kann jede Nahrung „mißbrauchen", indem man zuviel davon ißt. Wenn ein Nahrungsmittel in irgendeiner Form einmal innerhalb von drei Tagen oder häufiger genossen wird, ist das ein „Mißbrauch", der zu großen Schwierigkeiten für den Verbraucher führen kann. Da es normalerweise zwischen zwei und drei Tagen dauert, bis eine Mahlzeit den Verdauungstrakt passiert hat, hat die betreffende Person dieses Nahrungsmittel noch nicht völlig ausschieden, bis dem Magen eine weitere Menge zugeführt wird. Nach Monaten, Jahren oder sogar Jahrzehnten täglichen Konsums kann sich Überempfindlichkeit gegen diese Nahrung entwickeln.

Der Hauptgrund, warum diese Reaktionen auf alltägliche Nahrungsmittel so schwer zu erkennen sind, ist der, daß sie Teil eines Reaktionsmusters sind, bei dem Perioden gesteigerter Anregung in Perioden von Ernüchterung oder „Entzugserscheinungen" übergehen können. In der Anfangsphase hat der Genuß des Nahrungsmittels eine deutliche, sofort einsetzende anregende Wirkung, die unter Umständen mehrere Stunden lang anhalten kann. Durch den bloßen Genuß eines bestimmten Nahrungs- oder Genußmittels wie Kaffee, Weizen oder Mais, so oft als nötig, kann dieser „Hoch"-Effekt relativ lange Zeit aufrechterhalten werden. Nur wenn diese Nahrungs- oder Genußmittel nicht regelmäßig verzehrt werden, tritt eine Art „Kater“ d. h. eine Entzugsreaktion auf. Wenn sie am Sonntag lange ausschlafen, wachen manche Leute mit Kopfweh auf, das normalerweise vergeht, wenn sie frühstücken. Der Grund hierfür ist der, daß der Körper den Kaffee „braucht“, den man gewöhnlich am frühen Morgen trinkt.

Da die verzögerten Entzugserscheinungen normalerweise in Grenzen gehalten werden können, indem man immer die gleiche Nahrung in irgendeiner Form zu sich nimmt, kann der gesamte kumulative Reaktionsprozeß als *Nahrungsmittelsucht* bezeichnet werden. Eine Nahrungsmittelsucht unterscheidet sich nur in ihrem Schweregrad von einer Drogensucht. In jeder anderen Hinsicht sind sich beide Phänomene erstaunlich ähnlich. So habe ich Nahrungsmittel- und Drogensucht in einer „Suchtpyramide“ (Abb. 1) veranschaulicht. Am Gipfel dieser Suchtpyramide stehen Heroin und andere Opiate und natürliche Drogen. Sie sind die schlimmsten suchterzeugenden Substanzen, die wir

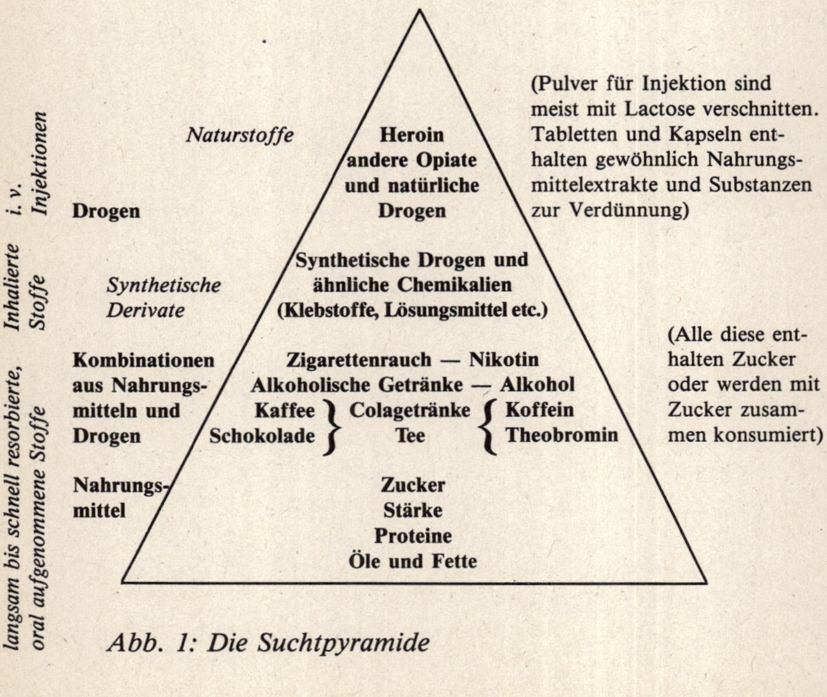

Abb. 1: Die Suchtpyramide

kennen. Geringere Grade von Sucht können sich entwickeln nach synthetischen Drogen und Kombinationen von Nahrungsmitteln und Drogen. Ein gutes Beispiel einer solchen Mischung ist Kaffee, der in Mengen von über einhundert Milliarden Tassen pro Jahr in den Vereinigten Staaten konsumiert wird [1]. Nach Meinung von Suchtexperten wird „jeder Mensch und jedes Säugetier süchtig, wenn bestimmte Substanzen in ausreichend großen Mengen dem Körper genügend lange zugeführt werden" [2].

Zunächst mag einem der Zusammenhang zwischen Allergie und Sucht etwas kompliziert vorkommen. In Wirklichkeit trifft keiner dieser beiden Ausdrücke genau den Krankheitszustand, von dem wir sprechen.

Der Ausdruck „Allergie" wird in diesem Buch verwendet in seiner ursprünglichen Bedeutung als „im Laufe der Zeit auftretende individuelle Reaktion auf eine Umweltsubstanz". Darunter fallen beispielsweise alle Symptome wie Ausschlag, Nesselfieber, Husten oder laufende Nase, die von der Allgemeinheit als identisch mit Allergien betrachtet werden.

Wenn jemand sporadisch irgendeiner Substanz ausgesetzt wird und eine sofortige Reaktion auf diese Substanz zeigt, dann leuchtet jedem Ursache und Wirkung der Allergie ein. Menschen, die beispielsweise an Heuschnupfen leiden, haben kaum Schwierigkeiten, Blütenstaub als die Ursache ihres Leidens zu identifizieren.

Wenn ein Mensch jedoch ständig einer allergieauslösenden Substanz ausgesetzt ist, dann werden die akuten Symptome schließlich entweder einer symptomlosen Periode weichen, oder es entwickeln sich chronische Symptome wie Kopfschmerzen, Depression oder Arthritis. In anderen Worten: Die akuten Symptome sind unterdrückt durch die fortwährend andauernde Exposition, und der Körper reagiert, indem er versucht, sich anzupassen.

Dies ist die Phase, die wir Sucht nennen, und sie kommt am häufigsten vor als Reaktion auf gewohnheitsmäßig verzehrte Speisen. Im Gegensatz zum Drogenabhängigen kennt der Nahrungsmittelsüchtige jedoch für gewöhnlich das Objekt seiner Begierde nicht. In der Tat hat der Nahrungsmittelsüchtige wahrscheinlich gar kein bewußtes Verlangen nach einem bestimmten Nahrungsmittel, sondern stellt ganz einfach seinen Speiseplan so zusammen, daß dieser immer die unbekannte, süchtig machende Substanz enthält. Ein Milchsüchtiger zum Beispiel macht sich wahrscheinlich jeden Abend vor dem Schlafengehen ein Käsebrötchen, nicht ahnend, daß er ganz einfach ein physisches Bedürfnis nach dem Milchprodukt in diesem Imbiß hat.

In einem Punkt jedoch ähnelt der Nahrungsmittelsüchtige dem Drogensüchtigen. Wie der Drogensüchtige neigt er dazu, abwechselnd zwischen „highs“ (Hoch) oder was wir stimulierende Reaktionen nennen, und „lows“ (Tief), die wir als Entzugsreaktionen bezeichnen, hin- und herzupendeln. Wegen dieses Wechsels von „auf“ und „ab“ Reaktionen auf die fragliche Substanz kann schließlich jedermann begreifen, daß alltägliche Nahrungsmittelallergien in hohem Maße süchtig machen.

Leider gibt es nicht ein einziges treffendes Wort für die Begierde nach einer unbekannten Substanz oder das heftige Verlangen nach etwas, das nicht nur der Welt, sondern gewöhnlich auch dem Opfer selbst verborgen ist, jedoch kommt das Wort „Sucht“ dieser Bedeutung am nächsten.

Wenn Nahrungsmittelallergien so verborgen sind, wird sich der Leser fragen, wie sie jemals entdeckt wurden. Die Geschichte ihrer Entdeckung durch Dr. Herbert J. Rinkel ist ein faszinierendes Beispiel medizinischer Detektivarbeit eines der Pioniere in der modernen Medizin.

Herb Rinkel war ein technologisches Genie, ein Neuerer und Erfinder mit einer Leidenschaft für Beobachtungen von Ursache und Wirkung an Patienten und besonders für die Evaluation dieser Beobachtungen. Es überrascht deshalb nicht, daß ihm ungewöhnliche und einmalige klinische Beobachtungen gelangen. Meiner Meinung nach war er *der* prominente klinische Forscher seinerzeit auf dem Gebiet der Allergie [3].

Rinkel war verheiratet und hatte ein kleines Kind, als er um 1920 sein Studium an der Northwestern University Medical School begann. Da sie wenig Geld hatten, lebten er und seine Familie während seines Medizinstudiums hauptsächlich von Eiern als Hauptproteinquelle. Sein Vater, ein Farmer in Kansas, schickte der Familie jede Woche 12 Dutzend (144) Eier. Nach all dem, was man später über Nahrungsmittelallergie wußte, ist es nicht überraschend, daß er mit der Zeit außerordentlich empfindlich gegen Eier geworden war. Etwa um diese Zeit bekam er eine schwere allergische Rhinitis. Obwohl er die verschiedensten Ärzte konsultierte, war die Ursache seines heftigen Dauerschnupfens (Triefnase) nicht festzustellen, und jede Behandlung blieb wirkungslos.

Als er nun herausgefunden hatte, daß die Ärzte nichts gegen seine Nasenbeschwerden tun konnten, und er inzwischen über die ersten Nahrungsmittelallergie-Untersuchungen Bescheid wußte, überlegte er sich, ob er vielleicht eine Allergie habe. Als er jedoch einen Test machte und sechs rohe, in einem Mixer zubereitete Eier hinunterschlürfte, trat nicht die geringste Reaktion bei ihm auf. Aber einige Jahre später ließ er Eier und einige andere Nahrungsmittel weg, weil er prüfen wollte, ob es sich vielleicht um eine Allergie, hervorgerufen durch eine Kombination von Nahrungsmitteln, handeln könnte. Nachdem er Eier in jeder Form ungefähr fünf Tage lang aus seiner Kost gestrichen hatte, aß er bei einer Geburtstagsgesellschaft ein Stück Biskuittorte. Innerhalb weniger Minuten brach er in einem schweren physischen Kollaps zusammen. Andere anwesende Ärzte konnten sich dies absolut nicht erklären. Puls, Blutdruck, Atemfrequenz, neurologischer und sonstiger Befund waren normal, das einzige Symptom war Bewußtlosigkeit. Die Ärzte, wie auch Rinkel, der inzwischen nach wenigen Minuten das Bewußtsein wiedererlangt hatte, waren verblüfft über den Ablauf der Ereignisse.

Rinkel fragte sich nun, ob diese Erfahrung vielleicht auf etwas grundsätzlich Wichtiges in der Natur der Lebensmittelallergie hindeuten könnte. Es könnte doch sein, daß bei jemandem, der ein bestimmtes Nahrungsmittel täglich oder häufig und regelmäßig gegessen und es dann mehrere Tage lang weggelassen hatte, der erneute Verzehr eine akute und heftige Reaktion auslösen würde. Um dies zu überprüfen, begann er, wieder Eier wie früher zu essen. Dann ließ er sie wiederum fünf Tage lang weg, verzehrte sie erneut und wurde wieder bewußtlos.

Als nächstes begann Rinkel, mit mehreren chronisch kranken Patienten zu experimentieren, die in der Klinik, in der er arbeitete, bisher erfolglos behandelt worden waren. Um 1936 hatte er seine Beobachtungen über die maskierte Nahrungsmittelallergie erhärtet und ausgebaut. Obwohl über seine Ergebnisse in mehreren lokalen Fachzeitschriften über Allergie berichtet worden war, nahm der Herausgeber des angesehenen „Journal of Allergy“ seinen wichtigsten Beitrag über die maskierte Nahrungsmittelallergie nicht zur Veröffentlichung an. Rinkel war sehr verärgert über diese Zurückweisung und machte in den folgenden Jahren keinen weiteren Versuch, etwas über dieses Thema zu publizieren. Während dieser Zeit erhärtete er seine Theorie vom Wesen der maskierten und unmaskierten Allergie.

Welche Nahrungsmittel fanden Rinkel und andere als Ursachen solcher verborgenen Allergien? Die „Schuldigen“ waren logischerweise die am häufigsten verzehrten Lebensmittel. Heute sind dies in Nordamerika im allgemeinen Kaffee, Mais, Weizen, Milch, Eier, Hefe, Rind- und Schweinefleisch. Tatsächlich könnte *jedes* häufig verzehrte Nahrungsmittel allergische Reaktionen auslösen. Wenn jemand keines dieser Nahrungsmittel zu sich nimmt, wird er voraussichtlich nicht allergisch dagegen werden. Andererseits können alle Nahrungsmittel, die häufiger als einmal innerhalb von drei oder vier Tagen genossen werden (und das trifft für die meisten oben aufgeführten zu), zu Beschwerden führen.

Die Amerikaner sind sich weitgehend nicht mehr darüber im klaren, was sie sich in den Magen stopfen. Der gestiegene Konsum von Fertiggerichten, einschließlich der Speisen in Restaurants, führt häufig dazu, daß wir alles blind hinunter schlingen. Noch immer lesen viele Leute nicht, was auf den Etiketten steht, und die Etiketten sind oft unvollständig oder ungenau. Manche Etiketten führen beispielsweise „Zucker“ als Zutat auf, erwähnen jedoch selten, ob es sich um Rohrzucker, Rübenzucker oder Maisdextrose handelt.

Das Ergebnis dieser Situation ist, daß viele Leute glauben, ein bestimmtes Nahrungsmittel zu meiden, während sie es in Wirklichkeit täglich zu sich nehmen. Ein gutes Beispiel ist Mais: Möglicherweise essen Sie Mais nur selten als Gemüse, nehmen ihn jedoch praktisch bei jeder Mahlzeit in Form von Dextrose oder Glukose, Stärkesirup, Maisstärke, Keimöl oder als verborgenen Bestandteil in anderen Genußmitteln, wie Bier oder Whisky, zu sich. Wir beide, Rinkel und ich, haben gezeigt, daß die Allergie gegen Mais in Wirklichkeit eine der vorherrschenden Nahrungsmittelallergien in Nordamerika ist.

Wenn ich daher in diesem Buch vom „Essen“ eines Nahrungsmittels spreche, dann meine ich den Verzehr dieses Nahrungsmittels in jeder Form, in der es der Körper aufnimmt, nicht nur in seiner augenfälligsten Form. Ein Teil der Schwierigkeit, eine Nahrungsmittelallergie zu demaskieren, besteht darin, daß zahlreiche verschiedene Nahrungsmittel in unserer täglichen Kost ein verstecktes Dasein führen. Wie ich gezeigt habe, kann der fortwährende Verzehr eines solchen Nahrungsmittels schließlich zu einer Art Sucht führen: Man hat ein unbewußtes Bedürfnis, eine bestimmte Substanz zu sich zu nehmen, um sich relativ wohl zu fühlen. Wenn einem diese Substanz entzogen wird, beginnt man, sich krank zu fühlen; wie sehr, hängt von der betreffenden Person ab. Der amerikanische Humorist Don Marquis sagte einmal: „Wir leben in einer Welt, in der die Menschen nicht wissen, was sie wollen und bereit sind, durch die Hölle zu gehen, um es zu kriegen". Das ist eine gute Beschreibung des Nahrungsmittelsüchtigen, der nicht genau weiß, nach welchem Nahrungsmittel es ihn so dringend verlangt, aber bereit ist, zwanghaft bis zur Sucht zu essen, um es zu bekommen.

Die Sucht-Reaktion gliedert sich praktisch in zwei Phasen: 1) sofortige Besserung chronischer Krankheitssymptome, wie Müdigkeit, Kopfschmerzen, Erschöpfung oder Unwohlsein und Schmerzen, wenn das Nahrungsmittel verzehrt wird, und dann 2) ein verzögerter Kater, falls das suchtmachende Nahrungsmittel oder Getränk nicht regelmäßig verzehrt wird. Jeder einzelne legt seine Sucht-Routine selbst fest, sein eigenes Schema, in dem der Abstand zwischen einem „fix" und dem nächsten immer kürzer wird. Durch Verzehr seiner suchterzeugenden Nahrung hält sich der Süchtige relativ „high" und schiebt für einige Stunden die Katergefühle und Schmerzen auf, die dem Entzug des süchtig machenden Nahrungsmittels folgen.

Da das begehrte Nahrungsmittel nach seinem Verzehr zu einem wohligen oder zumindest schmerzfreien Gefühl verhilft, wird der eingefleischte „Nahrungssüchtige" den Hinweis, daß seine „Lieblings"-Speise oder sein „Lieblings"-Getränk schlecht für ihn sei, sicherlich entrüstet zurückweisen. Wieso, gerade das tut ihm doch so gut! Darin besteht unter anderem das paradoxe Wesen der Nahrungsmittelallergie, daß sich der „beste Freund" unter den Nahrungsmitteln oft als der ärgste Feind erweist.

Fallstudie: Psychische Erschöpfung mit körperlicher Müdigkeit

Charles Henderson [4], ein prominenter Geschäftsmann, kam zu mir, weil er von psychischer Erschöpfung, geistiger Verwirrung und Müdigkeit geplagt war. Er bekleidete eine Spitzenposition in einem großen Konzern und diktierte von morgens bis abends einem Schwarm von Sekretärinnen. Eine seiner Sekretärinnen wies ihn darauf hin, daß er am späten Nachmittag unverständlich diktiere. Das war von Nachteil für sie, denn Henderson warf ihr gewöhnlich am nächsten Tag vor, sie habe sein Diktat vom vergangenen Tag nicht exakt wiedergegeben.

Verzweifelt schlug die Sekretärin Henderson vor, er solle mit seinen Mitarbeitern am Nachmittag eine Pause einlegen und sich bei einem Imbiß entspannen. Nachdem er dies einmal gemacht hatte, konnte sie seine Worte und Anweisungen etwas besser verstehen. Ein Imbiß bedeutete für diesen Mann nur eines: Eier. Tatsächlich aß er fast täglich Eier zum Frühstück, Eiersalat zum Lunch und zur Hauptmahlzeit irgendeine Mehlspeise, die Eier enthielt. Seine Sekretärin „deckte ihn buchstäblich mit Eiern zu", als sie ihm riet, auch in der Pause Eier zu essen.

Als ich die Krankengeschichte dieses Mannes aufgenommen hatte, sagte ich zu ihm: „Herr Henderson, ich glaube, Sie sind allergisch gegen Eier".

Er sprang von seinem Stuhl auf und sagte: „Doktor, Sie haben offenbar nicht verstanden, was ich Ihnen eben erzählt habe! Lassen Sie es mich wiederholen: Eier sind genau das Nahrungsmittel, von dem *ich weiß*, daß es mir bekommt. Jetzt sagen Sie mir, ich könne allergisch dagegen sein. Das begreife ich überhaupt nicht." Er war deutlich im Begriff, aus meinem Sprechzimmer zu marschieren. Er wußte schließlich selber genau, wogegen er allergisch war und wogegen nicht!

Diese Episode trug sich Ende der vierziger Jahre zu. Ich hatte gerade eine ziemlich eingehende Untersuchung der Drogensucht beendet und war privat zu dem Schluß gekommen, daß Nahrungsmittelsucht und Drogensucht Aspekte des gleichen Problems sind. Ich beschloß, Henderson das Problem als Suchtproblem zu erklären. Ich machte ihm verständlich, daß er im Dreistundentakt ein „Hoch" von Eiern zu bekommen scheine und danach mit Verwirrungs- und Ermüdungssymptomen wieder „auf dem Boden lande". Er mußte etwa alle drei Stunden Eier essen, um „high" zu bleiben.

Dies schien ihm plausibel, und er stimmte einem Test zu, um die Richtigkeit dieser These zu beweisen. Da es zwei bis drei Tage dauert, bis der Darm eine bestimmte Speise ausgeschieden hat, aß Henderson während der nächsten paar Tage weder Eier noch irgendeine Eier enthaltende Nahrung. Er litt an Entzugserscheinungen und fühlte sich so elend, daß er das Bett nicht verlassen und zur Arbeit gehen konnte.

Nachdem er die Eier vollkommen aus seinem Körper ausgeschieden hatte, fühlte er sich besser. Dann erschien er wieder in meiner Praxis, wo er in einem Versuchsraum Eier zu essen bekam. Innerhalb einer knappen Stunde hatte er die Eier unter heftigem kanonenschußartigem

Erbrechen quer durch das halbe Zimmer wieder von sich gegeben. Er war sehr verlegen und zugleich erstaunt, daß er seine „Lieblings"-Speise in Wirklichkeit überhaupt nicht vertrug.

Nachdem er Eier etwa sechs Monate lang gemieden hatte, konnte er sich von seiner Eiersucht freimachen. Danach konnte er Eier wieder in seine Kost aufnehmen, aber nur einmal alle drei Tage, um die Sucht nicht wieder aufleben zu lassen. Durch Kontrolle dieser und anderer Nahrungsmittelallergien war er in der Lage, wieder klar zu denken und zu diktieren.

Hendersons Fall ist ziemlich typisch für Nahrungsmittelallergien im allgemeinen. Der Mann zeigte vielerlei Symptome, einschließlich solcher, die man unpräzise „psychische" Probleme nennt. Sie waren jedoch nicht „psychisch" im üblichen Sinn: Ihre Ursache waren physische Kontakte, und nicht psychische Konflikte.

Das Fundament des Problems war dem Auge verborgen und konnte vom Patienten selbst nicht ohne weiteres ergründet werden. In seinem Fall hatte ihn die Vernunft dazu gebracht, anzunehmen, daß Eier seine Symptome beheben würden, während sie in Wirklichkeit deren Ursache waren.

Aufgrund seiner Krankengeschichte hatte ich vermutet, es bestünde eine Beziehung zwischen Eiern und Hendersons Müdigkeit; bewiesen wurde diese Vermutung jedoch erst durch einen Eßtest, ein Verfahren, das später noch ausführlicher erläutert wird.

Aus dieser Geschichte sollte man nicht schließen, Eier an sich seien irgendwie besonders suchterzeugend und gefährlich. Anstelle von Eiern könnte man jedes alltägliche Lebensmittel oder eine Kombination von Nahrungsmitteln in diese Geschichte einsetzen, und immer würde sie der Wirklichkeit entsprechen. Nahrungsmittelallergie ist das Ergebnis einer Wechselwirkung zwischen einem Individuum und seiner ganz persönlichen Umwelt. Ob eine Person tatsächlich eine Nahrungsmittelallergie bekommt oder nicht, hängt in erster Linie von seiner Bereitschaft zur *Reaktion* ab. Jeder kann eine solche Bereitschaft entwickeln, doch besteht bei Menschen, bei denen Allergie in der Familie liegt, eine größere Wahrscheinlichkeit, auf diese Weise zu erkranken. Wenn mir ein Patient beispielsweise erzählt, er leide an Heuschnupfen, oder ein Elternteil oder beide seien damit behaftet, dann vermute ich in seinem Fall mit größerer Wahrscheinlichkeit, daß hier eine Nahrungsmittel-

allergie vorliegt. Das Nichtvorhandensein offenkundiger Allergien ist jedoch keine Garantie dafür, daß der Betreffende keine verborgenen Nahrungsmittelallergien bekommen kann.
Zweitens hängt die Entstehung solcher Allergien von der Exposition ab. Je häufiger jemand mit einem Nahrungsmittel in Kontakt kommt, desto größer wird seine Neigung, süchtig zu werden. Eine ungewöhnlich massive Exposition kann ebenfalls Überempfindlichkeit auslösen. Manche Patienten scheinen beispielsweise Weizen in mäßigen Mengen vertragen zu können. Ein üppiges Spaghettimahl kann indessen deutliche Symptome zur Folge haben. Wie aus der Suchtpyramide ersichtlich (Seite 36), machen die am schnellsten im Darm resorbierten Nahrungsmittel und Getränke wie Zucker und Alkohol leichter süchtig als langsamer verdaute Nahrung.
Stärker suchterzeugend noch als Nahrungsmittel an sich sind Kombinationen von Nahrungsmitteln und Drogen. Dazu gehören alkoholische Getränke, das heißt, Mischungen von Äthylalkohol und verschiedenen Nahrungsmittelfraktionen. Alkoholismus ist in gewissem Sinn der Gipfel des Problems der Nahrungsmittelsucht (siehe Kapitel 10). Kaffee ist eine natürliche Kombination eines Nahrungsmittels (der Kaffeebohne) und einer Droge — Koffein. Einige Kaffeesorten enthalten 2,5 % Koffein. Schokolade, Colagetränke und Tee sind ähnliche Nahrungsmittel-Drogen-Mischungen.
Obwohl wir heute diese Getränke wie unschädliche Nahrungsmittel behandeln, halten viele Forscher sie für potentiell schädliche Mixturen von Nahrungsmitteln und Drogen. Koffein, selbst in bescheidenen Mengen (ein paar Tassen Tee oder Kaffee), kann die Herzfrequenz, den Herzrhythmus, den Durchmesser der Blutgefäße, den Koronarkreislauf, den Blutdruck, die Blasenentleerung und andere körperliche Funktionen schädlich beeinflussen [5]. Wenn man weiß, wieviele Milliarden von Portionen dieser Substanzen geschluckt werden und wie zwanghaft die Leute sie konsumieren, dann dämmert einem, wie weit verbreitet Nahrungsmittelsucht in den Vereinigten Staaten und anderswo wahrscheinlich ist.
Zu den weiteren Umweltfaktoren, die Sucht erzeugen können, gehören Tabak, Arzneimittel und Umweltchemikalien. All diese können eine kumulierende Wirkung haben. Pollen, Staub, tierische Hautschuppen und andere eingeatmete Substanzen sind wohl weniger suchterzeugend,

da die Exposition jahreszeitlich bedingt ist oder mit Unterbrechungen erfolgt.

Natürlich möchte nun jeder wissen, wie verbreitet diese Nahrungsmittelallergien oder Süchte sind. Nach meiner Erfahrung ist die Nahrungsmittelallergie eines der größten Gesundheitsprobleme in unserem Land. Zusammen mit der Empfindlichkeit gegen Chemikalien, die später behandelt wird, bildet sie einen wachsenden Komplex von Krankheiten, insbesondere chronischer, ungenau definierter Beschwerden, die fast nie auf konventionelle medizinische Behandlung reagieren.

Dr. Marshall Mandell, der Autor eines kürzlich erschienenen Buches über Allergien, hat geschätzt, daß „50 bis 80 % der Fälle in der täglichen Praxis vieler Ärzte" das Ergebnis von Allergie und Empfindlichkeit gegen Chemikalien sind [6]. Der verstorbene Dr. Arthur Coca war der Ansicht, daß mindestens 90 % aller Amerikaner an einer oder mehreren Nahrungsmittelallergien leiden [7].

Viele der Leser dieses Buches leiden vermutlich an diesen Beschwerden in irgendeiner Form. Die Mehrzahl ihrer chronischen Erkrankungen, denen mit konventioneller Therapie nicht beizukommen ist, sind wahrscheinlich durch irgendeine nicht diagnostizierte Allergie oder Empfindlichkeit verursacht.

Allergien und „psychische" Probleme

Allergien können nicht nur die allgemein bekannten physischen Symptome auslösen, sondern sie können auch für eine Unmenge sogenannter psychischer Beschwerden verantwortlich sein, einschließlich solcher Fälle, die ihrem Erscheinungsbild nach wie handfeste Psychosen wirken. Es ist bemerkenswert, daß bei völligem Weglassen einer bestimmten Speise oder bestimmter Nahrungsmittel diese Symptome manchmal gelindert werden, während bei erneutem Verzehr des verdächtigen Nahrungsmittels das „psychische" Problem wiederkehren kann.

Etwa Ende der vierziger Jahre beobachtete ich erstmals eine mögliche Verkettung von Nahrungsmittelallergien und psychischen Verhaltensstörungen. Wie bereits erwähnt, begann ich, nach Eröffnung meiner Praxis in Chicago Mitte 1944, Eßtests in meiner Sprechstunde durchzuführen. Ein normalerweise verzehrtes Nahrungsmittel, das ich testen wollte, wurde fünf bis sechs Tage vor einem solchen Eßtest völlig weggelassen. Obwohl ich geringfügige Abweichungen in Stimmung und Verhalten schon früher bei den Patienten beobachtet hatte, die sich diesen Tests unterzogen, bestätigten folgende Fälle, daß eine Beziehung zwischen verabreichter Nahrung und psychischer Reaktion besteht.

Fallstudie: Kopfschmerzen und Müdigkeit

Janet Cott, eine junge Frau, klagte über Kopfschmerzen, Müdigkeit, Depressionen und zeitweilige Gedächtnisschwäche. Sie hatte jahrelang Eier zum Frühstück gegessen. Nachdem sie eine Woche lang keine Eier mehr verzehrt hatte, kam sie in meine Praxis, um einen Eßtest mit Eiern durchführen zu lassen. Fünf Minuten später, nachdem sie zwei Eier gegessen hatte, klagte sie über Schwindel, Brummschädel und verstopfte Nase. Nach zehn Minuten begann sie, im Testraum herumzulaufen. Nach 15 Minuten fing sie an, vor den anderen Patienten zu weinen. Ich redete ihr zu, in ein anderes Zimmer zu gehen. Entweder konnte sie nicht verstehen, was ich sagte, oder sie konnte sich nicht dazu entschließen; in der folgenden halben Stunde jedenfalls war sie nicht bei vollem Bewußtsein und weinte fast ununterbrochen zwei Stunden lang. Als sie sich wieder erholt hatte, konnte sie sich an nichts erinnern, was sich seit dem Eintritt der akuten Phase ihrer Reaktion zugetragen hatte. Ihre Pulsfrequenz, die vor diesem Eßtest 70 gewesen war, kletterte auf 104 nach 30 Minuten und auf 110, 60 Minuten nach der ersten Nahrungsaufnahme.

Fallstudie: Müdigkeit und Husten

Eine Krankenschwester, Edith Demarest, 40 Jahre alt, mit der Anamnese Schnupfen, Husten, Atemnot und Schwindel entwickelte später extreme Müdigkeit und gelegentliche Kopfschmerzen und auch plötzlich auftretende Muskelschmerzen und Depressionen. Sämtliche Symptome traten betont morgens beim Aufstehen in Erscheinung, besserten sich jedoch, nachdem sie zum Frühstück Milch getrunken hatte. Zu jeder weiteren Mahlzeit und vor dem Schlafengehen trank sie ebenfalls Milch, ohne sich etwas dabei zu denken. Nachdem sie Milch vor einem Milch-Trinktest gemieden hatte, ging es ihr besser. Nachdem sie für den Test Milch getrunken hatte, mußte sie nach zehn Minuten immerzu gähnen, wurde schläfrig und bekam dann schwere Hustenanfälle mit keuchender Atmung. Nach 45 Minuten zeigten sich Kopfschmerzen, die eine Viertelstunde dauerten. Nach 60 Minuten zeigte sie deutliche Schwellungen an

Händen und Augen. Der Puls von 68 bei Beginn stieg auf 69, 72 und 76 nach 20, 40 und 60 Minuten. Die Leukozytenzahl von 7 300 bei Beginn ging nach 20, 40 und 60 Minuten auf 3 500, 2 400 und 2 200 zurück.

Diese Patientin lebte erst seit kurzem in Chicago und war gewöhnlich beim Fahren im Verkehr eher ängstlich. Sie gestand mir jedoch später, sie fühle sich höchst schwungvoll und sehr glücklich beim Verlassen der Praxis, zwei Stunden nachdem sie Milch getrunken hatte. Sie fuhr selbstbewußt und absolut hemmungslos, ohne Rücksicht auf Gefahren im Verkehr. Eine Stunde nach ihrer Ankunft zuhause fühlte sie sich zunehmend benebelt und weniger glücklich. Nachdem sie ein kurzes Nickerchen gemacht hatte, erwachte sie in Tränen und klagte über heftige Kopfschmerzen sowie Ziehen von einer Schulter zur anderen, und über anhaltende Niedergeschlagenheit. Die Restwirkungen hielten zwei Tage an. Interessant ist, daß sie während der Zeit, in der sie mehr zerebrale Symptome wie Kopfschmerzen und Niedergeschlagenheit fühlte, weder hustete noch Atemnot hatte.

Zwei Wochen später wurde ein Test mit Milch durchgeführt. Alle Milchprodukte waren zuvor gemieden worden. Nach drei Minuten trat ein Gefühl der Benommenheit auf. Darauf folgte nach fünf Minuten extreme Schläfrigkeit und Taumeligkeit verbunden mit der Unfähigkeit, verständlich zu lesen. Nach acht Minuten bekam die Patientin einen Anfall von Krampfhusten, nach 40 Minuten nochmals. Fünf Minuten später weinte sie ein wenig bei anhaltender Schläfrigkeit, Taumeligkeit und ständigen Kopfschmerzen.

Obwohl Frau Demarest nach zwei Stunden erklärte, es ginge ihr gut, wurde sie wieder blaß, benommen und schläfrig, nachdem sie drei Stunden nach Beginn des Tests zuhause angekommen war. Am anderen Morgen waren noch immer leichte Kopfschmerzen zurückgeblieben.

Fallstudie: Kopfschmerzen mit Müdigkeit und Depression

Eine andere Patientin, Ida Koller, 24 Jahre alt, hatte über Kopfschmerzen, verbunden mit Müdigkeit und in Schüben verlaufenden Depressionsphasen, geklagt. Es fiel mir auf, daß ihr nach einem Milchtest in der Praxis etwas schwindlig war und sie gesprächiger wirkte als vorher, aber sie versicherte mir, daß sie sich wohlfühle und nach Hause fahren könne.

Etwa eine Stunde später bekam ich einen Telefonanruf vom Polizeirevier eines Vorortes, in dem man mir mitteilte, Fräulein Koller sei wegen „Trunkenheit am Steuer" verhaftet worden. Sie erzählte die unglaubwürdige Geschichte, sie habe lediglich ein Glas Milch in der Praxis ihres Arztes getrunken. Da ihr Atem überhaupt nicht nach Alkohol roch, waren die Polizisten verunsichert und riefen bei mir an; ich bestätigte ihre Geschichte. Auf die Bitte, das schriftlich zu bestätigen, erklärte ich mich dazu bereit und setzte auseinander, wie akute allergische Reaktionen auf Nahrungsmittel einen Alkoholrausch vortäuschen können.

Klinische Beobachtungen dieser Art, die ich Ende der vierziger Jahre gemacht habe, öffneten vielversprechende Wege für medizinische Untersuchungen mit folgenden vorläufigen Folgerungen:

1. Chronische Reaktionen auf den kumulativen Verzehr bestimmter Nahrungsmittel (besser Nahrungsmittelsucht genannt) treten zunächst als stimulierende Reaktionsstadien auf, äußern sich jedoch später als progressive Entzugsreaktionen (siehe Kap. 2).
2. Akute Reaktionen auf ein Nahrungsmittel (in einem Eßtest) komprimieren die Stimulations-Entzugs-Reihenfolge in einem Zeitablauf von Minuten oder Stunden, wie bei Zeitrafferaufnahmen; dadurch erscheinen beide Phasen der Reaktion stärker ausgeprägt als sonst.
3. Alkoholische Getränke und aus bestimmten Nahrungsmitteln hergestellte Zuckersorten führen wegen ihrer deutlich höheren Absorptionsgeschwindigkeit schneller zu chronischen und akuten Reaktionen als die langsamer absorbierten Formen des gleichen Nahrungsmittels.

Diese vorläufigen Folgerungen wurden durch zusätzliche klinische Beobachtungen bestätigt und erweitert. Meine zunehmende klinische Erfahrung führte zur korrekten Interpretation der Ereignisse in einem Fall von Allergie mit „psychischen" Symptomen in so weit fortgeschrittenem Stadium, wie ich es bis dahin noch nie erlebt hatte, dem Fall von Mary Hollister.

Fallstudie: Psychose und Wandermanie

1949 wurde Mary Hollister, 30 Jahre alt, an unerträglichen Kopfschmerzen leidend, aus einem benachbarten Staat an mich überwiesen. In den schwereren Phasen ihrer Krankheit geriet sie in Perioden äußer-

ster Hyperaktivität, wie beim Alkoholismus, obwohl sie kein alkoholisches Getränk zu sich genommen hatte. Diesen Phasen folgte schwere Depression. Nachdem sie sich von akuten Anfällen erholt hatte, hatte Frau Hollister keinerlei Erinnerung an die Ereignisse, die sich währenddessen abgespielt hatten.
Als ich sie das erste Mal in meiner Praxis sah, war Frau Hollister zu konfus, um mich ausreichend über ihre Beschwerden zu informieren. Ich war der Ansicht, sie sei zu krank, um sie ambulant behandeln zu können, und beschloß, sie stationär aufzunehmen und ihr eine Eliminierungsdiät zu verordnen, bei der mehrere Hauptnahrungsmittel weggelassen werden. Als ich sie später am gleichen Tag im Krankenhaus besuchte, trank sie gerade Kaffee, der in ihrer Diät nicht vorgesehen war. Nachdem sie Kaffee und andere verbotene Dinge gemieden hatte, wurde sie während der nächsten zwei Tage zunehmend verschlossen und deprimiert.
Nach diesem Entzug erholte sich Frau Hollister zusehends, wurde normal, ausgeglichen und gesellig und machte auf der Station Propaganda für ihren Lieblingskandidaten in der Politik. Nachdem ich zum ersten Mal ihre genaue Anamnese aufnehmen konnte, erfuhr ich, daß sie täglich etwa 40 Tassen Kaffee getrunken hatte mit zwei Teelöffeln Rübenzucker pro Tasse. Die Diät, bei der sie sich erholt hatte, enthielt nur Rohrzucker. Durch reinen Zufall waren dabei auch vier andere Nahrungsmittel weggelassen worden, die wir später als die Quelle von Nahrungsmittelallergien entlarven konnten.
Als ich sie während der Abendmahlzeit am sechsten Tag ihres Krankenhausaufenthaltes besuchte, bemerkte ich, daß sie rote Bete aß. Nach Verlassen des Krankenhauses fuhr ich in einen entfernten Vorort von Chicago, um eine Vorlesung zu halten. Ich war kaum ein paar Minuten dort, da erreichte mich ein dringender Anruf vom Krankenhaus. Mary Hollister hatte „durchgedreht", raste schreiend herum, trat um sich, kreischte und versuchte mit allen Mitteln, aus der Station hinauszukommen. Ihre Krankenschwester berichtete mir, daß sie sich sogar aus dem Fenster im achten Stock lehnte, verzweifelt nach Luft schnappte und sich offensichtlich nicht der Gefahr bewußt war, hinunterzufallen.
Ich verordnete die Injektion eines Beruhigungsmittels und ordnete an, falls dies nicht wirken sollte, Zwangsmaßnahmen zu ergreifen. Als ich mich später im Krankenhaus erkundigte, schlief Frau Hollister. Als ich

sie jedoch am nächsten Morgen aufsuchte, konnte sie mich nicht erkennen, sich nicht an meinen Namen erinnern oder sich andere Ereignisse der vergangenen dreizehn Jahre ins Gedächtnis zurückrufen. Als ihr krankhafter Bewegungsdrang allmählich nachließ, wurde sie zunehmend depressiv. Obwohl die Zwangsmaßnahmen nach 36 Stunden aufgehoben werden konnten, blieb sie noch 24 Stunden lang apathisch, äußerst depressiv, desorientiert und zeigte Gedächtnislücken. Dann plötzlich und fast ohne Vorwarnung war sie wieder voll orientiert in Bezug auf Zeit, Ort und Person. Auf der Suche nach einer möglichen Erklärung für diese seltsame Episode erinnerte ich mich daran, daß sie zwei Stunden vor dem Einsetzen des Anfalls Rote Bete zur Abendmahlzeit gegessen hatte. Nun vermutete ich, daß Bete, die sie früher — häufig in Form von Rübenzucker — gegessen hatte und nun das erste Mal nach sechs Tagen aß, die Reaktion hervorgerufen haben könnte, obwohl damals noch kein Mensch den Verzehr eines Nahrungsmittels für das Entstehen eines Psychose verantwortlich gemacht hatte.
Nachdem sich diese akute Reaktion gelegt hatte, bat ich sie um die Erlaubnis, einen Magenschlauch einführen zu dürfen, um ihr eine Testportion zu verabreichen, ohne daß sie wußte, was sie bekam. Nachdem wir ihr Milch eingeflößt hatten, warteten wir gespannt auf eine Reaktion, aber es passierte nichts. Nach einer weiteren „Blind"-Infusion am nächsten Tag, diesmal aber von Bete und Betesaft, wurde die gleiche akute Reaktion ausgelöst und diesmal gefilmt. Nach dem gesamten Erscheinungsbild war die Patientin wiederum psychotisch. Das war jedoch nachweislich das Ergebnis eines einfachen Tests mit einem alltäglichen Lebensmittel, das sie früher tagaus, tagein gegessen hatte. Soweit ich feststellen kann, nachdem ich den dabei aufgenommenen Film auf medizinischen Kongressen in vielen Ländern vorgeführt habe, ist dies der erste authentische Fall eines psychotischen Schubes im fortgeschrittenen Stadium, der durch eine Testmahlzeit, bestehend aus einem allergenen Lebensmittel, ausgelöst wurde.
Zu betonen wäre, daß dieser Fall und seine eher kurz beschriebene Vorgeschichte ganz extreme Beispiele waren, ausgewählt aus langer und breitgefächerter klinischer Erfahrung. Diese Extremfälle gaben den Anstoß zu Untersuchungen, welche Rolle die Nahrungsmittelallergie beziehungsweise -sucht bei „psychischen" und Verhaltensstörungen auch in weniger schweren Fällen spielen könnte. Mary Hollisters Fall

wird von vielen als ein Markstein im Verständnis für diese Form der Psychose und „psychischer" Störungen im allgemeinen angesehen. Natürlich gibt es viele *Theorien* über psychische Krankheiten. Diese Theorien lassen sich jedoch für gewöhnlich weder beweisen noch widerlegen, und die wahre Ursache der Krankheit ist keineswegs mit wissenschaftlicher Genauigkeit demonstrierbar. Mary Hollisters Krankheit konnte ganz einfach gelindert oder aber zum Ausbruch gebracht werden, indem man sie veranlaßte, bestimmte Nahrungsmittel entweder zu meiden oder zu essen — in ihrem Fall Bete oder Rübenzucker (aber auch einige weniger wichtige Nahrungsmittel waren verdächtig).

Die Ursache ihrer Beschwerden blieb ihr und ihren früheren Ärzten wegen der maskierten Form von Allergien gegen gebräuchliche Nahrungsmittel verborgen. Ihr ständiger, fast stündlicher Konsum von Rübenzucker verhalf ihr zu einer relativ normalen Verhaltensweise, aber wie jeder „Fixer" lief sie immer Gefahr, ihren „Stoff" überhaupt nicht, oder aber als Überdosis ihres Suchtmittels zu bekommen.

Mary Hollisters Fall ließ es erstmalig möglich erscheinen, daß andere Formen sogenannter psychischer Probleme, einschließlich der verschiedenen Neurosen, die normalerweise psychotherapeutisch behandelt werden, ebenfalls auf allergischer Basis beruhen könnten. Beim weiteren Durchdenken dieser Theorie während der vergangenen dreißig Jahre habe ich festgestellt, daß Nahrungsmittelallergien und Empfindlichkeit gegen Chemikalien tatsächlich eine Vielfalt von „psychischen" Erkrankungen und Verhaltensstörungen verursachen. Während dieser Zeit habe ich beobachtet, daß viele normalerweise psychiatrisch behandelte Störungen tatsächlich erfolgreich mit den Methoden der Klinischen Ökologie diagnostiziert und behandelt werden konnten.

Derartige „psychische" und physische Schwierigkeiten treten, wie ich entdeckt habe, nicht zufällig im Leben eines Individuums auf, sondern sind Teil eines umfassenden Kontinuums von Symptomen, in dem ein Patient von verschieden hohen Niveaus der Anregung (Stimulation) zu den entsprechenden Entzugsphasen weiterschreitet. Diesen Weg kann man ihm geradezu voraussagen, wie in den folgenden Kapiteln beschrieben wird.

2. Die Hochs und Tiefs im Leben eines Süchtigen

Der Süchtige ist grundsätzlich labil insofern, als er sein Suchtmittel in immer höheren Dosen benötigt, um sich wohlzufühlen. Sich „wohl" fühlen bedeutet für ihn, die unmittelbar stimulierenden Wirkungen („Hochs") aufrechtzuerhalten und verzögerte Entzugserscheinungen („Kater" oder „Tiefs") zu vermeiden. Dies gilt für den Drogensüchtigen, den Nahrungsmittelsüchtigen und den Alkoholiker. Der Hauptunterschied zwischen diesen Suchtarten besteht darin, daß der Drogensüchtige für gewöhnlich genau weiß, was ihn süchtig macht, während der Nahrungsmittelsüchtige normalerweise unbewußt an einem oder mehreren Nahrungsmitteln festhängt. Der Trunksüchtige oder Alkoholiker hängt gewöhnlich nicht am Alkohol an sich, sondern an den Nahrungsmitteln, aus denen alkoholische Getränke gewonnen werden. Mehr über dieses krankhafte Verlangen nach solchen Nahrungsmittel-Drogen-Kombinationen wird später berichtet.

Eine Suchtreaktion bezeichnet man ganz richtig als „trip" (Ausflug). Eine solche Reise besteht aus zahlreichen Auf- und Abstiegen und kann sich über viele Jahre hinziehen. Zuerst sind die „Hochs" der Sucht angenehm und lohnend. Wenn der „trip" weitergeht, nehmen solche „Hochs" einen immer mehr unerwünschten Verlauf, doch sind sie noch immer den schrecklichen „Tiefs" bei weitem vorzuziehen. Die Aussichten des Süchtigen sind trostlos, egal ob er an Nahrungsmitteln, Getränken oder Drogen hängt. Im allgemeinen versucht er, auf ein bestimmtes Anregungsniveau hinaufzuklettern, ehe er in einen Abgrund fällt. Der „Abgrund" besteht aus immer häufigeren und länger andauernden Entzugserscheinungen, die er durch die früher wirksamen Substanzen nicht mehr vermeiden oder hinausschieben kann. Allergien aller Art, einschließlich Müdigkeit, Unbehagen, Schmerzen und Depression beherrschen allmählich sein Dasein. Wenn er mit diesen Entzugserscheinungen nicht mehr fertig werden kann, sucht er schließlich einen Arzt auf. Tabelle I zeigt die verschiedenen Stufen der Sucht und deren Einfluß auf den körperlichen und psychischen Zustand des Süchtigen.

Aus dieser Tabelle ist ersichtlich, daß viele der alltäglichen chronischen Erkrankungen tatsächlich Stationen auf der Suchtreise sind. Dazu gehören einige Beschwerden, die von Ärzten und Psychotherapeuten für gewöhnlich als „psychosomatisch" abgetan werden.

Tabelle I: Die Hochs und Tiefs der Sucht

Anweisungen: Beginnen Sie bei Null (0). Lesen Sie nach oben die Anregungsstadien; nach unten die Entzugsstadien

Schlecht angepaßt Zerebrale und Verhaltensreaktionen	+ + + +	Manisch, mit oder ohne Krämpfe	verwirrt, aufgeregt, ruhelos, aufgebracht und in Panik. „Kurzschluß-“ oder eingleisiges Denken, Muskelzucken und Zuckungen der Extremitäten, Krampfanfälle und Bewußtseinsveränderungen können auftreten.
	+ + +	hypomanisch, wie betrunken und egozentrisch	aggressiv, geschwätzig, unbeholfen (ataktisch), ängstlich, furchtsam und besorgt; Wechsel zwischen Schüttelfrost und Hitzegefühl, Heißhunger, übermäßiger Durst. Kichern oder krankhaftes Lachen können auftreten.
Angepaßte Reaktionen	+ +	hyperaktiv, reizbar, hungrig und durstig	verkrampft, nervös, überdreht, redelustig, streitsüchtig, empfindlich, übertrieben reagierend, egozentrisch, hungrig und durstig; plötzliches Erröten, Schweißausbrüche und Schüttelfrost können auftreten, ebenso Schlaflosigkeit, Trunksucht und Fettleibigkeit.
	+	angeregt, aber relativ symptomfrei	aktiv, munter, lebhaft, zugänglich und enthusiastisch, rücksichtslos ehrgeizig, energisch, initiativ und geistvoll. Kümmert sich um Meinungen und Handlungen anderer. Üblicherweise wird dies als „normales“ Verhalten betrachtet.
	0	ausgeglichenes Verhalten, „Homöostasis“	ruhig, ausgeglichen, vernünftige Reaktionen. Kinder erwarten dies von ihren Eltern und Lehrern. Eltern erwarten dies von ihren Kindern. Wir alle erwarten dies von unseren Mitmenschen.
Schlecht angepaßt lokalisierte Reaktionen	-	lokalisierte allergische Erscheinungen	Schnupfen oder verstopfte Nase, Räuspern, Husten, Atemnot, Asthma, Hautjucken (Ekzem und Ausschlag), Blähungen, Durchfall, Verstopfung (Kolitis), Harndrang und verschiedene Syndrome der Augen und Ohren.
Schlecht angepaßt systemische Reaktionen	--	systemische allergische Erscheinungen	müde, benommen, schläfrig, leicht depressiv, ödematös mit schmerzhaften Syndromen (Kopfweh, Nackenschmerzen, Rückenschmerzen, Neuralgie, Muskelschmerzen, Muskelentzündung, Gelenkschmerzen, Arthritis, Arterienentzündung, Schmerzen im Brustkorb) und kardiovaskuläre Wirkungen *)
Schlecht angepaßt fortgeschrittene Entzugsreaktionen	---	geistige Erschöpfung, leichte Depression und Denkstörungen	konfus, unentschlossen, launisch, traurig, mürrisch, introvertiert oder apathisch. Emotionale Labilität und Störungen der Aufmerksamkeit, der Konzentration, des Verständnisses und der Denkabläufe (Sprachverlust, geistiger Verfall und Gedächtnisschwund).
	----	schwere Depression mit oder ohne Bewußtseinsveränderung	teilnahmslos, lethargisch, stumpfsinnig, desorientiert, melancholisch, unkontrolliertes Verhalten, regressives Denken, paranoide Orientierung, Wahnvorstellungen, Halluzinationen, gelegentlich Gedächtnisverlust und Koma.

*) Kardiovaskuläre Erscheinungen einschließlich schneller und unregelmäßiger Puls, Bluthochdruck, Venenentzündung, Anämie, Neigung zu Blutungen und Blutergüssen können in jedem Stadium auftreten.

Stimulationsreaktionen

Bei der Geburt fängt ein Mensch für gewöhnlich bei Null an, wir nennen dies „Verhalten auf ebenem Kiel“. Im allgemeinen heißt das, er ist mit sich im Frieden. Er ist gelassen und kennt keine heftigen Stürme in Stimmung oder Gefühl. Das ist die Art „normalen“ Verhaltens, das Kinder für gewöhnlich von ihren Eltern und Lehrern erwarten. Eltern erwarten es von ihren Kindern. Wir alle erwarten es von unseren Mitarbeitern, Geschäftspartnern und Freunden. Und doch — wie selten erleben wir das!

Wenn ein solch gelassener Mensch eines Tages eine allergische Form der Sucht nach einem Nahrungsmittel oder einer anderen Substanz bekommt, tritt er zunächst in die Plus-eins (+)-Phase ein. Dieses Stadium kann höchst trügerisch sein. Nur ein erfahrener Beobachter kann das Verhalten des Betroffenen in diesem Stadium von „normaler“ Aktivität unterscheiden; für ihn selbst und seine Angehörigen ist das kaum möglich.

Der Mensch im Stadium plus-eins ist aktiv, auf dem Posten, voller Leben, aufgeschlossen und begeisterungsfähig. Er hat Ehrgeiz, Energie, Initiative und Esprit. Er nimmt Rücksicht auf die Meinungen und Wünsche anderer. Mit der Zeit vergißt man seinen mehr oder weniger gelassenen Charakter (Stadium 0) und jeder vermutet, seine Plus-eins-Persönlichkeit sei die „wahre“. Genau das ist sie nicht. Obwohl es, sozial gesehen, harmlos und sogar wünschenswert erscheint, ist dieses ständig stimulierte Stadium die Reaktion auf eine unbekannte Sucht in der Anfangsphase.

Eine medizinische Behandlung durch einen Klinischen Ökologen könnte in diesem Stadium die Quelle der Anregung aufdecken. Aber der Betroffene sucht fast nie einen Arzt auf. Warum sollte er auch? Er fühlt sich wohl, kommt mit den Seinen gut zurecht und ist vermutlich recht erfolgreich in Schule oder Beruf. Manchmal mag seine enorme Energie seinen Bekannten etwas auf die Nerven gehen, aber niemand vermutet, daß sie das Zeichen eines sich entwickelnden Krankheitsprozesses ist.

Ein solcher Mensch befindet sich stets auf dem Wellenkamm leicht angeregter Reaktionen auf Nahrungsmittel, Getränke, Drogen oder Chemikalien. Seine Reaktion auf die Gegebenheiten des Lebens ist in Ordnung und gleicht normalen Reaktionen, sie ist jedoch übertrieben. Ein Verkäufer kann beispielsweise in dieser frühen Plus-eins-Phase einen beneidenswerten Rekord aufstellen, weil er aktiv, energiegeladen, kraftvoll und sogar ein wenig aggressiv ist. Er würde ungläubiges Erstaunen äußern, wenn ihm jemand einreden wollte, er sei im Begriff, krank zu werden. Er mag sich so wie er ist, und auch sein Arbeitgeber mag ihn, weil er höchst produktiv sein kann; zunächst sogar produktiver als ein wirklich normaler Mensch. Seine Freunde sind alle gerne mit ihm zusammen und haben Spaß an seiner Begeisterungsfähigkeit.

Man sollte jedoch wiederholen, daß dieser Mensch bereits das erste Stadium einer möglicherweise gefährlichen Allergie erreicht haben könnte, eine Sucht nach etwas ganz alltäglichem in seiner Umgebung, wie zum Beispiel nach einer stets greifbaren Tasse Kaffee, einem alkoholfreien Getränk, einer Zigarette, einer Mahlzeit, die stets bestimmte Nahrungsmittel enthalten muß, oder sogar nach Autoabgasen und anderen Gerüchen im Straßenverkehr oder in einem bestimmten Raum, wie einem Kraftfahrzeug-Ausstellungsraum oder einer Garage.

Wenn die Plus-eins-Person weiterhin auf solche Stoffe reagiert, oder wenn zu den bestehenden neue Süchte hinzukommen, wird sie wahrscheinlich nicht im leicht stimulierten Stadium bleiben. Mit der Zeit wird sie in ein höheres Suchtstadium (plus-zwei + +) „vorrücken“.

Bei plus-zwei werden die Suchtstrukturen allmählich ein Problem für den Betroffenen und seine Umgebung. Es können natürlich Monate und Jahre vergehen zwischen dem Beginn des Plus-eins- und des Plus-zwei-Stadiums, jedoch kann der Superverkäufer schließlich zu einem Superproblem für seine Umgebung werden. Ein Mensch in der Plus-zwei-Phase ist verkrampft, nervös, „überdreht“, geschwätzig, streitsüchtig, empfindlich, übertrieben reagierend, egozentrisch und ständig hungrig und durstig. Er kann plötzlich erröten, in Schweiß ausbrechen und Schüttelfrost bekommen.

Im Stadium plus-zwei treten drei einschneidende Störungen auf. Zunächst zeigt sich Hyperaktivität, die meist bei Kindern beobachtet wird. 1947 berichtete ich zum ersten Mal über Hyperaktivität bei Kindern aufgrund einer Nahrungsmittelallergie und 1962 über Hyperaktivität durch Nahrungsmittelzusätze und Verunreinigungen und andere Umweltchemikalien. Dr. Benjamin Feingold und andere haben auf die Rolle hingewiesen, die synthetische Farb- und Aromastoffe als Ursachen von Hyperaktivität spielen. Dies ist jedoch nur ein kleiner Ausschnitt des Bildes. Kinder können Sucht-Allergie-Reaktionen auf praktisch alles in ihrer Umgebung entwickeln — einschließlich dieser synthetischen Nahrungsmittelzusätze — jedoch nicht auf diese allein. Wie ernst dieses Problem ist, wird unterstrichen durch die Tatsache, daß ein Zehntel bis ein Fünftel der Grundschüler als mehr oder weniger hyperaktiv bezeichnet werden [1] (siehe Kap. 9).

Ein zweites erhebliches Gesundheitsproblem in diesem Stadium ist Fettleibigkeit. Ein hyperaktiver Erwachsener oder ein solches Kind ist auf Essen und Trinken versessen. Er ist besonders gierig nach jenen Gerichten oder Zwischenmahlzeiten, die seinen oder seine Suchtmacher enthalten, und bezeichnet sie als seine „Lieblingsspeise". Der Betreffende braucht oft seinen „Stoff", um abends einschlafen zu können: Regelmäßig um Mitternacht plündert er den Kühlschrank. Er wacht oft mitten in der Nacht auf und besorgt sich etwas Eßbares. Sein Kühlschrank ist ständig wohlgefüllt mit seinen Suchtmitteln. Seine Angehörigen sagen manchmal scherzhaft, er scheine süchtig zu sein nach Süßigkeiten, Käse, Steaks oder was immer sein „Lieblingsfutter" ist. Wenn sie nur wüßten, wie recht sie haben!

Schließlich ist plus-zwei die Phase, in der es zur Trunksucht kommt. Dies deshalb, weil das Opfer ohnehin auf Essen und Trinken versessen ist, weil ihn seine Lebensweise oft mit Alkohol in Kontakt bringt, aber vor allem deshalb, weil der Alkoholismus an sich häufig eine Steigerungsform von Nahrungsmittelallergie ist. Es handelt sich in Wirklichkeit um den Höhepunkt der Nahrungsmittelsucht. Der Alkoholiker in seinem schlecht angepaßten Verhalten reagiert für gewöhnlich stärker auf die Nahrungsmittel, aus denen sein Getränk hergestellt wird, als auf die Droge Alkohol selbst. Dieser Punkt wird in Kapitel 10 noch näher erläutert.

Unser früher so glücklicher und erfolgreicher Plus-eins-Verkäufer ist nun alles andere als beneidenswert. Wegen seiner zwanghaften Freßlust ist er vermutlich etwas beleibt, wenn nicht gar richtig fett. Er trinkt sehr wahrscheinlich zuviel und versucht, die gehobene Stimmung aufrecht zu halten, die früher während der Plus-eins-Phase typisch für ihn war. Zuhause ist er vermutlich überaktiv und kann beim Sitzen die Füße nicht stillhalten („restless legs-Syndrom"). Er streitet sich mit seiner Frau und den Kindern, findet keine Ruhe und ist eine richtige Plage für seine Umgebung geworden. Manchmal jammert er, daß er „aus der

Haut fährt", kann jedoch nicht erklären, wohin er gehen oder was er tun will.
Vermutlich ist er durch eigenes Verschulden beruflich ausgebrannt, weil er seine Kunden durch überschwengliches Verkaufsgetue abgeschreckt hat und Mitarbeiter und Arbeitgeber durch seinen unproduktiven Übereifer und seine Aggressivität vergrämte. Seine einst so erfreuliche Begeisterungsfähigkeit ging schließlich so weit, daß sie nun als das erkannt wird, was sie wirklich ist — ein pathologischer Zustand — und sein früherer Erfolg ist in Versagen umgeschlagen.
Diese Anregungsstufe ist meist die höchste, die solche Typen erreichen. Wenn die Plus-zwei-Person jedoch die Leiter der Anregung noch weiter hinaufsteigt, erreicht sie die Plus-drei-Phase (+ + +). In dieser Phase wirkt der Betreffende manchmal wie beschwipst, ohne daß er auch nur einen Tropfen getrunken hat. Er ist laut, geschwätzig, unbeholfen und arrogant. Er kann ängstlich sein und sich vor wirklichen oder eingebildeten Gefahren fürchten oder von abwechselndem Schüttelfrost und Hitzegefühl, Heißhunger und übermäßigem Durst geplagt sein. Manchmal gehören Kichern oder krankhaftes Lachen zu den Symptomen. Die Leute finden ihn recht seltsam und halten sich lieber von ihm fern. Solche Menschen geben sich im allgemeinen keinerlei Mühe mehr, sich normal zu verhalten und sind auch so egozentrisch, daß sie sich nicht um die Absichten, Gedanken und Gefühle anderer kümmern.
Einige können jedoch weiterhin so tun, als verhielten sie sich in bestimmten Situationen normal. Auf den ersten Blick können sie wie höchst dynamische, überlastete Vorgesetzte wirken, die in jeder Situation ohne Zögern wissen, wo's lang geht. In Wirklichkeit sind sie jedoch eine Katastrophe, weil sie krankhaften Geltungsdrang und grundlose Begeisterung für klares Urteilsvermögen halten. Wenn man es mit einem solchen Menschen zu tun bekommt, begreift man allmählich, daß etwas grundsätzlich nicht stimmt. Der „Überdrehte" fällt selbst alle Entscheidungen, und die meisten sind verheerend. An diesem Punkt ist man meist froh, wenn man seine Verluste abschreiben und die Beziehung zu einer solchen Person ohne größeren Krach abbrechen kann.
Schließlich kann die Plus-drei-Person in die Plus-vier-Phase (+ + + +) vorrücken. Inzwischen ist es ein offensichtlich kranker Mensch; tatsächlich ist diese Phase in ihrem Erscheinungsbild identisch mit der manischen Phase der manisch-depressiven Erkrankung. An diesem Punkt

hat die starke Übererregung, verursacht durch fortgeschrittene Sucht, zu extremem Verlust physischer und psychischer Kontrolle geführt. Die Plus-vier-Person ist ganz einfach verrückt, ein klassischer Fall von Psychose. Sie macht unkontrollierte Bewegungen mit Armen und Beinen, hat Krämpfe und zeigt andere Formen extrem irrationalen Verhaltens. Die Denkprozesse sind ebenso exzentrisch; der Betreffende wird von seltsamen, irrationalen Vorstellungen verfolgt, die gar nicht in seine Situation hineinpassen. (Mary Hollister in ihrer Reaktion auf Bete benahm sich häufig wie ein typischer Plus-vier-Patient.)

Ein Allergie-Patient wird jedoch selten über die Plus-zwei-Phase hinausgehen. Der suchtmachende Stoff verliert für gewöhnlich vorher seinen „Kick", seine anregende Wirkung, und das Opfer hat zunehmend häufig „Katererscheinungen".

Manchmal findet der Übererregte die Quelle seiner Sucht heraus und schafft es, die genau richtige Dosis zu finden, die ausreicht, sein Abrutschen zu verzögern. Einer mag beispielsweise herausbekommen, daß er jeden Morgen eine Tasse Kaffee braucht, um den Anforderungen seines Berufs gewachsen zu sein. Später stellt er fest, daß er mittags eine weitere Tasse braucht, um einen Leistungsabfall zu vermeiden. Er wird dann seine zeitlich genau festgelegten Dosen erhöhen, um sich für den Rest des Tages in relativ „normalem" Zustand zu halten. Schließlich bricht dieses prekäre System in sich zusammen, und der Betreffende ist mit der negativen Seite des Suchtbildes konfrontiert, in der Regel nachdem er eine gesundheitliche Katastrophe am eigenen Leib erfahren hat.

Entzugsreaktionen

Die Anregungs- oder Plus-Phasen sind gewissermaßen als Anpassungsreaktionen des Körpers auf Umweltsubstanzen zu betrachten. Wenn der Körper sich nicht mehr anpassen kann, betritt er die verschiedenen Stufen der Unangepaßtheit (siehe Kap. 11). Dies sind die Entzugsreaktionen, auch Katerstimmung oder „Tief" genannt. Die meisten Leute erkennen nie ihre Stimulations-(Plus-)Reaktionen als Anzeichen einer Krankheit, bis sie auf das umfassendere Krankheitsbild hingewiesen werden. Die negativen Reaktionen machen jedoch eindeutig Beschwerden, und die Wartezimmer der Ärzte sind voll von deren Opfern.

Minus-eins-Reaktionen sind solche Symptome, meist physischer Art, die *normalerweise* als allergische Reaktionen bezeichnet werden. Hier-

unter fallen Schnupfen, Husten, Atemnot, Asthma, Hautjucken, Nesselsucht, Ekzeme, Blähungen, Durchfall, Verstopfung, Kolitis und andere lokalisierte körperliche Beschwerden.
Da solche Reaktionen üblicherweise als Allergien betrachtet und von konservativen Allergologen behandelt werden, habe ich ihnen in diesem Buch im einzelnen wenig Aufmerksamkeit gewidmet. Es ist jedoch anzunehmen, daß sie häufig durch Allergien gegen Nahrungsmittel und alltägliche Chemikalien verursacht sind.
Minus-eins-Reaktionen(–), wie die geschilderten, können verschwinden, werden jedoch umgehend ersetzt durch noch unangenehmere Minus-zwei (––) Reaktionen. Minus-zwei-Reaktionen sind „systemische" allergische Symptome, die nicht nur einen, sondern viele Körperteile befallen. Ein Mensch in diesem Allergie-Stadium zeigt die typischen Symptome von Müdigkeit, Benommenheit, Schläfrigkeit oder leichter Depression. Häufig wird er von *schmerzhaften* Syndromen wie Kopfschmerzen, Nackenschmerzen, Rückenschmerzen, Neuralgie, Muskel- und Gelenkschmerzen heimgesucht. Dies ist die Phase, in der Schmerzen im Brustkorb und kardiovaskuläre Wirkungen auftreten. Kardiovaskuläre Symptome können auch schnellen oder unregelmäßigen Puls oder Herzklopfen, Bluthochdruck, Venenentzündung, Anämie und die Neigung zu Blutungen und Blutergüssen mit einschließen.
Es ist typisch, daß diese Symptome nicht allein auftreten. Das bedeutet, daß ein Patient, der mittlerweile das Minus-zwei-Stadium erreicht hat, häufig an vielen dieser Beschwerden leidet. Ärzte befassen sich gerne mit anatomisch charakteristischen Beschwerden: „Wo tut es weh?" ist eine typische Eröffnungsfrage. Wenige Ärzte hören es gerne, wenn die Antwort lautet: „Überall" oder dergleichen. Tatsächlich lehrt man, wie ich bereits erwähnt habe, viele Mediziner während ihres Studiums, den Angaben von Patienten mit vielen Beschwerden nur bedingt Glauben zu schenken. Aus diesem Grund wird Patienten der Kategorien minus-zwei und minus-drei häufig herablassend erklärt, ihre Probleme existierten „nur in ihrer Vorstellung" oder seien psychosomatisch. Dies ist wohl der Tatsache zuzuschreiben, daß orthodoxe Ärzte mit den Befunden der Klinischen Ökologie nicht vertraut sind. In Wirklichkeit sind solche multiplen Symptome oft das Endergebnis eines langen Entwicklungsprozesses der Allergie. Die Eigenart des Problems eines Patienten läßt

sich am besten durch die Methoden der Klinischen Ökologie veranschaulichen.

Minus-zwei (––) ist das Stadium, in dem wir so alltägliche Beschwerden wie Müdigkeit und Kopfschmerzen (Kap. 12), Muskel- und Gelenkschmerzen, einschließlich Arthritis (Kap. 13) feststellen. Müdigkeit, soweit sie mit Nahrungsmittelallergie zusammenhängt, ist für gewöhnlich morgens schlimmer, weil der Patient dann mehrere Stunden lang auf sein Suchtmittel verzichtet hat. Er braucht und begehrt dringend seinen „Stoff". Müdigkeit auf allergischer Basis unterscheidet sich für gewöhnlich erheblich von körperlicher Müdigkeit, die von Anstrengungen herrührt und durch Ruhe und Schlaf kuriert wird. Allergische Ermüdung tritt scheinbar grundlos auf und wird gewöhnlich nicht durch längere Ruheperioden gelindert. Sie ist grundsätzlich recht unangenehm.

Minus-drei (–––) ist das Stadium, das ich als „brain-fag", geistige Erschöpfung, bezeichne. Der Ausdruck „brain-fag" wird in Websters Lexikon definiert als ein Synonym für Überlastung des Gehirns. Einer meiner Patienten, der daran litt, hat diesen Ausdruck mir gegenüber erstmals gebraucht, und ich habe ihn seither übernommen. Brain-fag ist mehr als nur Erschöpfung. In dieser Phase ist das Denken konfus und die Menschen werden unentschlossen, launisch, traurig, mürrisch, introvertiert oder apathisch. Sie sind häufig emotional sehr labil und in ihrer Aufmerksamkeit beeinträchtigt. Der „brain-fagged" Patient kann sich nicht richtig konzentrieren und seine Aufnahmefähigkeit und seine Denkabläufe sind gestört. Dazu gehören auch Aphasie (Unfähigkeit zu sprechen oder Worte für die entsprechenden Dinge zu finden), Ausfälle im Denken, geistiger Verfall und Gedächtnisschwäche. Der Begriff „brain-fag" wird, untermauert durch Krankheitsgeschichten, in Kapitel 14 noch näher erläutert.

Wie bei Minus-zwei-Reaktionen ist „brain-fag" typisch polysymptomatisch. Der Patient zeigt viele Symptome und hat häufig Perioden physischer Krankheit (minus-eins oder -zwei), die durchsetzt sind mit seiner generalisierten geistigen Erschöpfung (minus-drei).

Schwere Depression oder minus-vier (––––) kann man als das Endstadium bezeichnen. Dieser Depression kann eine überstimulierte (plus-vier) Phase, wie bei einer manisch-depressiven Erkrankung, vorausgehen, oder weniger schwere Entzugserscheinungen (minus-drei).

Depression tritt auch bei jungen Menschen auf, aber im allgemeinen eher bei Leuten mittleren Alters oder bei Älteren, die im Lauf ihres Lebens in dieses Stadium geraten sind. Es wird oft angenommen, eine Depression dieser Art sei ausgelöst durch unglückliche Umstände im Leben des Patienten, wie schmerzlicher Verlust eines geliebten Menschen, Pensionierung oder Ortswechsel. Diese Ereignisse im Leben mögen zwar zu dem Problem beitragen, jedoch geht ihnen gewöhnlich leichte Depression und „brain-fag“ voraus, die den Boden bereiten für die Entwicklung einer Krise. Nach meiner Erfahrung wird eine Depression sehr häufig ausgelöst durch lebenslange Sucht nach alltäglichen Nahrungsmitteln, Getränken und Umweltchemikalien.
Der schwer depressive Mensch kann teilnahmslos, lethargisch, desorientiert und melancholisch sein. Er kann lange Zeit relativ vernünftig bleiben, aber dann schließlich in paranoisches Denken, Wahnvorstellungen, Halluzinationen und manchmal sogar in Amnesie und Koma verfallen.

Das Auf und Ab des Sucht-Trips

Diese Erscheinungen sind nun im wesentlichen die Zwischenstationen auf der Sucht-Reise. Wie jedoch bereits gezeigt, sind sie keineswegs statisch; der Patient bewegt sich mit seinen zunehmenden Beschwerden von einem Stadium ins andere und von Stimulations- in Entzugsphasen. Der weiteste „Trip“ mit dem höchsten Gefälle ist, so gesehen, der Sturz aus der manischen Übererregung in die tiefste Depression bei der manisch-depressiven Erkrankung. Mit fortschreitender Krankheit werden die Stimulationsperioden zunehmend kürzer und weniger häufig, während die Entzugs- oder Depressionsperioden immer länger und häufiger werden.
Wenn man die Dosis des gewohnten „Stoffs“ unwissentlich verändert (vergrößert), kann dies stärkere, oft unerwartet heftige Symptome auslösen. Ein chronisch müder Biertrinker, der allergisch auf das Getreide in seinem Getränk reagiert, kann nach ein paar Schlückchen Whisky plötzlich Auftrieb bekommen (+ +) und dann einen verzögerten Kater (–––) erleben, ehe er erneut in seine gewohnte Müdigkeit (––) verfällt.
Ein Mensch mit „brain-fag“ (–––), der in Wirklichkeit allergisch gegen den Rohrzucker in seinem Kaffee ist, kann ein psychotisches Zwischenspiel (+ + + +) erleben, sobald er einen Eiscrembecher voll von dieser

Zuckersorte vertilgt. Darauf folgt oft tiefe Depression, und schließlich Rückkehr in seinen normalen Zustand geistiger Erschöpfung. Dieser Eisbecher-„Ausrutscher", vorprogroammiert durch eine seit langem bestehende Empfindlichkeit gegen Rohrzucker, nimmt folgenden Verlauf: minus-drei, plus-vier, minus-vier vor dem Wiedereintritt in die Minus-drei-Phase. Das ganze rollt ab, ohne daß das Opfer überhaupt ahnt, woher dies alles kommt.

Der stimulierte Nahrungs- oder Chemikaliensüchtige kann jahrelang zurechtkommen, ohne einen Arzt aufzusuchen. Er ahnt nicht im entferntesten, wo sein Problem herrührt und weiß vielleicht überhaupt nicht, daß er eines hat. Für Alkoholiker gilt es beispielsweise als typisch, daß sie sich selbst über das Ausmaß ihres Problems etwas vormachen. Nahrungsmittelsüchtige im fortgeschrittenen Stadium führen sich ebenso gerne selbst hinters Licht.

Die zunehmend häufigen Katerzustände oder Minus-Reaktionen veranlassen den Süchtigen, schließlich einen Arzt aufzusuchen. Dieses Auftreten negativer Symptome, lokalisierter oder systemischer Art, wird allgemein als „der Beginn der augenblicklichen Krankheit" angesehen. Mit Ausnahme ganz weniger Patienten werden die meisten Süchtigen dieser Art nicht sachgerecht untersucht und behandelt. Normalerweise verabreicht man ihnen synthetische Arzneimittel, zum Beispiel Antihistamine, Schmerz- und Beruhigungsmittel.

Wegen der charakteristischen Eigenart von Nahrungsmittel- und Chemikalienallergien, deren Ursachen verborgen sind, vermag der orthodoxe Arzt die demonstrierbare Ursache der Krankheit nicht zu erkennen. Obwohl das Problem ganz individuell ist, verordnet er Massen-Medikamente und befaßt sich nicht mit den speziellen Bedürfnissen des Patienten. Und wegen des polysymptomatischen Charakters der Krankheit tut er die vielen verschiedenen Beschwerden des Patienten häufig einfach als Zeichen von Hysterie, Neurose oder Hypochondrie ab.

Die Folge ist, daß umweltbedingte Gesundheitsstörungen — die möglicherweise die häufigste Art der Erkrankung in Amerika sind — von der Medizin häufig umgangen und von ihren Opfern nur flüchtig wahrgenommen werden. Millionen von Menschen lassen sich völlig nutzlose Medikamente verabreichen, kommen ins Krankenhaus oder werden sogar operiert, weil niemand die umweltbedingte Ursache ihrer Beschwerden erkennt.

Anpassung

Ich habe versucht, die Theorien der Klinischen Ökologie durch Anpassung an die Umweltbelastung, einen aus der Physiologie entlehnten Begriff, zu erklären. In der Biologie reagiert ein Organismus auf den Kontakt mit einem neuen Element in seiner Umgebung in drei Stadien: zunächst erfolgt eine sofortige akute Reaktion; darauf kann ein angepaßtes Stadium folgen, währenddessen die reaktiven Symptome unterdrückt sind; schließlich kann der Organismus seine Anpassung verlieren und bei erneuter Exposition wiederum sofortige, akute Reaktionen zeigen.

Da ein neuer Patient üblicherweise das erste Mal einen Arzt konsultiert, wenn er sich mitten in diesem Prozeß befindet, präsentiert sich ein ganz anderes klinisches Bild, als bei Tierversuchen. Statt in der oben erwähnten Reihenfolge, sieht der Arzt den Patienten zum ersten Mal, wenn die Anpassung an das, wogegen er empfindlich ist, allmählich nachläßt. Wie lange der Prozeß schon läuft, und was den Patienten in relativ angeregtem Zustand erhalten hatte, bleibt unbekannt. Solange er im angepaßten Zustand ist, scheint ja der Patient die Substanz gut zu vertragen. Aber früher oder später — weitgehend abhängig vom Grad der Empfindlichkeit des einzelnen — rutscht er in immer längere Perioden einer Entzugsphase hinein. In anderen Worten, er vollzieht den Übergang (den man gewöhnlich den Beginn der Krankheit nennt) und ist nun unangepaßt (schlecht angepaßt).

Ein solcher Übergang von einer angepaßten und relativ symptomfreien Existenz zur chronischen Erkrankung bringt häufig viele Umwege, einschließlich verschiedener Stadien, mit sich. Die Schnelligkeit, mit der dieser Übergang erfolgt, ist teilweise auch abhängig davon, inwieweit der Patient sein Problem erkennt. Wenn er weiterhin völlig nichtsahnend bleibt, was die umweltbedingte(n) Ursache(n) seiner Symptome betrifft, kann der Übergang ziemlich schnell erfolgen. Wenn er beispielsweise merkt, daß essen im allgemeinen ihm bekommt, kann er den Beginn der Unangepaßtheit hinauszögern, obwohl er zunehmend fettleibig wird. Und schließlich kann der Patient, wenn er den Zusammenhang zwischen seinen Symptomen und bestimmten Speisen sieht, seinen endgültigen Zusammenbruch hinauszögern, indem er vernünftigerweise weniger davon ißt. Schließlich verlieren die meisten Patienten jedoch ihre symptom-unterdrückende Anpassung an solche Substanzen und enden im Wartezimmer eines Arztes. Leider gibt es noch eine Komplikation, die in jedem Stadium dieses Anpassungsprozesses an Nahrungsmittel eintreten kann. Manche Patienten haben den Verdacht, daß alle Nahrungsmittel und/oder Nahrungsmittelzusätze und Kontaminationsstoffe sie krankmachen, und hören einfach auf zu essen. Das kann zu erheblichem Gewichtsverlust und gefährlicher Unterernährung führen.

Für den Leser, der sich noch eingehender über dieses Problem informieren will, wird Anpassung definiert als die Fähigkeit eines Organismus, in seiner Funktion durch die Einwirkung seiner Umwelt modifiziert zu werden. In dem speziellen und auf den einzelnen abgestimmten Sinn, wie er hier angewandt wird, ist Anpassung beschränkt auf beobachtete klinische Erscheinungsformen durch Einwirkung bekannter Umweltbelastungen, auf die bestimmte Individuen außerordentlich empfindlich reagieren [2, 3]. Adolph hat ähnliche Wirkungen bei Tieren beobachtet [4].

Umweltcharakteristika, die zu spezifischer Anpassung beitragen, sind folgende:

a) Bestimmte Expositionen müssen kumulativ und vorzugsweise periodisch sein. Substanzen, wie alltägliche Nahrungsmittel, die vorübergehend im Körper verbleiben, sind am wirksamsten, um eine spezifische Anpassung herbeizuführen und aufrechtzuerhalten.
b) Bestimmte erneute Umweltbelastungen sollten etwa mit gleicher Intensität und Absorptionsgeschwindigkeit in der üblichen Form in den Körper gelangen.
c) Bestimmte Umweltkontakte können unschädlich (Nahrungsmittel) oder in höheren Konzentrationen vermutlich toxisch sein, obwohl sie in geringen Mengen für ungefährlich gehalten werden (Chemikalien).

Zu den körperlichen Eigenschaften, die zur spezifischen Anpassung beitragen, gehören: die Fähigkeit eines Individuums, sich anzupassen; diese hängt vermutlich ab von:

a) ererbten Anlagen,
b) zulänglicher Funktion physiologischer Mechanismen [5–8], und
c) Veränderungen im Grad der spezifischen Empfindlichkeit, insofern als erhöhte Anfälligkeit die Wirkung geringerer Dosen zu steigern scheint und den Fortgang des Anpassungsprozesses beschleunigt.

Wegen dieser umweltbedingten und (individuellen) körperlichen Varianten entwickelt sich die Anpassung an bestimmte Umweltbelastungen beim einen Menschen schneller und schreitet auch schneller vorwärts als bei einem anderen. So kann beispielsweise der eine nur ein paar lokalisierte Syndrome, hervorgerufen durch geringe Umweltbelastungen, zeigen, während beim anderen viele ganz verschiedene körperliche und psychische Syndrome zutage treten, ausgelöst durch ein ganzes Spektrum äußerer Einflüsse. Darüber hinaus können leichtere und fortgeschrittenere Reaktionen bei einer bestimmten Person zu unterschiedlichen Zeiten alternierend auftreten [9]. Auf diesen Wechsel zwischen Beschwerden, die später als Allergien bezeichnet wurden (Schnupfen, Asthma, Ekzem und Kopfschmerzen) einerseits und Psychosen andererseits hat erstmals 1884 George Savage, ein englischer Psychiater, hingewiesen [10].

Im Gegensatz zu dieser höchst individualisierten Interpretation der Anpassung an bestimmte Umweltbelastungen ist die physiologische Anpassung in der Literatur in ihren allgemeinen Charakteristika und körperlichen Mechanismen beschrieben [5–7]. Da ein bestimmtes Individuum sich nicht nur alltäglichen Nahrungsmitteln und Chemikalien, sondern auch vielen anderen Umweltreizen anpaßt — wie Infektionen, Kälte, Hitze, Strahlung etc. — muß die Fähigkeit, sich gut oder schlecht anzupassen, auch in diesem weiteren Zusammenhang gesehen werden. Es ist beispielsweise bekannt, daß Virusinfektionen häufig „unangepaßte" allergische Reaktionen auf andere Stoffe auslösen oder beschleunigen. Das gleiche gilt für systemische Hefepilzinfektionen [11] und manchmal auch für andere Infektionsprozesse. Die angemessene Behandlung einer Begleitinfektion muß bei der Therapie von Allergien stets beachtet werden. Es ist ebenfalls wohlbekannt, daß plötzliche Kälte für manche Menschen gesundheitsschädlich ist. Obwohl die Beziehung dieser Sekundärfaktoren bei der Anpassung wichtig ist, liegt ihre eingehende Erörterung außerhalb des Rahmens dieser allgemein verständlich gehaltenen Ausführungen.

3. Empfindlichkeit gegen Chemikalien

Chemikalien, die uns alltäglich begegnen und mit denen wir in unserer Umwelt überall zu tun haben, können grundsätzlich die gleichen

Schwierigkeiten bereiten, wie verborgene Nahrungsmittelallergien. Viele Menschen wissen heutzutage, daß solche Chemikalien schädliche Langzeitwirkungen auf den Körper haben und Krebs sowie andere Krankheiten auslösen können. Der tatsächliche Schaden geht jedoch weit darüber hinaus. Die alltäglichen Umweltchemikalien sind eine Hauptquelle chronischer Krankheiten aller Art in den Vereinigten Staaten und anderen Industrieländern geworden.

Das Wissen um dieses Problem entwickelte sich langsam aus dem Studium der Nahrungsmittelallergie. Dr. Albert Rowe, einer der Pioniere auf diesem Gebiet, berichtete um 1930 über eine seltsame Reaktion, die er „multiple Früchte-Empfindlichkeit" nannte. Das Charakteristische an diesem Problem war, daß bestimmte Patienten auf den Genuß vieler ganz verschiedener Obstsorten krank wurden.

Die Empfindlichkeit gegen Obst ist recht verbreitet, doch stehen im Mittelpunkt solcher Allergien normalerweise eine oder mehrere der botanisch verschiedenen Pflanzenfamilien (siehe Anhang A). Die betreffenden Patienten waren jedoch allergisch gegen die meisten oder alle von Menschen angebauten Früchte, die aus bis zu zehn verschiedenen Nahrungsmittelfamilien stammten. Man kann annehmen, daß jemand, der allergisch auf Pfirsiche reagiert, auch gegen Aprikosen allergisch ist, denn sie gehören beide derselben botanischen Gruppe an — der Familie der Rosengewächse. Warum sollte jemand aber auf Pfirsiche und meinetwegen auch auf Ananas, Bananen und Datteln reagieren, die doch vier völlig verschiedenen Familien angehören?

Ich fand Rowes Beobachtungen in meiner eigenen Praxis bestätigt, aber weder er noch ich konnten irgendeine plausible Erklärung für dieses Phänomen geben, und unsere Berichte riefen erhebliche Skepsis bei manchen Kollegen hervor.

Fallstudie: Kopfschmerzen

Mitte der fünfziger Jahre konsultierte mich William Petersen und klagte darüber, daß schon ein einziger im Supermarkt gekaufter Apfel bei ihm heftige Kopfschmerzen hervorrufe. Nachdem er Äpfel eine Woche lang nicht gegesssen hatte, bekam er zweimal in meiner Praxis Äpfel zu essen und bekam jedes Mal plötzlich auftretende rasende Kopfschmerzen. Natürlich stellte ich die Diagnose: Allergie gegen Äpfel.

Petersen war ein wißbegieriger Mann und wollte unbedingt herausfinden, *warum* er in dieser Weise reagierte. Er lebte in einem benachbarten Staat mit einem großen Obstanbaugebiet. Als er von mir nach Hause fuhr, kam ihm plötzlich ein Verdacht. Er schlüpfte in einen verwilderten Obstgarten und sammelte einige Äpfel unter den Bäumen auf. Diese Äpfel waren jahrelang weder gespritzt noch sonstwie behandelt worden. Er pflückte sich ein Körbchen tadellos aussehender Äpfel und nahm sie mit nach Hause. Es war kaum zu glauben, aber diese ungespritzten, unbehandelten Äpfel konnte er absolut ohne Einschränkung verspeisen: eine Woche lang aß er jeden Tag drei bis vier. Er bekam weder Kopfweh noch irgendwelche anderen Reaktionen. Dann teilte er mir das Ergebnis seines Experimentes mit.
Ich besorgte mir daraufhin selbst ungespritzte Äpfel und testete diese an Petersen in meiner Praxis. Wiederum zeigte er keine Reaktion auf ungespritzte Äpfel, reagierte jedoch auf jede im Handel erhältliche Sorte mit heftigen Kopfschmerzen. In der Folge konnte Petersen weiterhin Äpfel essen, vorausgesetzt sie waren nicht gespritzt. Er hatte keineswegs eine Allergie gegen Äpfel, er hatte etwas ganz anderes, etwas, das noch nicht einmal einen Namen trug.
Um diese Beobachtungen auszubauen, besorgte ich mir 1953 Proben von Äpfeln vom Gartenbauinstitut des College of Agriculture der Universität Illinois. Durch Tests mit diesen, beziehungsweise mit garantiert ungespritzten und unbehandelten Äpfeln wurde das Problem der „multiplen Früchteallergie“ schließlich gelöst. Die meisten der Patienten, die auf diese Früchte Reaktionen zeigten, waren keineswegs allergisch gegen Obst. Wogegen sie empfindlich reagierten, waren die darin enthaltenen chemischen Schadstoffe. Ungespritztes Obst wurde anstandslos vertragen, während die im Handel erhältlichen Sorten, die man zum Beispiel in Supermärkten und Obstgeschäften kauft, chronische Gesundheitsbeschwerden wie Arthritis, Kolitis, Nervosität und Depressionen verursachten.
Diese Erkenntnis warf eine Unmenge Fragen über Gesundheit und Krankheit auf, Fragen, die an den Grundfesten vieler westlicher Technologien rüttelten.
Wie ungefährlich ist unsere heutige „chemische“ Umwelt? Inwieweit trägt sie zu chronischen Krankheiten bei? Was wissen wir über die Langzeitwirkungen von Nebenprodukten des „Fortschritts“, wie beispiels-

weise die Luftverschmutzung durch chemische Schadstoffe in unseren Häusern und Städten, über chemische Zusätze und Rückstandsstoffe in unserer Nahrung, unserem Wasser, in Kosmetika und Arzneimitteln?
Angeblich sind diese Umweltchemikalien geprüft und für ungefährlich befunden worden. Es blieben jedoch noch schwerwiegende Fragen offen, was die Gültigkeit von Langzeit-Toxizitäts-Untersuchungen betrifft, die von der Regierung oder der Industrie durchgeführt werden. Wenn auch nur eine Minderheit der Ratten mit krankhaften Symptomen auf eine chemische Substanz reagierte, hat man diese Ergebnisse im Schlußbericht statistisch „ausgebügelt"? Wie sieht es bei jener Minderheit von Menschen aus, die ähnlich geplagt sind? Hat man sie in ähnlicher Weise ignoriert, sind sie durch die Maschen unserer statistischen Studien gefallen? Das waren wichtige Fragen, denn wenn man bedenkt, daß auch nur ein oder zwei Prozent der Bevölkerung durch die tägliche Einwirkung dieser Chemikalien chronisch krank gemacht werden, dann sind das immerhin vier Millionen Menschen allein in den Vereinigten Staaten, genug, um alle unsere Ärzte für lange Zeit in Trab zu halten. Wir Ärzte waren diejenigen, die sich mit all den ungewöhnlichen Reaktionen zu befassen hatten, aber trotzdem schien sich die Ärzteschaft nicht im geringsten der möglichen Gefahren bewußt zu sein.
Viele der allgemein verwendeten Chemikalien waren inzwischen „profitable Riesengeschäfte" geworden, bis überhaupt jemand auf den Verdacht kam, sie könnten schädlich sein. Deshalb konzentrieren sich heute die Riesenkonzerne darauf, sie in großangelegten Werbekampagnen, abgezielt auf den Einzelnen wie auf die Allgemeinheit, mit allen Mitteln zu verteidigen.
In Wirklichkeit sind einige der problematischsten Auswirkungen von Chemikalien auf den Menschen noch gar nicht ausreichend beschrieben worden, und man weiß allgemein noch nichts über ihre möglichen Gefahren. Der Hauptgrund dafür ist der, daß diese Stoffe wesentliche Bestandteile unserer gegenwärtigen Existenz sind. Da sie so alltäglich sind, geraten sie kaum in Verdacht. Und da sie nicht verdächtigt werden, werden sie normalerweise nicht bewußt gemieden. Weil man sie nun weder zufällig noch absichtlich eliminiert, bleiben bestimmte alltägliche Chemikalienbelastungen eine unerkannte Ursache chronischer körperlicher und „psychischer" Erkrankungen.

Manche dieser Chemikalien haben außerdem noch suchterzeugende Bestandteile. Auch wenn man bestimmte Chemikalien-Expositionen als schädlich verdächtigt, ist es nicht nur unbequem und manchmal auch teuer, sie zu meiden, sondern wegen der suchtartigen Reaktionen, die mit im Spiel sein können, haben die Opfer häufig noch nicht einmal den Wunsch, sich vor diesen Chemikalien zu schützen. So stehen dem allgemeinen Verständnis des Chemikalienproblems zwei Erscheinungen im Wege: die Konstanz und Allgegenwart der chemischen Umweltbelastung, und die Suchtkomponente, die zur Selbsterhaltung des Prozesses beiträgt.

Ich nannte dies das Problem der *Empfindlichkeit* gegen Chemikalien und nicht das der *Allergie* oder *Überempfindlichkeit*, um ausgedehnte und sinnlose Debatten darüber zu vermeiden, ob derartig geringe Dosen klassische allergische Reaktionen hervorrufen könnten. Wie sie auch immer bezeichnet werden, solche Reaktionen wurden tatsächlich festgestellt, und sie werden immer häufiger, wie dies viele Fallstudien beweisen können [1].

Fallstudie: Empfindlichkeit gegen Chemikalien

1947 konsultierte mich Nora Barnes. Man hatte bei ihr wiederholt Hypochondrie diagnostiziert. Kein Arzt war in der Lage gewesen, die Ursache ihrer vielen Symptome und Beschwerden herauszufinden.

In ihrer Kindheit war sie von weitverbreiteten Allergien geplagt worden und hatte häufig unter Schnupfen, Lippenherpes und plötzlich auftretenden Ausschlägen gelitten. Diese vergingen, als sie erwachsen wurde, dafür traten jedoch bald sehr heftige Kopfschmerzen mit Lichtempfindlichkeit auf, die so schlimm waren, daß sie sich nur noch ins Bett retten konnte. Sie war ständig müde, gereizt, nervös und angespannt. Außerdem litt sie an Husten, der schließlich in Bronchialasthma überging.

Früher war sie als Verkäuferin von Kosmetika tätig gewesen. Nach einiger Zeit fiel ihr auf, daß ihre Augen fürchterlich zu brennen anfingen, wenn sie Nagellack benutzt hatte. Bald hatte sie Tränensäcke unter den Augen und die Haut ringsherum wurde rot und entzündet. Um dies zu verbergen, verwendete sie Make-up.

Als sie mich aufsuchte, war sie in erbärmlicher Verfassung. Sie hatte durch das Industriegebiet von Nord-Indiana fahren müssen, um in meine Praxis zu gelangen, und als sie sich den Außenbezirken von Chi-

cago näherte, fühlte sie sich elender als je zuvor. In der Stadt selbst verursachte sie um ein Haar einen Unfall, als sie aus dem Verkehr ausscherte, um den Auspuffgasen eines Busses zu entgehen.
In einem Hotel im Loop-Viertel der Innenstadt von Chicago angekommen, war sie völlig verstört, als sie mich anrief. Durch Zufall gab ihr der Portier ein Zimmer im 23. Stock. Bald fühlte sie sich etwas besser und versuchte, nach unten zu gelangen und ein paar Einkäufe zu machen. Sie stellte jedoch fest, daß sie beim Betreten des Ganges, oder eines Stockwerkes unter dem ihren, erneut ihren üblichen Brechreiz, Schwindel und Erstickungsanfälle bekam.
Es war ihr schon dreimal passiert, daß sie hinter dem Steuer ihres Wagens wie „betrunken" ohnmächtig zusammengesackt war. Nur die Tatsache, daß jemand auf dem Beifahrersitz saß, hatte sie vor einem schweren Unfall bewahrt. Es wurde ihr oft schlecht, wenn sie im Auto auf dem Rücksitz saß, selten jedoch auf dem Vordersitz. Manche Autos, vor allem solche mit lauten Auspuffgeräuschen, schienen schlimmer als andere.
Das alles war verwirrend, aber das Faszinierendste in ihrem Fall war die Tatsache, daß sich ihre Beschwerden jedes Jahr vom 4. Juli ab zunehmend verschlimmerten und bis nach Weihnachten überhaupt nicht besserten. Zwischen Neujahr und dem Unabhängigkeitstag (4. Juli) blieben sie erträglich, und nach diesem Datum fühlte sie sich wieder miserabel und „neurotisch".
Eine mögliche Erklärung hierfür könnte Heuschnupfen sein, aber in dem Staat, in dem sie lebte, gab es keine Pollen, die sie genau während dieser Zeit hätten belästigen können. Im Laufe unserer Unterhaltung erwähnte Nora, daß sie jedes Jahr — vom 4. Juli ab — den Sommer über in einem Häuschen im Wald lebe. Ich hatte das Gefühl, daß irgend etwas in dieser Hütte für die verschiedenartigen Symptome verantwortlich sei. Beim Testen von Proben aus ihrem Zuhause stellte sich heraus, daß der Hauptauslöser die Kiefernholztäfelung in ihrem Häuschen war. Kiefernholz wurde auch als Kaminholz verwendet, und sie benutzte verschiedene nach Kiefern duftende Materialien, einschließlich Desinfektionsmittel, im Haus. Nachdem alle Kiefernholzprodukte aus dem Häuschen entfernt waren, besserten sich ihre Beschwerden.
Einige Zeit später fuhr sie mit ihrem Mann zu einer ölbeheizten Jagdhütte. Wenige Minuten nach dem Betreten der Hütte fing sie an zu husten und nach Luft zu schnappen und wurde bewußtlos.

Sie berichtete, der Geruch der Gasflamme in ihrer Küche mache sie ganz krank, ebenso die Gasheizung, Schaumgummipolsterung, Kunststoff-Polstermöbel, Gummimatratzen und Kissen sowie Betten, deren Matratzen mit Kunststoffbezügen versehen waren. Sie konnte wirklich eine Besserung ihrer Beschwerden erreichen, ganz einfach dadurch, daß sie all diese Gegenstände aus ihrem Haus verbannte und sie durch weniger „aggressive" Materialien ersetzte. Wir fanden heraus, daß der Grund für die Beeinträchtigung ihres Wohlbefindens an Weihnachten der Tannenbaum war.

Das gesamte Krankheitsbild von Nora Barnes ergab keinen rechten Sinn, bis eines Tages ein heftiges Unwetter die Gegend von Chicago heimsuchte. Alle anderen Patienten hatten ihre Verabredungen abgesagt, aber Frau Barnes kam, und wir gingen zusammen über fünfzig maschinengeschriebene Seiten ihrer Krankengeschichte durch. Schließlich schälte sich ein exaktes Krankheitsbild heraus. Ihre gesamten Probleme waren fast ausschließlich zurückzuführen auf Petrochemikalien, Verbrennungsprodukte oder von Menschen hergestellte, aus Mineralöl gewonnene Chemikalien. Nora Barnes war allergisch oder empfindlich gegen eine ganze Reihe von angeblich ungefährlichen Umweltsubstanzen. Ihre Empfindlichkeit gegen Kiefernholz und Materialien aus Kiefer paßt ebenfalls genau in dieses Bild, weil es sich bei unseren gegenwärtigen Kraftstoffen aus Kohlenwasserstoffgemischen wahrscheinlich letztlich um Derivate aus riesigen prähistorischen, in tiefen Erdschichten zusammengepreßten Koniferenwäldern handelt.

Diese Theorie führte in Frau Barnes Fall zu neuen überraschenden Erkenntnissen. Sie fand heraus, daß sie sich bedeutend besser fühlte, nachdem sie alle Kunststoffe und Chemikalien aus ihrer unmittelbaren Umgebung entfernt hatte. In Gläsern aufbewahrte Nahrungsmittel konnte sie beispielsweise essen, während ihr in Kunststoffbehältern aufbewahrte Lebensmittel überhaupt nicht bekamen.

Wenn sie einen Creme de Menthe-Drink genommen hatte, fühlte sie sich jedes Mal miserabel — ein paarmal wurde sie ohnmächtig. Nun fand sie heraus, warum: Sie war unglaublich empfindlich gegen alle synthetischen Lebensmittel-Farbstoffe und mied von da ab nicht nur grünen Likör, sondern auch Maraschinokirschen, Pfefferminzsauce, Würstchen und ähnliche Produkte (siehe Tabelle, Kap. 4).

Sie stellte fest, daß ihr Tomaten in Dosen nicht bekamen, daß sie jedoch Tomaten aus ihrem eigenen Garten essen konnte. Sie ging der Sache nach und fand heraus, daß es an der inneren Beschichtung der Konservendosen lag, in denen sich die handelsüblichen Lebensmittel befanden. Mit Insektiziden gespritzte Nahrungsmittel verursachten Kopfschmerzen, während dies bei ungespritzten Lebensmitteln nicht der Fall war. Sie fand heraus, daß sie Rindfleisch von einem benachbarten Bauernhof essen konnte, jedoch nicht das aus handelsüblicher Rinderaufzucht stammende Fleisch von Tieren, die mit pestizidbehandeltem Futter aufgezogen und zur Fliegenbekämpfung auch noch gespritzt werden. Der Fall Nora Barnes eröffnete neue Perspektiven in der Medizin. Es lag auf der Hand, daß sie kein Einzelfall war und daß viele Patienten in den Arztpraxen mit ähnlich eigenartigen und multiplen Symptomen in Wirklichkeit an Allergien gegen synthetische Chemikalien leiden. Das ist all diesen Menschen nicht angeboren. Sie hatten starke Empfindlichkeit entwickelt wegen der konstanten täglichen Belastung durch Chemikalien, insbesondere in der Zeit nach dem Zweiten Weltkrieg.
Fast unvermeidlich traten, zugleich mit der Empfindlichkeit gegen Chemikalien, auch Lebensmittelallergien auf und boten so das Gesamtbild einer umweltbedingten Erkrankung. Diese Patienten reagieren auf Fremdsubstanzen, die als toxisch (giftig) bekannt sind. Man hatte jedoch stets angenommen, daß Toxizitätsreaktionen nur bei wesentlich längeren und stärkeren Expositionen auftreten. Diese „Chemikalienpatienten" reagierten auf winzige Schadstoffmengen, welche die Ärzte bislang nicht für problematisch gehalten hatten.
Es dauerte eine Reihe von Jahren, bis sich bei der Chemikalienempfindlichkeit das Gesamtbild aller klinischen Zusammenhänge und Konsequenzen herausschälte. Als dieses Umweltproblem aufgetaucht war, zeigte jeder neue Patient irgendeinen Aspekt oder ein Charakteristikum dieses Leidens, das man früher nicht richtig eingeschätzt hatte. Erst als Ellen Anders mich Anfang 1953 konsultierte, konnte ich die beiden wichtigsten Quellen der chemischen Umweltverschmutzung, nämlich die Gasheizungen und -öfen in Innenräumen und die entscheidende Rolle der Pestizide bei der Luftverschmutzung drinnen und draußen, in ihrer vollen Bedeutung erkennen.

Fallstudie: Empfindlichkeit gegen Chemikalien

Frau Sanders war eine fünfundvierzigjährige Hausfrau und frühere Personal-Sachbearbeiterin. Seit sieben Jahren war sie praktisch ein physisches Wrack. Als Kind hatte sie schon immer an Kopfschmerzen, Nackenschmerzen, verstopfter Nase, Übelkeit beim Autofahren und Hyperaktivität gelitten. Ihre verschiedenen Beschwerden schienen sich immer dann zu verschlimmern, wenn sie sich zuhause in der Küche aufhielt, in der ein Gasherd stand. Wenn sie zum Beispiel den Tisch decken sollte, ließ sie meistens einen Teller auf dem Weg vom Küchenschrank zum Eßzimmer fallen. Das löste jedesmal einen Sturm der Entrüstung in ihrer Familie aus. Weil sie so ungeschickt und reizbar war und gleich anfing zu weinen, wenn sie sich in der Küche aufhielt, lernte sie als Kind nie kochen. Ganz instinktiv mied sie das Haus, vor allem die Küche, und blieb lieber im Freien, wo es, wie sie sagte, „mehr Luft" gab. Ihr Gesicht war meist gerötet. In der Schule wurde sie oft gehänselt, weil man glaubte, sie lege Rouge auf.

Als sie heranwuchs und heiratete, wurden ihre Beschwerden schlimmer. Im Herbst 1947, als sie eine große Wohnung tünchte und dabei freizügig mit Farbe und Lackentfernern hantiert hatte, und darüberhinaus zwei Wochen lang den Farbgerüchen ausgesetzt war, traten alle ihre Symptome erheblich verstärkt auf. Ihre langwierigen Erkältungen, stets verstopfte Nase und gelegentlich auftretende Asthmaanfälle, schrieb man einem unbekannten Virus zu. Jedesmal wenn sie Kirschen und bestimmte andere Obstsorten versuchte, wurde sie krank. Da sie Tonwaren gerne mochte, schrieb sie sich für einen Töpferkurs ein. Der fand in einem schlecht belüfteten großen Raum statt, in dem auch ein Brennofen mit Gasfeuerung stand. Es roch penetrant nach den beim Malen, Siebdrucken und in der Grafik verwendeten Farben. Die Gerüche, denen sie ausgesetzt war, führten zu Asthmaanfällen, die nach zwei Wochen aufhörten. Ende der vierziger Jahre begann sie, immer wieder an „Influenza", Kopfschmerzen, Übelkeit und Erbrechen zu leiden. Sie merkte, daß sie sich besser fühlte, wenn sie überhaupt nichts aß und sich so viel wie möglich im Freien aufhielt. Sie verlor 25 Pfund in einem einzigen Monat und wog eines Tages nur noch 85 Pfund.

Mehrere Ärzte verordneten ein Medikament nach dem anderen, aber jedes neue bekam ihr offensichtlich noch schlechter als das vorherige. Auf ihrer Frisierkommode sah es allmählich so aus wie auf dem Laden-

tisch eines Apothekers. Sie hatte sich angewöhnt, sich die Haare an ihrem warmen Gasofen zu trocknen und war ihr Asthma für eine Weile los, bekam dafür aber unvermeidlich heftige Kopfschmerzen, Erschöpfungs- und Depressionszustände und verlor manchmal sogar das Bewußtsein. Unmittelbar vor Eintritt derartig akuter Schübe färbten sich ihre Wangen gewöhnlich feuerrot, sie taumelte durch das Zimmer und krachte gegen den Schrank. Danach lebte sie in Arizona, wohin sie auf Anraten ihrer Ärzte gezogen war. Am Anfang fühlte sie sich dort viel besser, so lange sie sich im Freien aufhielt. An regnerischen Tagen ging es ihr allerdings weniger gut; das führte man darauf zurück, daß sie zu wenig der Sonne Arizonas ausgesetzt sei. Kein Mensch kam auf die Idee, ihre Beschwerden könnten ausgelöst sein durch Faktoren in ihrem Haus. Mit Eintritt der kälteren Jahreszeit im Herbst wurde sie zunehmend asthmatisch, hyperaktiv und verwirrt; dazwischen traten Schübe von extremem Bewegungsdrang und Ohnmachten auf.
Wegen dieses sonderbaren Verhaltens hielten ihr Mann und ihr Arzt Frau Sanders für drogensüchtig und glaubten, Heroin oder ein ähnliches Narkotikum seien die Ursache für ihr Verhalten. Ihr Mann ging sogar so weit, handgreiflich zu werden und versuchte, aus seiner verängstigten Frau ihr „Geheimversteck" herauszuprügeln. Diese Interpretation wurde durch die Tatsache gestützt, daß sich ihr Zustand besserte, sobald sie im Krankenhaus war, und sich unmittelbar nach ihrer Heimkehr wieder verschlechterte. Schließlich dachten ihr Mann und ihr Arzt ernsthaft daran, sie in eine psychiatrische Anstalt einzuweisen.
Frau Sanders' Bruder war Arzt und hatte den Verdacht, daß ihre Krankheit irgendwie etwas mit einer Allergie zu tun haben könne. Unmittelbar bevor sie in eine Anstalt aufgenommen werden sollte, brachte er sie zur Behandlung zu mir. Nachdem sie am ersten Abend in Chicago ein Zimmer in einem Motel betreten hatten, zündete ihr Bruder den Gasherd an, um das Abendessen zu machen. Sie jammerte sofort über den Gasgeruch, ihr Gesicht rötete sich, sie verdrehte die Augen und konnte kaum noch sprechen. Bestürzt rief mich ihr Bruder an und berichtete, was mit seiner Schwester passiert sei. Ich vermutete, daß irgendeine Umweltbelastung im Spiel sei, und bat ihn, sie sofort von dort wegzubringen. Zum Glück nahmen Freunde sie in ihrer vollelektrischen Wohnung auf. Inzwischen war ihr Kopf in einer Schiefhalsreaktion (akuter Tortikollis) nach einer Seite verzogen, sie war konfus, desorientiert und

verfiel in halbbewußtlosen Stupor. Unterbrochen wurde dieser Zustand durch Perioden von unkontrollierbarem Muskelzucken und so heftigem Schlagen mit den Gliedern, daß sie festgebunden werden mußte. Während der nächsten sechs Stunden blieb sie bewußtlos mit in Schüben verlaufenden Anfällen. Bei einem ähnlichen Anfall, einige Monate später, der ebenfalls erfolgt war, nachdem sie wiederum zufällig Gas ausgesetzt war, konsultierte sie einen Neurologen, der ihren Zustand mit folgenden Worten diagnostizierte: „Befund kataleptischer Anfall. Es besteht dringend Verdacht auf Hysterie".

Ausgedehnte Versuche ergaben, daß Ellen Sanders ebenso wie Nora Barnes höchst empfindlich auf chemische Umweltbelastungen reagierte. Insbesondere war sie hochgradig empfindlich gegen Haushaltsgas. Im Rückblick kann man viele ihrer früheren Beschwerden, seit damals, als sie als Kind die Teller hatte fallen lassen, bis zu ihren jüngsten Anfällen, auf Gasexpositionen zurückführen. Sie war jedoch auch höchst empfindlich gegen viele andere Umweltchemikalien, insbesondere gegen Pestizidspritzungen bei Lebensmitteln, von Flugzeugen gesprühte Insektizide zur Moskitobekämpfung, gegen Autoabgase und vieles andere. Fast so unangenehm wie die Wirkungen von Haushaltsgas war es für sie, Pestiziden ausgesetzt zu sein. Ein halber, im Supermarkt gekaufter, gespritzter Pfirsich genügte, sie „betrunken" und anschließend bewußtlos zu machen. Wenn sie sich jedoch daran hielt, nur Nahrungsmittel aus sogenanntem „biologischen" Anbau zu essen und sich vor Chemikalienbelastungen zu schützen, ging es ihr weiterhin gut. Gelegentlich hatte sie jedoch während der vergangenen 25 Jahre unbeabsichtigt akute Reaktionen der zuvor beschriebenen Art bei sich hervorgerufen. Einmal war sie zufällig Pestiziden ausgesetzt, als die Außenwände ihrer Wohnung zur Spinnenbekämpfung gespritzt wurden. Innerhalb weniger Minuten, nachdem diese Spritzmittel durch die Klimaanlage in ihre Wohnung eingedrungen waren, fiel sie wieder für kurze Zeit in Ohnmacht. Heftige Schmerzen im Brustkorb dauerten mehrere Wochen, ehe sie verschwanden. Bei einigen anderen Gelegenheiten war dies ebenfalls passiert, jedoch ergaben Elektrokardiogramme selbst bei Belastung keinerlei pathologische Befunde. Vor einiger Zeit lösten die Einwirkungen von Pestizideinsätzen aus der Luft und Autoabgase Herzrhythmusstörungen aus, die mehrere Stunden lang anhielten. Abgesehen von diesen gelegentlichen Belastungen ist ihr Allgemeinbefinden weiterhin gut, wenn sie sich an das ihr ärztlich verordnete Programm mit den darin vorgeschriebenen Beschränkungen hält.

Diese beiden Fälle erschlossen das Gebiet der Empfindlichkeit gegen Chemikalien. Es handelt sich dabei zwar um extreme, aber durchaus keine einmaligen Fälle. Ein steigender Prozentsatz meiner Patienten leidet mehr oder weniger an diesen Beschwerden der Empfindlichkeit gegen Chemikalien. Manche wissen selbst, daß sie synthetische Substanzen oder Verbrennungsprodukte nicht vertragen können. Andere fühlen sich krank, aber wissen noch nicht, warum.

Dieses Problem zu erkennen, bedeutet nicht, dem Fortschritt ablehnend gegenüber zu stehen. Wir müssen jedoch unterscheiden zwischen dem, was bloß neu, und dem, was wirklich progressiv ist. Seit der Mitte des neunzehnten Jahrhunderts hat die Chemie das moderne Leben revolutioniert. Allein die Vereinigten Staaten produzieren mehr als 500 Milliarden Pfund Chemikalien pro Jahr. Gegenwärtig sind etwa vier Millionen Chemikalien im Computerregister des Chemical Abstract Service aufgeführt. Ungefähr 33 000 davon sind in den Vereinigten Staaten allgemein gebräuchlich [2], und viele von diesen finden letzten Endes ihren Weg in unseren Körper. Wie sieht es mit den Auswirkungen dieser Chemikalien auf die Gesundheit jedes einzelnen aus oder, was noch wichtiger ist, auf die Gesundheit von uns allen über eine lange Zeit? Trotz dem „Toxic Substances Control Act“ von 1976 sind nur ganz wenige dieser Chemikalien ausreichend getestet worden, ehe man sie in den Handel brachte.

In den vergangenen dreißig Jahren hat sich ausgiebiges Beweismaterial dafür angehäuft, daß Umweltchemikalien ernste Gesundheitsbeschwerden bei den Arbeitern der Herstellerfirmen und bei den Verbrauchern verursachen können. Es laufen viele Nora Barnes und Ellen Sanders herum oder schleppen sich von einer Arztpraxis zur nächsten. Wie dies auch bei Nahrungsmitteln der Fall ist, wird eine konstruktive Kritik an der chemischen Industrie manchmal als Bedrohung des Profits angesehen, und unvernünftigerweise wird dagegen vorgegangen. Gegenwärtig geben die Chemieunternehmen viele Millionen Dollar aus, um die Öffentlichkeit davon zu überzeugen, daß ihre Produkte ungefährlich und unentbehrlich sind. Dieses Geld sollte man besser verwenden für die Erforschung der Schäden, die durch unkontrollierte Chemikalien-Kontamination entstehen, und für bessere Methoden, sie unter Kontrolle zu halten.

Formaldehyd

Wie bei anderen Chemikalien-Expositionen führt das Einatmen von Formaldehyd ebenfalls zu ernsten allergischen Symptomen bei empfindlichen Menschen. Man weiß längst, daß Formaldehyd eindeutig toxisch (giftig) ist. Dr. David L. Morris in La Crosse, Wisconsin, ist es zu danken, daß die Aufmerksamkeit der Kliniker auf dieses Problem gelenkt wurde.

Nach Dr. Morris wird Formaldehyd aus Petroleumprodukten mit niedrigem Molekulargewicht hergestellt und gewöhnlich als Formalin verkauft. Formalin wird in großem Umfang als Desinfektionsmittel in der Industrie verwendet und dient zur Herstellung von Harnstoff-Formaldehyd-Kunstharzen und anderen Kunststoffen. Gerüche nach Formaldehyd findet man in Stoff- und Bekleidungsgeschäften. Formaldehydharze werden bei der Herstellung von Sperrholz, Holzverkleidungen und Preßspan verwendet sowie bei der Herstellung von dauerappretierten und bügelfreien Stoffen. In den letzten Jahren wurden Formaldehydpräparate in großem Ausmaß zur Fertigung von Latexfarben, Wohnwagen und vor allem für Hausisoliermaterialien verwendet.

Wenn ein Mensch Formaldehyd ausgesetzt ist, kann dies zu den bekannten Symptomen der Inhalat- und Kontaktallergie führen. Darunter fallen Symptome der Lunge, Haut und des Magen-Darm-Traktes. Zu den Reaktionen im fortgeschritteneren Stadium gehören Müdigkeit, Kopfschmerzen, Beschwerden und Schmerzen der Muskeln und Gelenke sowie Störungen der Gehirnfunktionen.

4. Die Chemikalien in unserer Nahrung

Bisher war von Nahrungsmittelallergie und Chemikalienempfindlichkeit als den beiden Hauptfaktoren umweltbedingter Krankheiten die Rede. Diese Feststellung ist sachlich richtig. In der Realität allerdings treten diese Faktoren nicht isoliert auf, sondern sind in der Leidensgeschichte jedes chronisch kranken Individiums aufs engste miteinander verwebt. Die beiden Elemente greifen besonders augenfällig ineinander bei der Kontamination unserer Nahrung durch chemische Substanzen.

Es ist kein Geheimnis, daß unsere Nahrungsmittel inzwischen mit den verschiedensten synthetischen Chemikalien behandelt werden. Einige davon werden absichtlich zugesetzt, um den Nahrungsmitteln Farbe und Aroma zu verleihen oder sie länger haltbar zu machen. Diese Substanzen werden *Additive* (Zusatzstoffe) genannt. Darüber hinaus gelangen zahlreiche Chemikalien unbeabsichtigt in die menschliche Nahrungskette, sei es als Rückstände von Pestiziden und chemisch-synthetischen Mineraldüngern, oder in Form von Umweltschadstoffen. Diese Gruppe von Substanzen bezeichnet man als *Kontaminantien* (Verunreinigungen).

Die beiden Stoffgruppen (Zusatzstoffe und Verunreinigungen) sind in ihrer Gesamtwirkung eine Hauptursache der Chemikalienempfindlichkeit in den meisten westlichen Ländern geworden, da ja alle Menschen sich ernähren müssen und der Großteil der Nahrungsmittel inzwischen von den gigantischen Mischkonzernen des Agri-Business stammt. Diese Riesenkonzerne sind vor allem bestrebt, ihren Profit zu maximieren und nehmen dabei negative Auswirkungen auf die Gesundheit der Bevölkerung in Kauf. Darüber hinaus sind diese Unternehmen oft eng mit Chemiefirmen verbunden und propagieren deshalb die Verwendung chemisch-synthetischer Mineraldünger und Pestizide [1].

All jene, die umweltbedingte Krankheit vermeiden wollen, sollten daher die Quellen der Nahrungsmittelkontamination kennen. Diese Chemikalien können entweder chronische Krankheiten aller Art verursachen oder deren Heilung verhindern. Man kann diese Substanzen jedoch nachweisen und meiden, mittels Methoden, die in diesem Buch später erläutert werden.

Ich habe bereits beschrieben, wie die Wirkung chemischer Pestizide im Falle des William Petersen entdeckt wurde. Er war es, der herausfand, daß er ungespritzte Äpfel aus einem herrenlosen Obstgarten essen konnte, während im Handel erhältliche Äpfel bei ihm Kopfweh verursachten. Die an diesem Beispiel aufgedeckten Wirkungsprinzipien bestätigten sich bald bei vielen anderen Patienten mit Nahrungsmittelallergien.

Man konnte nachweisen, daß in einigen Fällen die Patienten in Wirklichkeit nur auf chemische Schadstoffe reagierten. Gewöhnlich haben jedoch Patienten mit Chemikalienempfindlichkeit gleichzeitig eine Nahrungsmittelallergie und umgekehrt. Einige Patienten schienen auf handelsübliche Nahrungsmittel im Winter zu reagieren, während in den wärmeren Monaten weitaus schwächere Reaktionen zu beobachten waren. Der Grund hierfür lag darin, daß sie sich in der kalten Jahreszeit viel öfter in ihren Häusern aufhielten und den kumulativen Wirkungen der Luftverunreinigung in Innenräumen ausgesetzt waren (Kap. 6). Das *Zusammenwirken* von Nahrungsmittelallergien, kontaminierten Nahrungsmitteln und solchen im Haus vorkommenden Schadstoffen verschlimmerte ihre Symptome sehr und machte ihnen die Wintermonate zur Qual. Nicht selten waren ihre Winterkrankheiten, verursacht durch die Einflüsse ihrer Umwelt, als Erkältungen oder Grippen maskiert. In anderen Fällen hatten die Patienten tatsächlich richtige Infekte, diese aber wurden durch die Allergie verschlimmert.

Die Aufzählung der verschiedensten Beschwerden läßt sich beliebig fortsetzen, da umweltbedingte Krankheit vor allen Dingen ein *individuelles* Problem darstellt. Es gibt weder die allen Leiden zugrundeliegende *eine* Ursache, noch gibt es dafür das alleinige Heilmittel. Die Erkrankung ist in der Regel das Ergebnis einer Wechselwirkung zwischen einem Individuum mit seiner ihm eigenen, höchst persönlichen körperlichen Konstitution, und seiner Umwelt. Einige der Umwelteinflüsse stechen jedoch hervor durch ihre besonders unangenehmen Wirkungen, die sie bei den meisten Patienten hervorrufen. Bei der Gruppe der Nahrungsmittelzusatzstoffe und Verunreinigungen zählen die Rückstände aus Pestizidanwendungen zu den bedenklichsten. Sie sind in fast allen Lebensmitteln zu finden, von denen sich der durchschnittliche Verbraucher ernährt.

Rückstände aus der Pestizidanwendung

Um das Problem der Pestizidrückstände und ihrer Auswirkungen auf die Gesundheit eingehender zu untersuchen, bat ich drei meiner Patienten, an einem Experiment teilzunehmen. Jeder von ihnen war, wie vorher festgestellt wurde, gegen eine Vielzahl chemischer Substanzen empfindlich. Ich bat sie in meine Praxis zu einer Testmahlzeit, bestehend aus Pfirsichen aus dem örtlichen Handel. Nach Verzehr dieser handelsüblichen Pfirsiche bekam ein Patient einen Hautausschlag, begleitet von Juckreiz, Brennen und Stechen und der Bildung von roten Quaddeln (Urtikaria = Nesselsucht). Ein anderer Patient reagierte mit einem schlimmen Asthmaanfall. Beim dritten traten Kopfschmerzen auf. Um den Test zu vervollständigen, wurden wildwachsende Pfirsiche, die den andern äußerlich ähnlich waren, aus einem herrenlosen Obstgarten besorgt, der die Segnungen der Pestizid-Sprühkanone nicht erfahren hatte.

Einige Zeit später bekamen die drei Patienten einige dieser Pfirsiche verabreicht, ohne zuvor darüber informiert worden zu sein, daß es sich um ungespritztes Obst handelte. Nach Einnahme dieser Proben waren keinerlei Reaktionen zu beobachten. Alle drei Patienten vertrugen die Früchte ausgezeichnet. Ein Jahr später unterzog ich weitere 15 Patienten zur selben Jahreszeit einem weitaus differenzierteren Experiment, das bereits im vorherigen Kapitel kurz erwähnt worden ist. Ich besorgte vier Pfirsichproben, alle von der gleichen Sorte, aber jede ganz unterschiedlich behandelt. Die erste Probe wurde aus einem herrenlosen Obstgarten entnommen, in welchem in den drei vorhergehenden Jahren keine Pestizide bzw. Herbizide angewandt oder Mineraldünger ausgebracht worden waren. Die zweite Probe stammte vom selben Grundstück, wurde aber manuell mit Schwefel als Maßnahme zur Pilzbekämpfung bestäubt. Die dritte Probenahme wurde auf einer Parzelle der Universität von Illinois durchgeführt, auf welcher die laut Spritzplan empfohlenen Dosen an DDT und Dieldrin versprüht worden waren. Die vierte Pfirsichprobe wurde am gleichen Ort entnommen und war mit den Pestiziden Parathion und Dieldrin behandelt worden.
Vor Testbeginn mieden die Patienten mehrere Tage lang sowohl Pfirsiche als auch Chemikalien, gegen die sie bekanntermaßen allergische Reaktionen zeigten. Die Patienten versammelten sich in meiner Praxis und bekamen die verschiedenen Pfirsiche zu essen, ohne zu wissen, aus welcher Probe sie stammten. Drei der fünfzehn Patienten erkrankten, als sie reine, schadstofffreie Pfirsiche aßen. Sie waren zweifelsohne gegen Pfirsiche an sich allergisch. Ein größerer Teil der restlichen Patienten zeigte sowohl bei den mit Schwefel als auch bei den mit Pestiziden behandelten Pfirsichen Reaktionen. Einige von ihnen wurden tatsächlich so krank, daß sie es ablehnten, weiterhin am Test teilzunehmen. Sie bewiesen damit zwar ihren gesunden Menschenverstand, aber die Vollständigkeit des Experiments litt darunter. Dennoch stellte sich heraus, daß mehrere Patienten, die auf die Pfirsiche aus biologischem Anbau keine Reaktion zeigten, nach Verzehr der pestizidbehandelten Pfirsiche erkrankten, wobei das Behandlungsmittel keine Rolle spielte. Es gab ohne Zweifel Patienten, die durch winzig kleine Mengen von Insektenbekämpfungsmitteln krank wurden, wobei diese Mengen in Größenordnungen lagen, wie sie in der alltäglichen Kost von Millionen von Menschen zu finden sind.

Eine positive Konsequenz dieser Entdeckung war es, daß Patienten, die schon lange Obst aus ihrem Speiseplan gestrichen hatten, weil sie glaubten, davon krank zu werden, nun wieder Früchte essen konnten, wenn es sich um schadstofffreies Obst aus biologischem Anbau handelte.
„Multiple Früchte-Allergie" stellte sich durchaus nicht als eine seltene Ausnahme heraus. Eine Untersuchung der Praktiken des Pestizideinsatzes brachte einige grundlegende Ursachen ans Licht. Pfirsiche, Äpfel und Kirschen waren die am häufigsten wie am stärksten kontaminierten Früchte. Obwohl die Gesamtzahl der Pestizidanwendungen je nach Wetterlage und anderen Bedingungen variierte, erhielten Pfirsiche, Äpfel und Kirschen oft zwischen zehn und fünfzehn Spritzungen pro Saison. Die empfohlenen Spritzungen begannen mit der Blüte und endeten erst wenige Wochen vor der Ernte. Man braucht kaum betonen, daß die so behandelten Früchte gründlich mit Spritzbrühe durchtränkt waren.
Diese Obstarten sind aber kaum ein Sonderfall. Es stellte sich heraus, daß die Mehrzahl der kommerziell erzeugten Obstarten in den USA ausgiebig mit Pestiziden gespritzt wird. Einige davon werden mit vielen verschiedenen Wirkstoffen behandelt, und es wurde zu einer fast unlösbaren Aufgabe, herauszufinden, welche Substanz bei einem Patienten welches Symptom verursachte. Dieses Problem hat von Jahr zu Jahr an Bedeutung zugenommen.
Wenn erst einmal eine Frucht mit einer Mischung aus einem Pestizid und Kerosin (oder einem anderen chemischen Lösungsmittel) besprüht wurde, so gibt es keine Möglichkeit, die Rückstände der Spritzung wieder zu entfernen. Luft durchdringt die Haut einer Frucht mühelos, und auf demselben Weg gelangen auch die Bestandteile der Spritzbrühe in das Fruchtfleisch, um dort schließlich eingelagert zu werden. Weder durch Abwaschen, Abreiben, Schälen, Kochen noch durch irgendeinen anderen Reinigungsversuch können die Rückstände wieder herausgelöst werden. Den experimentellen Beweis für diese Behauptung liefert der gegen chemische Substanzen empfindliche, allergische Patient, der von handelsüblichem, gespritztem Obst krank wird, ganz gleich wie er es wäscht oder abreibt.
Einige Patienten, die gegen Chemikalien nicht hochgradig allergisch sind, können unter Umständen gekochtes Obst vertragen, jedoch kein rohes, frisches Obst aus derselben Probe. Der Grund hierfür liegt

anscheinend darin, daß beim Kochen einige der Pestizide mit dem Dampf entweichen. Einige meiner Patienten sind tatsächlich bereits krank geworden, als sie über einem Kochtopf mit handelsüblichem Obst die aufsteigenden Dämpfe einatmeten, in denen sich ein Teil der in die Atmosphäre entweichenden Pestizide befindet. Demgegenüber hat Kochen von biologisch angebautem Obst keine solchen Wirkungen auf diese Patienten.

Es muß betont werden, daß hochempfindliche Personen, die sich von „Normalkost" ernähren, kaum je daran denken, daß die kleine Menge Obst, die sie täglich essen, ihnen irgendwelche Schwierigkeiten machen könnte. Der Grund hierfür liegt darin, daß eine geringe tägliche Dosis eines Pestizids ihre Krankheitssymptome lediglich verstärken und perpetuieren kann. Alles was der Patient weiß, ist, daß er gestern in schlechter Verfassung war und sich heute ebenso miserabel fühlt. Er bringt natürlicherweise seine Kopfschmerzen, sein Asthma oder seine Erschöpfungszustände nicht in Verbindung mit etwas so Unschuldigem, wie dem vermeintlich gesundheitsfördernden Obst und Gemüse. Nur wenn er seiner Vorliebe für Obst im Übermaß frönt und außergewöhnlich große Mengen dieser Produkte (und der darin enthaltenen Pestizide) zu sich nimmt, durchbricht er die Ebene der chronischen Erkrankung und entwickelt eine deutlich erkennbare Reaktion.

Multiple Gemüse-Allergie

Menschen, die auf Chemikalien empfindlich oder allergisch reagieren, sind oft nicht in der Lage, Kohl, Brokkoli, Blumenkohl, Sellerie, Kopfsalat, Spinat, Mangold oder bestimmte andere Blattgemüse zu essen. In vielen Fällen glauben die Betroffenen, daß sie solche Gemüse „einfach nicht vertragen können". Dies mag richtig sein — d. h. es ist *möglich*, daß sie an Allergien gegen eines oder mehrere dieser Lebensmittel leiden.

Einige Patienten reagieren jedoch empfindlich auf Gemüse, das mit Pestiziden behandelt wurde, während sie bei den gleichen Gemüsesorten, die aber unbehandelt blieben, keinerlei Reaktionen zeigen. Die Hauptverursacher von Überempfindlichkeitsreaktionen scheinen die verschiedenen Arten der Familie der Kohlgewächse zu sein (dazu gehören Kohl, Brokkoli und Blumenkohl). Sie gehören zu den am stärksten kontaminierten Gemüsesorten. Ein Anhaltspunkt hierfür kann die Tat-

sache sein, daß bis ungefähr zum Jahre 1950 alle Köche angehalten wurden, unbedingt auf Kohlraupen im Brokkoli zu achten. Seit dieser Zeit hat jedoch in meinem Bekanntenkreis niemand mehr eines dieser Insekten auf handelsüblichem Brokkoli entdecken können. Das bedeutet zwar einen Fortschritt für Köche — aber um welchen Preis?
Eine andere übliche Praktik, die der Kontaminierung von Nahrungsmitteln Vorschub geleistet hat, ist die wahllose Behandlung von Obst- und Gemüse-Auslagetischen in Geschäften und Supermärkten mit Pestiziden, um Käfer, Schimmelpilze und insbesondere Fliegen zu bekämpfen, die einen unhygienischen Eindruck machen könnten. Das fast vollständige Ausbleiben von Fruchtfliegen selbst in den Sommermonaten ist ein Indiz für die Effektivität der eingesetzten Gifte. Bei empfindlichen Personen kann es vorkommen, daß sie beginnen zu husten und zu keuchen, oder daß andere Anzeichen allergischer Reaktionen zu beobachten sind, sobald sie die Obst- und Gemüseabteilungen von Geschäften betreten. Oftmals kann man dabei natürlich nicht unterscheiden, von welchen der vielen anderen in einem Supermarkt vorhandenen Chemikalien diese Reaktionen ausgelöst werden.

Chemische Kontamination von Fleisch

Fleisch kann ebenfalls mit Pestiziden kontaminiert sein; insbesondere sind die Fettanteile von Lamm- und Rindfleisch sowie einige Geflügelfleischsorten besonders betroffen. Die hierfür hauptsächlich verantwortlichen Substanzen scheinen die chlorierten Kohlenwasserstoffe zu sein, die ihren Weg in die Körper der Tiere über Futtermittel finden, die mit Pestizidrückständen belastet sind. In vielen Mastbetrieben werden darüber hinaus sogar die Tiere selbst routinemäßig besprüht, um Fliegen und andere Insekten zu bekämpfen *).
In den meisten Fällen können Reaktionen auf Fleisch durch restloses Entfernen des Fettes vor der Zubereitung stark abgeschwächt werden. Dennoch zeigen Personen, die hochempfindlich gegen Chemikalien sind, immer noch negative Reaktionen auf Rind- und Lammfleisch, dessen Fettanteile weitgehend entfernt worden sind. Bei den gleichen Personen bleiben demgegenüber im allgemeinen Reaktionen auf schadstofffreies Fleisch aus.

---

*) Dies gilt für die USA, wo hauptsächlich Rind- und Lammfleisch und Geflügel für den Massenkonsum produziert wird, aber relativ wenig Schweinefleisch. Bei uns ist gerade letzteres stark mit Agrochemikalien belastet, Lamm dagegen vergleichsweise gering (Anm. d. Herausg.).

Kontamination durch desinfizierende Lebensmittelbegasung

Die US-Gesetze schreiben vor, daß Datteln und viele andere Trockenfrüchte mit der Chemikalie Methylbromid zwecks Desinfektion begast werden, bevor sie über die Staatsgrenzen hinweg verfrachtet werden. Deshalb enthalten alle in den USA verzehrten Datteln zwar geringe, aber oft Beschwerden verursachende Rückstandsmengen dieser chemischen Substanz.

Viele Leute finden, daß Datteln und Feigen leichte Abführmittel sind, und essen sie sogar aus diesem Grund. Nach meiner Erfahrung ist es nicht in erster Linie die Frucht, die diese abführende Wirkung auslöst, sondern die darin enthaltenen chemischen Schadstoffe. Unbehandelte Feigen oder Datteln können normalerweise ganz ohne Bedenken, selbst in Mengen von einem oder zwei Pfund, gegessen werden, ohne jede abführende Wirkung. Eine Ausnahme von dieser Regel wären jene Leute, die gegen Datteln und Feigen an sich empfindlich oder allergisch sind und mit Magenverstimmung reagieren.

Das gleiche kann bei Nüssen, Trockenerbsen, Bohnen und Linsen beobachtet werden, die alle gründlich begast werden. Viele Leute glauben, daß sie diese Nahrungsmittel ganz einfach nicht vertragen; sobald sie es jedoch mit biologisch angebauten Sorten derselben Nahrungsmittel oder mit Nüssen in der Schale versuchen, bleiben unangenehme Reaktionen aus.

Gesundheitsbewußte Verbraucher versuchen oft, sich dadurch zu schützen, daß sie ungeschwefelte Trockenfrüchte kaufen. Solche Aprikosen, Birnen, Pfirsiche etc. können in der Tat frei von Schwefel sein, im allgemeinen sind sie aber nicht frei von Schadstoffen. Der Großteil der als „Gesundheitskost" (health food) apostrophierten Trockenfrüchte wurde bei seiner Erzeugung gespritzt und später begast und verursacht chemikalienempfindlichen Patienten oft dieselben Schwierigkeiten, wie das Dörrobst aus konventionellem Anbau.

In den frühen sechziger Jahren führte ich unter meinen Patienten einen Test durch, der über die möglichen Auswirkungen der chemischen Verunreinigung von Weizen und Mais Aufschluß geben sollte — den beiden Nahrungsmitteln, die am häufigsten eine Allergie auslösen. Weizen und Mais wurden über einen Zeitraum von fünf Tagen vor Beginn der Testmahlzeiten gemieden. Den Patienten wurden dann diese Nahrungsmittel, wie sie im Handel erhältlich waren, verabreicht und die daraufhin

sich einstellenden Reaktionen mit jenen verglichen, die sich nach Verzehr von Getreide ergaben, das von einer Farm stammte, auf der seit 30 Jahren weder handelsüblicher Mineraldünger noch Pestizide zum Einsatz kamen. Obwohl die Allergiehäufigkeit bei Weizen und Mais annähernd gleich ist, reagierten mehr Probanden auf handelsübliche Maisprodukte, als auf die entsprechenden Weizenerzeugnisse. Diesen Unterschied könnte man darauf zurückführen, daß Mais oft mehrere Tage lang mit Schwefeldioxid bzw. schwefliger Säure durchtränkt wird, um die verschiedenen Schichten des Korns voneinander zu trennen. Die meisten industriellen Maisprodukte werden aus solchem kontaminierten Material hergestellt.
Mehlbleichmittel wirken sich ähnlich problematisch aus. Bei der Fülle anderer Chemikalien, die ins Weißbrot gelangen, ist es schwierig, zu bestimmen, welcher Anteil an der gesamten Schadwirkung dem Bleichmittel dabei zukommt.

Schwefel

Aus ganz ähnlichen Gründen ist es nicht leicht, die Wirkungen des Schwefels von den Effekten zu trennen, die andere Schadstoffe und Chemikalien in unserer Nahrung verursachen. Es steht aber fest, daß dem Schwefel als chemischem Schadstoff in unserer Nahrung große Bedeutung zukommt.
Schwefel ist in der Lage, akute psychische und körperliche Symptome hervorzurufen. In einem Nahrungsmittel-Test mit Pfirsichen zeigte eine Frau auf schadstofffreie Pfirsiche keine Reaktionen. Als sie jedoch Pfirsiche aß, die mit Schwefel bestäubt worden waren, begann sie, über Nervosität und Spannungszustände zu klagen. Es setzte ein heftiger Schweißausbruch ein, der bereits im nächsten Moment in Kältegefühl umschlug. Nach einer halben Stunde berichtete sie über Übelkeit und Brechreiz und mußte sich fünf Minuten später übergeben. Vierzig Minuten nach Testbeginn war das Kältegefühl noch nicht verschwunden, ihre Haut fühlte sich feuchtkalt an, und sie war niedergeschlagen und blaß. Obwohl sich nichts mehr in ihrem Magen befand, wurde sie weiterhin von heftigen Magenkrämpfen geschüttelt. Für den Rest des Tages hatte sie anhaltende Schmerzen, war erschöpft und deprimiert.
Einige Patienten haben sich gefragt, warum sie keine Pommes frites in Restaurants essen konnten, zu Hause aber ohne Beschwerden dazu in

der Lage waren. Die Lösung des Rätsels liegt darin, daß fast alle Restaurants vorbehandelte Pommes frites kaufen, die in eine Schwefeldioxid-Lösung getaucht wurden, um das Braunwerden zu verhindern. Derselben Behandlung werden oft Kartoffelchips und sogar frisch zerlegte Äpfel und Pfirsiche in Restaurants unterzogen.
Noch überraschender ist es, daß einige Frischerzeugnisse, insbesondere Spargel, mit einer Schwefeldioxid-Lösung vorbehandelt werden, um ihnen ein „attraktiveres" Aussehen zu geben.
Der Verarbeitungsprozeß von Mais beginnt mit dem Einlegen des ganzen Korns in eine Schwefeldioxid-Lösung. Dieses Verfahren verhindert die Fermentation des Korns während der Verarbeitung, scheint hingegen aber auch alle industriell hergestellten Maisprodukte, wie Maisschrot, -stärke, -mehl, -sirup, -zucker und -öl mit Schwefel zu kontaminieren.

Synthetische Lebensmittelfarbstoffe

Synthetische Farbstoffe in Nahrungsmitteln haben in den letzten Jahren große Aufmerksamkeit erregt. Einige von ihnen wurden von der US-Gesundheitsbehörde (Food and Drug Administration) aus dem Verkehr gezogen. Erst kürzlich wurde der „Red Dye No. 2" (Roter Farbstoff Nr. 2) zurückgezogen, nachdem im Tierversuch seine krebserzeugende Wirkung nachgewiesen wurde [2].
Lange vor dieser Zeit, bereits in den späten vierziger Jahren, warnten Klinische Ökologen davor, daß synthetische Farbstoffe in Medikamenten eine der Hauptursachen von Beschwerden bei Kindern und Erwachsenen seien [3].
Um für diese Behauptung den Beweis zu erbringen, bat ich einmal drei Patienten mit einer Chemikalienallergie, an einem Experiment teilzunehmen. Ihnen wurden die Augen verbunden und je ein Glas Quellwasser zu trinken gegeben. In jedes Glas wurde die gleiche Menge an „Red Dye No. 2" gegeben, wie man sie in einer großen Portion eines wohlbekannten Gelatine-Desserts finden kann. (Dieses Experiment wurde vor Bekanntwerden der kanzerogenen Wirkung des Farbstoffs durchgeführt.) Zwei der drei Testpersonen zeigten heftigste Reaktionen auf dieses mit Farbstoff versetzte Wasser, obwohl sie auf reines Quellwasser nicht empfindlich reagierten.

Die Praktik des Färbens frischer Nahrungsmittel kann ebenso problematisch sein. So werden insbesondere Orangen häufig gefärbt, weil man annimmt, daß der Konsument Orangen in ihrer natürlichen Färbung, welche ab und zu mit grünen Flecken durchsetzt ist, nicht kaufen wird. Es ist schwierig, eine Reaktion auf den hierbei verwendeten Farbstoff aufzudecken, da frisch gepflückte Orangen meist in Kisten verpackt werden, die reichlich mit Fungiziden behandelt worden sind. Es läßt sich deshalb schwer bestimmen, ob eine Reaktion von dem Farbstoff oder dem Fungizid ausgelöst wird.

Nahrungsmittel, denen im allgemeinen synthetische Farbstoffe zugesetzt werden:

Creme de menthe (Pfefferminzlikör)
Maraschinokirschen
Jello und andere gefärbte Gelatine-Desserts
Pfefferminzsauce
Gefärbte Eiscreme — sofern keine anderen Angaben auf dem Etikett
Gefärbtes Sorbet
Gefärbtes Konfekt
Zuckergüsse und Füllungen von Torten und Keksen
Würstchen *)
Bologneser Wurst *)
Käse *)
Butter
Margarine
Orangen *)
Süßkartoffeln
Weiße Kartoffeln *)
„Root beer“ [a]
Limonade
Cola- und bestimmte andere alkoholfreie Getränke

*) bei uns normalerweise nicht mit synthetischen (aus Erdöl bzw. Steinkohlenteer hergestellten) Farbstoffen gefärbt. D. Übers.

a) Bierähnliches Getränk, aus den Wurzeln verschiedener Kräuter hergestellt; Anm. d. Übers.

Süßkartoffeln werden ebenso häufig gefärbt, können aber normalerweise gegessen werden, falls sie sorgfältig geschält werden. Als praktischer Hinweis sei erwähnt, daß man im allgemeinen bei einer gefärbten Süßkartoffel an den abgebrochenen Knollenenden die Farbe erkennen kann. In den letzten Jahren sind die Nahrungsmittel-Großhändler zunehmend dazu übergegangen, weiße Kartoffeln rot zu färben. Nachfolgend werden noch andere handelsübliche Nahrungsmittel aufgelistet, die Farbstoffe enthalten.

Fallstudie: Epileptische Anfälle

Jim Garry war ein typischer amerikanischer Teenager: ein durchschnittlicher Schüler, der sich für Sport begeisterte und für Mädchen zu interessieren begann. Seine Ernährungsweise ließ jedoch viel zu wünschen übrig. Er lebte hauptsächlich von Näschereien und trank täglich literweise ein künstlich aromatisiertes und gefärbtes Traubensaftgetränk. Im Laufe eines Jahres begannen seine Kräfte nachzulassen, und er zeigte immer weniger Interesse an seinen Schularbeiten und seinen Freunden und Freundinnen. Dann traten eines Tages die Anfälle auf. Seine besorgten Eltern brachten ihn zu einem Neurologen. Der Arzt vermutete Epilepsie, aber das Elektroenzephalogramm (EEG) war normal. Als die Anfälle nicht aufhörten, wurde ihm empfohlen, einen Psychiater aufzusuchen. Seine Eltern vermuteten jedoch, daß eine Allergie die Ursache allen Übels sei, und brachten Jim in meine Praxis.

Eine Woche lang mied Jim alle Limonaden, Zucker und insbesondere alle Produkte aus Weintrauben. Als wir nach und nach in seinen Speiseplan chemisch unbehandelte Weintrauben, handelsüblichen Traubensaft und verschiedene Sorten Zucker wieder einführten, blieb jegliche Reaktion aus. Er fühlte sich tatsächlich so wohl wie seit langem nicht mehr. Dann wurde ihm ein großes Glas dieses „junk food“[b) — Getränks gegeben, nach dem er süchtig war. Innerhalb weniger Minuten fiel er zu Boden, sein Körper versteifte sich, und es sah ganz so aus, als ob es sich um einen typischen epileptischen Anfall handelte.

---

b) Slang-Ausdruck für minderwertige, vitalstoffarme Nahrung; im Magazin „Der Spiegel“ 18/1980 als „Müll-Mahlzeiten“ bezeichnet; „Schundnahrung“ wäre eine entsprechende Übersetzung; Anm. d. Übers.

Als er sich einige Minuten später wieder erholt hatte, besprach ich mit ihm und seiner Mutter die Ursachen dieser Anfälle und seiner Erschöpfungszustände. Ich erklärte ihnen, daß Chemikalien in der Umwelt und vor allem in der Nahrung diese Symptome auslösen können und daß Jimmy, falls er seine Gesundheit und alte Kraft wiedergewinnen wolle, *alle* chemisch behandelten Lebensmittel meiden müsse und sich auch anderen schwerwiegenden chemischen Einwirkungen nicht aussetzen dürfe. Solange er sich an diese Anweisungen hielt, war er seine Beschwerden los.

Begaste Lebensmittel

Kaum einer denkt je darüber nach, daß viele Lebensmittel, die wir verzehren, mit natürlichen oder synthetischen Gasen behandelt worden sind. Kleine, aber potentiell schädliche Rückstände dieser Gase können in den Lebensmitteln verbleiben und für empfindliche Menschen zum gesundheitlichen Problem werden.

Die meisten Bananen beispielsweise werden, unmittelbar bevor sie in den Handel kommen, durch Behandlung mit Äthylengas einer künstlichen Reifung unterzogen. Je mehr Zeit nach dieser Begasung vergeht, desto besser werden die Bananen von Personen vertragen, die auf Chemikalien überempfindlich reagieren. Hierin liegt offensichtlich auch der Grund dafür, daß chemikalienempfindliche Menschen einmal Bananen essen können, ein andermal wiederum nicht. Es gibt jedoch eine ziemlich sichere Methode, um begaste Bananen ausfindig zu machen. Die auf natürliche Weise gereiften Bananen haben schwarze Samenkerne und oft zahlreiche kleine Flecken auf ihrer Schale, im Gegensatz zu den begasten Früchten, die unausgereifte weiße Samen und auf ihrer Schale schwarze, große Flecken haben, die sich an den während des Transports und Verladens entstandenen Druckstellen gebildet haben.

Eine der am häufigsten auftretenden Nahrungsmittelallergien wird durch Kaffee ausgelöst. Viele Leute werden durch den ständigen und gewohnheitsmäßigen Genuß von Kaffee, unserem Nationalgetränk für „Erwachsene", chronisch krank. Als man jedoch Patienten mit vermuteter Kaffeeallergie in einem klinischen Test elektrisch gerösteten Kaffee zu trinken gab, zeigten einige unter ihnen überhaupt keine Reaktion. Sie reagierten nur auf Kaffee, der über einer Gasflamme geröstet wurde. Nahezu der gesamte im Handel erhältliche Kaffee ist jedoch gasgeröstet.

Welcher Anteil dieser Tatsache an der auffälligen Häufung von Kaffeeüberempfindlichkeit zukommt, ist noch nicht hinreichend untersucht worden.
Die Schwierigkeit, die allergenen Wirkungen von Chemikalien und Nahrungsmitteln auseinanderzuhalten, wird in der folgenden Episode veranschaulicht. Im Jahre 1950 habe ich als Mitautor einen Artikel für eine medizinische Fachzeitschrift über offensichtliche Überempfindlichkeit gegen Rohrzucker verfaßt [4].
Sechs Patienten wurde je ein Glas Quellwasser zu trinken gegeben, in welchem zwei gehäufte Teelöffel Rohrzucker aufgelöst waren. Bei jeder der Testpersonen löste das Getränk unangenehme Reaktionen aus, die von Schwindelgefühl bis hin zu plötzlicher und unüberwindbarer Müdigkeit reichten.
Wir veröffentlichten diese Untersuchungsergebnisse, in der festen Überzeugung, daß diese Patienten gegen Rohrzucker per se allergisch seien. Als ich jedoch mehr über die Auswirkungen von chemischen Schadstoffen in Nahrungsmitteln wußte, erkannte ich, daß diese Patienten auf etwas anderes reagiert haben könnten, als auf den Zucker selbst.
Ich besuchte daraufhin eine große Zuckerfabrik und beobachtete den Prozeß der Verarbeitung des Rohstoffs Zuckerrohr bis zum gebrauchsfertigen Endprodukt, den feinen, weißen Zuckerkristallen. Der Verdacht auf chemische Verunreinigung konzentrierte sich auf eine bestimmte Verarbeitungsstufe, nämlich den Reinigungs- und Filtrierprozeß, wobei der siruphaltige Rohrzucker durch einen Filter aus gerösteten Tierknochen („Knochenkohle“ genannt) geschickt wird. In regelmäßigen Abständen werden diese Filter gereinigt, getrocknet und dann über einer gasgespeisten Flamme bei einer Temperatur von 1000 °F (entspricht rund 538 °C, Anm. d. Übers.) reaktiviert. Es ist sehr wahrscheinlich, daß die Knochenkohle einige der Verbrennungsprodukte des Gases absorbiert. Der Zucker wiederum nimmt dann mikroskopisch kleine Partikel derselben auf, zu wenig, um diese schmecken oder mit bloßem Auge erkennen zu können, aber offenbar genug, um eine Reaktion bei chemikalienempfindlichen Patienten auszulösen.
Um diese Überlegungen zu überprüfen, wurden mehrere Patienten mit *anderen* Erscheinungsformen der Chemikalienempfindlichkeit, die anscheinend auch auf Rohrzucker allergisch reagierten, einem Test mit einer speziellen Rohrzucker-Probe unterzogen. Diese Probe wurde aus

einem Verarbeitungsprozeß entnommen, bei dem der Knochenkohle-Filter nicht durchlaufen wurde. Es handelte sich um einen „Blindversuch“, insofern als die Probanden nicht wußten, ob sie die spezielle Zuckerprobe oder normalen, handelsüblichen Zucker verabreicht bekamen. Mehrere von ihnen erkrankten an dem schadstofffreien Zucker; diese Patienten waren also tatsächlich gegen Rohrzucker an sich allergisch. Eine überraschend große Anzahl der Testpatienten, die glaubten, keinen Zucker essen zu können, waren jedoch zu ihrer großen Überraschung in der Lage, den ungefilterten Zucker beschwerdefrei zu verzehren. (Aus Zuckerrüben bzw. Mais hergestellter Zucker durchläuft einen ähnlichen Verarbeitungsprozeß.)

Behälter

Es werden heutzutage so viele Plastikmaterialien und andere Stoffe benutzt, um Nahrungsmittel zu verpacken, daß es schwierig ist, festzustellen, in welchem Ausmaß sie am Problem der Chemikalienallergien ursächlich beteiligt sind. Kein Zweifel besteht hingegen an der Tatsache, daß das Verpackungsmaterial in seiner kumulativen Wirkung eine bedeutende Kontaminationsquelle für Menschen mit einer Chemikalienallergie darstellt.

Beispielsweise werden einige Menschen dadurch krank, daß sie Nahrungsmittel verzehren, die in verschlossenen Tiefkühlbehältern aus Plastik gelagert sind. Einige wenige hochempfindliche Personen reagieren sogar auf Lebensmittel, die in offenen Glasbehältern in Kühlschränken lagern, die innen mit Plastik beschichtet sind. Die gleichen Personen können jedoch solche Nahrungsmittel gut vertragen, die sich in fest verschlossenen Glasbehältern befinden, solange keine Luft aus dem plastikbeschichteten Kühlschrank mit der Nahrung in Berührung kommt. Zum Glück besteht für derartig gelagerte Fälle die Möglichkeit, auf Kühlschränke mit umweltfreundlicher Emaille-Innenbeschichtung zurückzugreifen. Diese werden nach einer Unterbrechung von mehreren Jahren nun wieder produziert.

Als Faustregel kann man sich merken: je biegsamer und geruchsintensiver ein Plastikmaterial ist, desto stärker kann es Nahrungsmittel kontaminieren. Je länger außerdem Nahrungsmittel in solchen Behältern gelagert werden — und je flüssiger der Inhalt ist —, desto wahrscheinlicher ist es, daß schädliche Chemikalien in die Speisen einwandern.

Fallstudie: Allergie gegen Pilzbekämpfungsmittel

Ist Ihnen schon einmal in Obst- und Gemüseläden ein seltsamer, beißender Geruch aufgefallen? Dieser Geruch kann sehr wohl von den Kisten kommen, in denen Zitrusfrüchte transportiert werden und die mit Fungiziden imprägniert sind. Auf diese Weise kann man das Wachstum von Schimmelpilzen auf Verpackungsmaterial sehr gut verhindern, aber auch schwerwiegende Gesundheitsprobleme für diejenigen heraufbeschwören, die die Dämpfe einatmen. Eine Patientin, Doris Meredith, brachte unvorsichtigerweise eine größere Menge in Kisten verpackter Zitrusfrüchte mit nach Hause, die mit Fungiziden behandelt worden waren. Jedesmal, wenn sie den Teil ihres Hauses betrat, in welchem die Kisten standen, schien sie keine Luft mehr zu bekommen und fing unwillkürlich an zu keuchen.

Ihr Mann vermutete schließlich, daß Pestizidrückstände auf den Orangen die Ursache waren, wusch deshalb jede Frucht mit heißem Wasser und Seife und trocknete anschließend noch alle einzeln ab. Der Geruch war dadurch aber nicht verschwunden und löste weiterhin bei Frau Meredith akute respiratorische Symptome aus.

Einige Zeit später, als die beiden Eheleute in ein neues Haus umzogen, wurde sie schwer krank, mußte im Bett liegen bleiben und klagte über Asthma und Kopfschmerzen. Daraufhin erinnerte sich ihr Mann, daß ihr Asthma zum erstenmal auftrat, kurz nachdem die Obstkisten ins Haus gebracht wurden. Die Symptome von Frau Meredith klangen ab, sobald die Kisten aus dem Haus entfernt wurden, und traten erneut in Erscheinung, als die gleichen Kisten wieder zurückgebracht wurden (dieses Mal ohne ihr Wissen).

Diese Frau litt auch tagelang an Depressionen und zwar immer dann, wenn sie handelsübliche Orangen aß. Ihre Depressionen waren so schwer, daß sie in Erwägung zog, einen Psychiater aufzusuchen. Die Behandlungsmethoden der Klinischen Ökologie erwiesen sich jedoch als erfolgreicher bei der Suche nach den Ursachen für ihre Beschwerden, und dies waren eindeutig die Rückstände der Pilzbekämpfungsmittel. Auch weitere solche allergischen Reaktionen konnten damit verhütet werden. So stellte sie beispielsweise fest, daß sie biologische Orangen, d. h. Früchte, die weder mit Pestiziden behandelt, noch gefärbt oder in mit Fungiziden behandelten Kisten verpackt waren, ohne irgendwelche Beschwerden essen konnte.

Erst jetzt beginnen wir, die ganze volle Wirkungsbreite dieser Chemikalien zu verstehen. Wir wissen beispielsweise heute, daß bei Transportbehältern und Eisenbahnwaggons, die mit Pestiziden kontaminiert worden sind, diese Verunreinigungen über viele Jahre hinweg nicht abgebaut werden und dadurch nachfolgende Ladungen ebenfalls verseucht werden können.
Diese Art Verschmutzung „aus zweiter Hand“ kann die Erklärung dafür liefern, warum manche Menschen durch Weizen krank werden, der in Papier- oder Kartonbehältern über weite Strecken hinweg transportiert wurde, jedoch nicht durch den gleichen „biologischen“ Weizen, falls dieser in Metallcontainern verfrachtet worden ist. Einige der Pestizidrückstände in Eisenbahnwaggons oder Lastwagen dringen langsam in das Getreide ein, das mit durchlässigem Papier verpackt ist.
Obwohl ein Fall wie der von Frau Meredith ein extremes Beispiel darstellt, ergibt sich doch daraus, daß es für chemikalienempfindliche Patienten besser wäre, lokale Bezugsquellen zu haben, so daß die Nahrungsmittel vom Produzenten direkt zum Verbraucher gelangen, ohne dabei kontaminiert zu werden.
Eine häufiger vorkommende Schadstoffquelle im Zusammenhang mit Behältern stellt die allgegenwärtige Konservendose dar, die heutzutage meist aus Aluminium oder Stahl besteht. Manche Patienten reagieren auf Dosennahrung, während sie dieselben Lebensmittel roh und nicht konserviert gut vertragen können. Ich habe oft genug diese Beobachtung machen können, konnte aber vorerst noch keine Methode finden, wie man die Wirkungen der Pestizidrückstände und Chemikalien in den Lebensmitteln von denjenigen der Dose mit ihrer goldbraunen phenolhaltigen Innenlackierung unterscheiden kann. Phenolhaltige Verbindungen werden für die innere Beschichtung von Konservendosen verwendet, um zu verhindern, daß das Metall die Farbe des Lebensmittels ausbleicht. Ich konnte schließlich die oben beschriebene Unterscheidung treffen, als eine Verwandte aus dem Bundesstaat Washington mir einige Lachse, die sie und ihr Mann gefangen und in Glasbehälter eingedost hatten, sowie außerdem noch einige Tomaten schickte, die ebenfalls selbst gezogen und verpackt worden waren.
Als ich diese Nahrungsmittel ausgewählten Patienten zum Verzehr gab, zeigten sie darauf keine Reaktionen. Als dieselben Patienten später

Lachs und Tomaten aus handelsüblichen Konservendosen mit goldbrauner Innenbeschichtung zu essen bekamen, wurden sie alle krank.
Diese Patienten waren von da an in der Lage, ohne Beschwerden frischen, selbstkonservierten Lachs oder Tomaten zu verzehren. Nur wenn sie versuchen, die gleichen, aber in Dosen mit Phenolbeschichtung konservierten Nahrungsmittel zu essen, führt dies bei ihnen zu Beschwerden.

Zwar gehen nur winzige Mengen der Harze und anderer Chemikalien, die zur Beschichtung von Konservendosen verwendet werden, in das Nahrungsmittel über. Sind diese Mengen ausreichend, um eine Reaktion hervorzurufen? Ja, sicherlich! Man denke nur an den *geschmacklichen* Unterschied, der zwischen Lachs, Pfirsichen und anderen Nahrungsmitteln aus Konservendosen und den entsprechenden nicht in Dosen konservierten Produkten besteht. Der charakteristische „Dosengeschmack" dieser Lebensmittel kommt zum Teil von den Substanzen in der Beschichtung, die langsam in den Doseninhalt selbst eindringen. Wenn man dies schon schmecken kann, so kann auch eine Wirkung auf die Gesundheit nicht ausgeschlossen werden.

Patienten, die an Depressionen, Asthma, Kopfschmerzen und anderen Symptomen zu leiden hatten, wurden ihre chronischen Beschwerden los, indem sie Chemikalien aus dem Wege gingen und Dosennahrung von ihrem Speiseplan strichen.

Wachse

Viele Konsumenten sind sich der Tatsache nicht bewußt, daß bestimmte Obst- und Gemüsesorten mit einer Paraffinschicht in den Handel kommen. Die Wachsschicht ist auf Pastinaken und gelben Kohlrüben so dick, daß man sie mit dem Fingernagel abkratzen kann. Andere sogenannte Frischprodukte wie Gurken, Paprika und Äpfel werden oft mit einer dünnen Paraffinschicht besprüht, um Aussehen und Lagerfähigkeit zu verbessern. Es überrascht nicht, daß dieses aus Erdöl gewonnene Wachs bei empfindlichen Personen zu gesundheitlichen Störungen führen kann.

Manche Leute glauben, man könne solche Nahrungsmittel ohne Bedenken verzehren, indem man lediglich vorher das Wachs abschabt. Es bleiben jedoch Wachspartikel an den Schabstellen und Schnittflächen von wachsüberzogenem Obst und Gemüse kleben. Um dies festzustellen,

braucht man nur eine Pastinake oder ein anderes stark gewachstes Gemüse abschaben und es in kochendes Wasser eintauchen. Dabei steigen Wachströpfchen an die Wasseroberfläche, obwohl man glaubt, durch das Schaben das Wachs entfernt zu haben.
Bei handelsüblichen Gurken und Äpfeln läßt sich durch Schälen die Wachsschicht gründlicher entfernen. Diese Produkte können aber immer noch andere chemische Rückstände enthalten, die möglicherweise Beschwerden auslösen.

Antibiotika und Hormone

Seit Ende des zweiten Weltkrieges ist ein beunruhigendes Arsenal von synthetischen Hormonen, Tranquilizern (Beruhigungsmitteln) und Antibiotika in Gebrauch, um bestimmte erwünschte Produkteigenschaften bei Fleisch, Geflügel und Fisch zu erreichen.
Das zu diesem Zweck am häufigsten verwendete Hormon — das synthetische Östrogen DES (Diäthylstilböstrol) — wurde als Medikament schwangeren Frauen zur Verhinderung von Fehlgeburten verabreicht. Heute weiß man, daß dieses körperfremde Hormon bei den Kindern dieser Frauen Krebs erzeugt hat. Die Regierung der USA führt nun eine großangelegte Aufklärungskampagne durch, um diese Kinder (die sogenannten „DES-Babies“) davor zu warnen, daß sie möglicherweise die Opfer des damals eingegangenen Risikos sein könnten.
Über Jahre hinweg wurde dieses Hormon und andere verwandte Substanzen, wie Ralgro und Zeranol, in Hühner, Rinder und Schafe implantiert oder in anderer Weise verabreicht, um den Fleisch- und Fettansatz zu steigern und die Schlachtreife in kürzerer Zeit zu erreichen. Die betroffene Industrie hat argumentiert, daß nur winzige Mengen als Rückstände im Fleisch verbleiben, das den Konsumenten erreicht. Eine zunehmende Zahl von Wissenschaftlern widersprachen diesen Aussagen und wiesen darauf hin, daß bereits wenige ppb (= *p*arts *p*er *b*illion; Konzentrationsangabe; ein Teilchen auf eine Milliarde Teilchen; dies entspricht einem Millionstel Promille; Anm. d. Übers.) ausreichten, um bei Versuchstieren Krebs zu erzeugen [5].
Neben dem Einsatz von Hormonen ist es allgemein üblich, Tieren kurz vor dem Schlachten Tranquilizer zu injizieren und bestimmte Nahrungsmittel (wie z. B. Fisch) in eine Antibiotika-Lösung zu tauchen, um sie vor dem Verderb zu schützen. Eine meiner Patientinnen wurde krank,

als sie im Laden gekauften Fisch aß. Eines Tages brachte ihr Mann vom Tiefsee-Fischen einige frische Goldmakrelen mit nach Hause. Sie zeigte auf diesen Fisch keinerlei negative Reaktionen und begriff bald, daß sie die meisten frisch gefangenen Fische ohne nachfolgende Beschwerden verzehren konnte. Sie war auch in der Lage, Stücke von großen handelsüblichen Fischen zu essen, die noch im gefrorenen Zustand in kleine Portionen zerlegt wurden. Ihr Allergieproblem wurde offensichtlich von der Antibiotika-Lösung verursacht, die in der Nahrungsmittelindustrie routinemäßig dazu benutzt wird, um die kleineren, frischen Fischfilets zu behandeln.

Nahrungsmittel aus biologischem Anbau

Wir wissen noch viel zu wenig über die Auswirkungen von Chemikalien in der Nahrung auf die menschliche Gesundheit. Chemische Konservierungsstoffe in Nahrungsmitteln verursachen bei einigen Patienten Gesundheitsstörungen. Das gleiche bewirken Chemikalien, die zur Düngung des Bodens verwendet werden. Aus Sorge über die Art und Weise, wie unsere Nahrungsmittel erzeugt werden, ist in den letzten Jahren eine ziemlich breite biologische Bewegung, die sich für „Gesundheitsnahrung“ (health food) einsetzt, entstanden. Obwohl diese Entwicklung grundsätzlich zu begrüßen ist, sollte sich der Leser darüber im klaren sein, daß viele sogenannte biologische Farmen Insektizide oder Desinfektionsmittel verwenden, von denen einige sogar gesetzlich vorgeschrieben sind. Ich mußte meinen Patienten schon mehrmals den Rat geben, bei einem bestimmten „health food“-Laden oder einer bestimmten „biologischen“ Farm nicht mehr länger Stammkunden zu bleiben, weil eines ihrer Produkte offensichtlich kontaminiert war: gegen Chemikalien empfindliche Patienten wurden nämlich davon krank.
Der gegenwärtige Zustand der Landwirtschaft ist, vom Standpunkt all jener aus gesehen, die über die chemische Verseuchung unserer Nahrung besorgt sind, alles andere als zufriedenstellend. Nur diejenigen Farmen und Läden verdienen die Bezeichnung „biologisch“, deren Produkte von einer großen Anzahl jener Patienten gut vertragen werden, die gegen eine Vielzahl von Chemikalien empfindlich sind, ungeachtet dessen, wie gewissenhaft sie versuchen, den Einsatz von Chemikalien zu vermeiden. In manchen Fällen haben ökonomische Zwänge bisher vertrauenswürdige Farmer dazu verleitet, Chemikalien einzusetzen, um die

Verlustrisiken auszuschalten, den Ertrag zu steigern oder die Haltbarkeit ihrer Produkte zu verlängern. In den USA leidet die Bewegung für „organische" Nahrung sehr darunter, daß riesige Unternehmen die Denkweisen in den großen landwirtschaftlichen Colleges und staatlichen Behörden dominieren.
Da die Erzeugung wirklich reiner Nahrungsmittel so schwierig ist, müssen diejenigen, die eine mit chemischen Schadstoffen geringer belastete Nahrung benötigen, Höchstpreise dafür zahlen.
Dies mag zwar teuer werden, aber niemals auch nur annähernd so kostspielig wie die zahllosen, verzweifelten Besuche beim Arzt, bei denen man lediglich auf die eine oder andere Art zu hören bekommt, daß alles bloß „Einbildung" sei.

Die Versorgung mit Trinkwasser

Wasser nimmt jeder Mensch Tag für Tag zu sich. Ganz offensichtlich hat die Qualität dieses Wassers einen Einfluß auf die Gesundheit und das Wohlbefinden. Um die Verbreitung von Infektionskrankheiten, wie beispielsweise Typhus, zu verhindern, begann man in unseren Städten im Jahre 1912 damit, die Chemikalie Chlor dem Trinkwasser beizumischen.
Chlor war erstaunlich wirkungsvoll, um der Verbreitung einer Infektionskrankheit Einhalt zu gebieten. Wie ein Historiker auf diesem Gebiet jedoch bemerkt, „interessierte man sich kaum mehr für Verseuchung und Verunreinigung des Wassers, als man entdeckte, daß Trinkwasser mit Hilfe verschiedener Filter gereinigt und durch die Chlorierung doppelt sicher gemacht werden konnte" [6]. Aus diesem Grund fand es auch wenig Beachtung, als im Jahre 1934 zwei Allergologen, S. H. Watson und C. S. Kibler, nachwiesen, daß chloriertes Trinkwasser bei einigen empfindlichen Personen Asthma verursachen konnte [7].
Chlor ist in der Tat eine häufige Ursache von Krankheitssymptomen bei Personen, die generell auf Chemikalien allergisch reagieren. Aus diesem Grund bekommen auf meiner Spezialstation für Diagnose und Therapie, der sogenannten *„umweltkontrollierten Abteilung"* (Kap. 17), die Patienten nur Quellwasser zu trinken, während chloriertes Leitungswasser von ihnen als „verdächtiges" Getränk eingestuft wird. Einige Patienten zeigen auch Reaktionen, wenn sie sich in Schwimmbecken

aufhalten, deren Wasser chloriert ist oder sogar dann, wenn sie die dort auftretenden Dämpfe einatmen. Bei einer Reihe von Personen traten Krankheitssymptome auf, als sie neben einer Badewanne voll dampfendem Wasser im geschlossenen Badezimmer standen. Welchen Anteil die Fluoridierung des Trinkwassers an diesem Problemkreis hat, ist einfach noch nicht eingehend genug untersucht worden, um definitive Aussagen darüber machen zu können.

In einigen Gebieten ist das Wasser sehr „hart" (d. h. mit Mineralsalzen gesättigt) und zum Waschen wenig geeignet. Es besteht in diesen Regionen die Tendenz, das ganze Wasser, das in die Küche oder zur Waschmaschine geleitet wird, mit chemischen Mitteln zu enthärten. Dies ist eine der Gefahren, die der moderne Eigenheimbau in sich birgt. Beim Trinken dieses Wassers haben viele Menschen offensichtlich keine Beschwerden; eine Minderheit kann aber dagegen hohe Empfindlichkeit entwickeln und erkranken.

Die Lösung des Problems liegt darin, enthärtetes Wasser für alle anderen Zwecke, aber auf keinen Fall als Trinkwasser oder für die Küche zu verwenden, wofür man nur nicht-enthärtetes Wasser gebrauchen sollte. Dies erfordert einen separaten Zapfhahn in der Küche. Einige Patienten haben einen solchen installiert und zapfen daraus ihr gefiltertes, aber nicht-enthärtetes Trinkwasser. Selbst ein „unbedenkliches" Wasser kann sehr leicht verunreinigt werden. Bestimmte Brunnen, deren Wasser bekanntermaßen von chemikalienempfindlichen Personen bisher symptomfrei getrunken werden konnte, sind inzwischen mit chemischen Schadstoffen verunreinigt. Das wurde an mehreren Patienten mit Chemikalienallergie gezeigt, die das Wasser aus solchen Quellen nicht mehr trinken konnten. Das gleiche gilt für mehrere vor kurzem untersuchte Patienten.

Trinkwasser sollte im Idealfall genau wie Nahrungsmittel stets gewechselt werden. Von den kürzlich zur stationären Behandlung aufgenommenen und getesteten Patienten reagierten annähernd 70 % auf eines oder mehrere der sieben verschiedenen Trinkwässer, die wir bei Tests routinemäßig verwenden. Wie im Falle von Nahrungsmitteln, kann ein heute noch toleriertes Wasser einige Zeit später individuelle Reaktionen hervorrufen, besonders wenn es im Übermaß getrunken wird. Unglücklicherweise ist der Wechsel des Trinkwassers oft nicht praktikabel, da es

in vielen Gebieten an einer hinreichenden Versorgung mit verschiedenen Wässern mangelt.
Zusammenfassend sollte erwähnt werden, daß es — ähnlich wie bei anderen Aspekten des Problems der Nahrungs- und Chemikalienallergie — keine zwei Patienten gibt, die auf Wasser die gleichen Reaktionen zeigen. Es gibt beispielsweise kein überall erhältliches Wasser, das von allen Allergie-Patienten vertragen zu werden scheint. Eine bestimmte Person kann ein bestimmtes Wasser gut vertragen, während dasselbe Wasser bei einer anderen Person an der Entstehung von Symptomen maßgeblich beteiligt ist. Das Wasserproblem ist, kurz sagt, nicht nur höchst individuell ausgeprägt, es ist auch häufig die Ursache von hartnäckigen, unerklärbaren Symptomen bei im übrigen beschwerdefreien Patienten.

5. Die Gefahren von Arzneimitteln, Kosmetika und Parfüms

Die größte Ironie bei der Chemikalienempfindlichkeit besteht darin, daß sie oft von Ärzten selbst verursacht oder zumindest aufrechterhalten wird. Zu einem großen Teil kann man sie als iatrogene Krankheit bezeichnen, d. h. sie wird erst durch die medizinische Behandlungsweise selbst ausgelöst.
Die weit überwiegende Mehrzahl der Medikamente ist synthetisch hergestellt, und fast alle enthalten petrochemische Derivate. Es kommt nicht selten vor, daß ein Patient mit einer unerkannten Empfindlichkeit gegenüber Petrochemikalien einen nach den Methoden der Schulmedizin praktizierenden Arzt aufsucht. Nehmen wir einmal an, die Beschwerden dieses Patienten bestehen in Kopfschmerzen, verursacht durch Kontakt mit Erdgas, Abgasen und synthetischen Fasern.
Die Diagnose des Arztes lautet auf streßbedingte Kopfschmerzen, und er rät dem Patienten, sich zu entspannen. Dann verschreibt er noch ein Schmerzmittel, das Aspirin und andere synthetische Substanzen enthält. Nimmt der Patient dieses Medikament ein, kann er gerade dadurch seine bereits existierende Chemikalienempfindlichkeit noch weiter verschlimmern. Mit anderen Worten, statt eine Linderung zu erreichen, besteht langfristig gesehen die Gefahr, daß sich seine Kopfschmerzen verstärken. Überdies beginnt er an Zuständen geistiger Verwirrtheit zu leiden. Aufgrund der kumulativen Wirkung der eingenommenen Che-

mikalien sind seine Symptome, zumindest zeitweilig, aus der Minus-zwei- in die Minus-drei-Kategorie übergegangen.
Der Patient geht also erneut zum Arzt und klagt über Erschöpfungszustände, Depressionen bzw. „brain fag“ sowie über stärkere Kopfschmerzen. Der Arzt, der die Ursache des Problems nicht erkennt, verschreibt stärkere Medikamente und rät dem Patienten, Urlaub zu machen oder einen Psychologen aufzusuchen. Die stärkeren Medikamente ziehen weitere Reaktionen und Besuche bei anderen Fachärzten nach sich, in einer abwärtsgerichteten Spirale immer schwererer Symptome und falscher Behandlungsansätze. Zu diesem Zeitpunkt sind die Auswirkungen der ursprünglichen Chemikalienexpositionen noch unangenehmer geworden, da für Chemikalien eine kumulative Wirkung charakteristisch ist.
Der Patient mag zwar vermuten, daß die Verschreibungspraktiken seines Arztes an einigen seiner Reaktionen ursächlich beteiligt sind, er wird sich aber kaum je der vollen Tragweite des Chemikalienproblems bewußt. Deshalb bringt selbst ein Abbruch der medikamentösen Behandlung wahrscheinlich die Symptome nicht völlig zum Verschwinden. Der Patient schlägt sich schlecht und recht durch, mit vorübergehenden Besserungen und ständigen Rückfällen in einem grundsätzlich bergab verlaufenden Prozeß. Das Resultat ist meist ein frustrierter Arzt und ein Patient, der völlig verbittert aus dem konventionellen Behandlungssystem aussteigt.
Dieses Problem ist deshalb so schwerwiegend, weil in den vergangenen Jahren der Gebrauch von Medikamenten zur Behandlung von Krankheiten in industrialisierten Ländern explosionsartig zugenommen hat. Allein die Umsatzerlöse bei verschreibungspflichtigen Arzneimitteln auf Großhandelsebene belaufen sich auf über neun Milliarden Dollar [1]. Diese Summe war noch vor zehn Jahren halb so groß. Einige dieser Medikamente sind sicherlich sehr wertvoll, ja sogar lebensrettend; in vielen Fällen hat man jedoch mit ihnen Mißbrauch getrieben und die Verschreibungen, insbesondere für solche Patienten, die gegen ihre Wirkung empfindlich sind, wurden im Übermaß vorgenommen.
Es ist im allgemeinen gut bekannt, daß Medikamente schwerwiegende Nebenwirkungen haben können. Gewöhnlich sind jedoch diese allenthalben veröffentlichten Nebenwirkungen *akuter* Art: sie bewirken eine unmittelbare und ganz offensichtliche Reaktion. Genau wie bei Aller-

gien gegen selten gegessene Nahrungsmittel ist es nicht schwer, Allergien gegen kaum gebräuchliche Medikamente aufzuspüren. Wenn eine Person, die nur selten Penicillin bekommt, dagegen eine Allergie entwickelt, kann der Arzt, der diese Medikation gewählt hat, leicht feststellen, daß eine Reaktion stattfindet. Die Behandlung besteht dann darin, ein akzeptables Ersatzmedikament zu finden und Penicillin abzusetzen.

Akut verlaufende Reaktionen auf Medikamente sind jedoch nur die Spitze des Eisbergs. In vielen Fällen ruft ein Arzneimittel beim Patienten eine allgemeine Unverträglichkeit gegenüber synthetischen Chemikalien hervor oder kompliziert sie. Derartige Reaktionen sind nur schwer zu erkennen, da sie sich schleichend entwickeln. Meist stellt weder der Patient noch der Arzt einen Zusammenhang zwischen verschlimmerten Symptomen und der Einnahme von Medikamenten her. Die Wirkungen des Medikaments sind nämlich vor dem Hintergrund der allgemeinen Exposition gegenüber Chemikalien nicht mehr deutlich zu erkennen.

Jedes Arzneimittel, wie harmlos es auch scheint, kann Nebenwirkungen haben. Diese können von den pharmakologisch wirksamen Bestandteilen, ebenso aber durch verborgene Bestandteile wie Geschmacksstoffe, Farbstoffe, Konservierungsmittel sowie sogenannte Füllstoffe und Korrigentien (arzneilich indifferente Hilfsstoffe; Anm. d. Übers.) ausgelöst werden, die als Bindemittel im Verarbeitungsprozeß Verwendung finden. Die Komplexität der meisten Medikamente und die Anzahl ihrer Bestandteile kennen nur wenige. (Nur in seltenen Ausnahmefällen sind sämtliche in pharmazeutischen Produkten enthaltenen Bestandteile auf dem Etikett angegeben. Eine Untersuchung über rezeptfreie, frei verkäufliche synthetische Vitaminpräparate brachte zutage, daß darin Dutzende von Chemikalien vorhanden waren. Neben 17 Vitaminen und Mineralien enthielten die Tabletten: Calciumstearat als Gleitmittel, Gelatine, Zucker, Natriumbenzoat (ein Konservierungsmittel), Calciumsulfat, Gummi arabicum, weißes Wachs, Karnaubawachs, Sesamöl (als Glanzmittel), Blauen Farbstoff Nr. 2 (Blue Dye No. 2), Gelben Farbstoff Nr. 5 (Yellow Dye No. 5), Gelben Farbstoff Nr. 6 (Yellow Dye No. 6), Titandioxid, Polyvinylpyrrolidin und eßbare weiße Farbe [2].

Viele dieser Substanzen lösen selbst in solch winzigen Mengen bei empfindlichen Patienten allergische Reaktionen aus. Sogenannte natürliche Vitamine enthalten ebenfalls viele Korrigentien und Zusatzstoffe.

Obwohl einige Vitamine aus Pflanzen gewonnen werden, können sich dagegen ebenfalls Allergien entwickeln. Im allgemeinen rate ich Patienten dringend an, ihren Vitaminbedarf aus vollwertigen Nahrungsmitteln zu decken, und diese gemäß den Regeln der abwechslungsreichen Rotationsdiät (Kap. 18) in zyklischem Wechsel zu essen.

Die erste Untersuchung über die Rolle von Zusatzstoffen bei Reaktionen auf Medikamente wurde von Dr. Stephen D. Lockey vom Lancaster General Hospital im Jahre 1948 durchgeführt. Dr. Lockey beobachtete vier Fälle von Nesselfieber und drei Fälle von Asthma, die durch Zusatzstoffe in Medikamenten ausgelöst wurden. Die Patienten von Dr. Lockey erkrankten, sobald ihnen verschiedene pharmazeutische Präparate verabreicht wurden, die petrochemische Produkte enthielten. Als ihnen jedoch reine Präparate gegeben wurden, die keine dieser petrochemischen Zusatzstoffe enthielten, wurden sie nicht krank. Bei einer Frau von 58 Jahren, die schon lange an Allergien litt, traten häufig anfallartig Hautausschläge und Juckreiz auf. Schließlich kam man zu der Erkenntnis, daß diese Anfälle innerhalb einer halben Stunde nach Einnahme von synthetischen Vitaminen und einem Östrogenpräparat gegen die Begleiterscheinungen der Menopause in Erscheinung traten. Die beiden Kapseln hatten nur eines gemeinsam: sie enthielten beide den Gelben Farbstoff Nr. 5, der von der „Food and Drug Administration" zugelassen ist. Sobald die Patientin den Farbstoff von den Kapseln abwusch, konnte sie die Präparate beschwerdefrei einnehmen.

Ein anderer 53jähriger Patient nahm einen Teelöffel Phenobarbital in seiner flüssigen Darreichungsform ein, was anfallartiges Auftreten von Juckreiz, Nesselfieber und Schwellungen im Mundbereich bewirkte. Das Präparat war mit dem heute verbotenen Farbstoff Red Dye No. 2 versetzt. Tatsächlich lösten alle Medikamente oder Nahrungsmittel, in denen dieser Farbstoff enthalten war, die gleichen Symptome aus. Der Mann war jedoch in der Lage, Natrium-Phenobarbital in Tablettenform ohne Beschwerden einzunehmen, da diese Darreichungsform keinerlei Farbstoffe enthielt [3].

Dies sind keine Einzelfälle. In meiner ersten Studie über dieses Problem im Jahre 1952 fand ich heraus, daß bei Patienten mit einer Chemikalienempfindlichkeit über 50 % auf Aspirin und in einer etwas unterschiedlichen Gruppe 50 % auf Sulfonamid reagierten. Zum Zeitpunkt dieser Untersuchung war noch nicht das volle Ausmaß des Problems der

Chemikalienempfindlichkeit erforscht; vor allem wußte man damals noch nichts von der Existenz der Erdgasempfindlichkeit. Die Mehrzahl der Patienten, die auf Chemikalien empfindlich reagieren, haben das gleiche Problem auch bei synthetischen Medikamenten. Im allgemeinen kann man feststellen: je fortgeschrittener das Problem ist und je länger die Symptome schon vorhanden sind, desto größer ist auch die Zahl der Medikamente, die dabei eine Rolle spielen.
Obwohl es vorteilhafter ist, den Vitaminbedarf mit frischen Nahrungsmitteln aus biologischem Anbau zu decken, sollte festgehalten werden, daß chemikalienempfindliche Patienten, die zusätzlich Vitaminpräparate einnehmen, auf chemisch-synthetische Vitamine weitaus heftigere Reaktionen zeigen als auf solche natürlichen Ursprungs. Dieses Phänomen gibt es trotz der Tatsache, daß die beiden Substanzen anscheinend die gleiche chemische Struktur besitzen. Aus Nahrungsmitteln gewonnene Vitamine können ebenfalls allergische Reaktionen auslösen. So sind beispielsweise auf Vitamin B1, das aus Weizen gewonnen wird, ganz spezifische Reaktionen zu beobachten. Vitamin C kann bei Patienten mit einer Mais-Allergie Reaktionen auslösen, da das synthetische Produkt aus Maisdextrose hergestellt wird.
Zusammenfassend läßt sich feststellen, daß bei empfindlichen Personen Reaktionen auf Medikamente verursacht werden können durch die chemischen Wirkstoffe, deren Synthese-Rohstoffe, künstliche Farb- und Duftstoffe, Konservierungsmittel sowie durch andere chemische Bestandteile oder Schadstoffe. Angesichts der Fülle potentieller Allergene — wobei sowohl synthetische wie auch natürliche Bestandteile eine Rolle spielen — ist es oft schwierig, festzustellen, welcher Stoff oder welche Stoffe für die auftretenden Symptome verantwortlich sind. In manchen Fällen werden auch durch das Zusammentreffen von Inhaltsstoffen und äußeren Umständen Reaktionen ausgelöst.

Biogene Arzneistoffe

Biogene Medikamente sind Pharmazeutika, die aus Naturstoffen hergestellt werden. Auf den ersten Blick müßte man annehmen, daß von ihnen für chemikalienempfindliche Patienten keine Gesundheitsgefährdung ausgehen könne. Dennoch haben diese in einigen Fällen ebenso schädliche Wirkungen wie synthetisch hergestellte Präparate.

Empfindlichkeitsreaktionen gegenüber biogenen Arzneimitteln sind ein Problem, das Allergologen recht häufig begegnet, aber das sie meist nicht erklären können. Der Patient entwickelt allmählich ungewöhnliche Symptome, Monate und sogar Jahre nach Beginn einer Injektionstherapie gegen Allergien mit Extrakten aus Naturstoffen. Diese Symptome bleiben nach jeder Injektion bestehen oder verschlimmern sich, selbst wenn der Arzt eine schwächere Dosis verabreicht. Es kommt recht häufig vor, daß der Arzt schließlich zu dem Schluß kommt, daß es sich bei dem betreffenden Patienten um einen Hypochonder handeln müsse, der aus psychologischen Beweggründen über vermeintliche Nebeneffekte klagt. In Wirklichkeit hat jedoch das Problem eine chemische Ursache.

In den frühen fünfziger Jahren erkrankten jedesmal einige Patienten, wenn ich versuchte, sie provokativen Hauttests mit Nahrungsmittel-Extrakten zu unterziehen (vgl. Kap. 16). Ein Patient zeigte keine Hautreaktionen auf diesen Test, sondern litt unter sich rasch verschlimmernden Kopfschmerzen, Übelkeit und Brechreiz, Schwindelanfällen und Mattigkeit unmittelbar nach vier (intrakutanen) Injektionen.

Da ich Chemikalienempfindlichkeit in Verdacht hatte, fand ich heraus, daß die von mir bei den Tests verwendeten Nahrungsmittelextrakte als Konservierungsmittel Phenol enthielten, ein Steinkohlenteer-Derivat, das auch unter der Bezeichnung Karbolsäure bekannt ist (es handelt sich hier um dieselbe Chemikalie, die auch in der Innenbeschichtung von Konservendosen enthalten ist). Aus diesem Grund ließ ich Nahrungsmittelextrakte ohne Phenol herstellen. Auf diese Proben zeigten dieselben Patienten keine nachteiligen Reaktionen. Der Test wurde auch im Blindversuch durchgeführt; mit anderen Worten, Patienten wurden einmal phenolhaltige und dann wiederum phenolfreie Injektionen der gleichen Substanz verabreicht, ohne daß sie wußten, um welche Art Injektion es sich gerade handelte. Ohne Ausnahme wurden sie krank, nachdem die phenolhaltige Lösung gegeben wurde, nicht jedoch bei Verabreichung der entsprechenden phenolfreien Injektion. Dr. Jerome Glaser aus Rochester im Bundesstaat New York machte unabhängig von meinen Untersuchungen etwa zur gleichen Zeit ähnliche Beobachtungen [4].

Viele Jahre lang hielt ich eine Auswahl phenolfreier Nahrungsmittelextrakte bereit, um Patienten diagnostizieren zu können, die unter die-

ser Form der Chemikalienempfindlichkeit zu leiden hatten. In den letzten Jahren haben wir weit fortgeschrittene und komplizierte Fälle mit größerem Erfolg in einer Krankenhaus-Spezialabteilung behandelt (siehe Kap. 17).
Reaktionen auf andere biogene Arzneimittel wie z. B. Insulin, Leberextrakt, Epinephrin (= Adrenalin) usw., können ebenfalls in vielen Fällen auf Konservierungsmittel im Medikament zurückgeführt werden. Das führt insofern zu Schwierigkeiten, als Arzneimittel wie Epinephrin (Adrenalin) — ein Hormon des Nebennierenmarks — sich ohne Zusatz von Konservierungsmitteln schnell zersetzen.

Kosmetika und Parfüms

Das durch Kosmetika aufgeworfene Problem ist mit den soeben geschilderten, durch Medikamente ausgelösten Gesundheitsstörungen eng verbunden. Für die Mehrheit der chemikalienempfindlichen Patienten ist es der von Kosmetika ausgehende Geruch, der ihnen am stärksten zu schaffen macht. Wegen ihrer außerordentlichen Empfindlichkeit gegen Duftstoffe und Parfüms war es einer Patientin fast unmöglich, den Fahrstuhl zu benutzen oder in Restaurants zu essen. Manchmal sind es nur ganz bestimmte Parfüms, die empfindliche Personen plagen oder bei ihnen sogar Atemnot verursachen. Am sichersten für solche Patienten ist es, selbst Parfüms völlig zu meiden und andern Leuten aus dem Wege zu gehen, die sie tragen. (Dieser Rat gilt auch für After-shave-Lotionen und Eau de Cologne, die auf einzelne Personen ebenfalls unangenehme Reizwirkungen ausüben.)
Eine andere Lösung besteht darin, nur solche Kosmetika und Salben zu verwenden, die vollständig aus natürlichen Inhaltsstoffen zusammengesetzt sind und keine künstlichen Farbstoffe, Duftstoffe und Konservierungsmittel enthalten. Solche Präparate sind heutzutage viel leichter erhältlich, als dies noch vor zehn Jahren der Fall war. Allerdings ist der Gebrauch der Bezeichnung *allergenarm* („antiallergisch“) keine Garantie dafür, daß das Produkt keine schädlichen Wirkungen hat. Einige wirklich allergenfreie Produkte müssen in tiefgekühltem Zustand gelagert werden, da sie keine synthetischen Konservierungsmittel enthalten.
Reaktionen auf Kosmetika — dies sollte deutlich betont werden — gehen gewöhnlich einher mit einer (all)umfassenden Empfindlichkeit

gegenüber den Chemikalien in unserer Umwelt. Unverträglichkeit gegenüber Kosmetika allein kommt selten vor. Viel typischer ist der Fall von Nora Barnes, der im dritten Kapitel dargestellt wurde. Die generalisierte Chemikalienempfindlichkeit dieser Frau wurde durch ihre Arbeit als Verkäuferin von Kosmetikartikeln und ihren eigenen reichlichen Gebrauch dieser Produkte noch weiter verschlimmert.

Der ganze Komplex der Empfindlichkeit gegenüber Medikamenten und Kosmetika ist in den letzten Jahren in der Öffentlichkeit viel zu wenig diskutiert worden. Es hatte eines regelrechten Kampfes bedurft, um wenigstens die Fakten über *akute* Nebenwirkungen von Medikamenten an die Öffentlichkeit zu bringen. Wahrscheinlich kommt den chronischen, larvierten und langfristigen Schäden viel größere Bedeutung zu als den kurzfristigen, wenn auch dramatischen Nebenwirkungen dieser Mittel.

Da beide, Mediziner wie pharmazeutische Industrie, für die Medikamenten-Misere verantwortlich sind, ist das ganze Thema heftig umstritten. Weil überdies die verschiedensten Symptome dabei eine Rolle spielen, basierend auf den einzigartigen Reaktionen eines Individuums auf das gesamte Spektrum der Chemikalien (und Nahrungsmittel), mit denen es in Kontakt kommt, ist es nicht möglich, eine auf alle Menschen gleichermaßen anwendbare Lösung zu finden. Die Existenz der Medikamentenüberempfindlichkeit zeigt, wie dringend notwendig eine grundlegende Neuorientierung in der Heilkunde ist. Vor allem die Behandlung chronischer Krankheiten müßte der Einzigartigkeit des Individuums stärker Rechnung tragen.

6. Luftverschmutzung im Haus

Dem Leser mag vielleicht schon der Gedanke gekommen sein, daß die Luftverschmutzung beim Problem der Chemikalienempfindlichkeit eine Rolle spielt. Das trifft zwar zu, aber auf eine andere Art, als man gemeinhin annimmt. Während es sicherlich richtig ist, daß die Schadstoffbelastung der Außenluft oder atmosphärische Luftverschmutzung eine wesentliche Expositionsquelle darstellt, so geht doch von der Luftverschmutzung im Haus bzw. der Schadstoffbelastung der Raumluft eine viel größere Gefahr aus.

Luftverschmutzung im Haus? Dieser Begriff ist den meisten Leuten fremd, die bei dem Wort Luftverschmutzung eher an Smog denken. Dennoch findet gerade in den Häusern selbst die Freisetzung von Verbrennungsprodukten statt, denen die Bewohner auch direkt ausgesetzt sind, ganz zu schweigen von den schädlichen Dämpfen und Gerüchen, die von vielen Haushaltsprodukten abgegeben werden.

Die Luftverschmutzung innerhalb des Hauses ist deswegen so besonders gefährlich, weil man sich deren Einfluß fast nicht entziehen kann. Die Schadstoffbelastung der Außenluft ist Schwankungen unterworfen, während die Luftverschmutzung im Haus ständig vorhanden ist. Daher bleiben ihre Auswirkungen im allgemeinen verborgen. In diesem Punkt besteht offensichtlich eine Analogie zur Nahrungsmittelallergie: wie bereits erwähnt, sind Allergien gegen selten gegessene Nahrungsmittel unschwer zu diagnostizieren; die eigentlichen Gefahren gehen von Allergien gegen die alltäglichen Nahrungsmittel aus, die wir mit der größten Selbstverständlichkeit und gewohnheitsmäßig verzehren.

Ich selbst kam mit diesem Problem schon durch meine ersten Patienten mit Chemikalienempfindlichkeit in Berührung. Im Fall Nora Barnes waren beispielsweise Vertäfelungen aus Kiefernholz und verwandte Produkte an der Entstehung einer chronischen Krankheit maßgeblich beteiligt. Im Fall Ellen Sanders führten Erdgas und Pestizidspritzungen zu Asthma, Arthritis und einer Fülle von anderen Beschwerden. Inzwischen erfreut sie sich seit 25 Jahren einer recht guten Gesundheit, nachdem sie diese Schadstoffe beseitigt hat oder ihnen aus dem Weg geht.

Ich erörterte das Thema der Luftverschmutzung im Haus zum ersten Mal in einer Reihe von Artikeln im Jahre 1961 und anschließend in meinem Buch *Human Ecology and Susceptibility to the Chemical Environment* (1962). Kurz darauf stand dieses Thema im Mittelpunkt einer öffentlichen Diskussion. Im Jahre 1962 veranstaltete die Regierung eine Konferenz über Luftverschmutzung — die erste ihrer Art — in Washington, D. C. Wie so oft bei solchen Konferenzen, wurden zuerst das Programm und die Rednerliste veröffentlicht und erst dann die Öffentlichkeit zur Teilnahme eingeladen. In dem drei Tage dauernden Programm waren nur ganze eineinhalb Stunden für eine offene Diskussion vorgesehen. Im Verlauf der Diskussion meldete ich mich zu Wort und gab meinem Erstaunen darüber Ausdruck, daß während der drei

Tage in keinem einzigen Vortrag auf Luftverschmutzung im Haus als eigenständiges Thema eingegangen worden sei. In meiner klinischen Erfahrung, so fügte ich hinzu, habe sich Luftverschmutzung innerhalb des Hauses als acht- bis zehnmal wichtigere Ursache für chronische Krankheiten bei empfindlichen Personen herausgestellt, als atmosphärische Luftverschmutzung. Die Verschmutzung der Außenluft trete in Intervallen auf und sei variabel, während innerhalb des Hauses die Schadstoffbelastung ständig vorhanden sei. Die Konstanz der Schadstoffeinwirkung mache diese zu einer Quelle chronischer Krankheiten. Ich wies die Diskussionsteilnehmer darauf hin, daß unter den in Häusern vorkommenden Materialien der gasbetriebene Küchenherd bei weitem der größte „Übeltäter" sei.

Das verschlug einigen der Experten die Sprache, aber auf der entgegengesetzten Seite des Konferenzraums erhob sich ein Mann, bestätigte meine Ausführungen und fügte selbst noch einige aufschlußreiche Details hinzu. Er stellte sich als Francis Silver vor. Er stammte aus West Virginia, war von Beruf Ingenieur und wurde später Mitglied der Gesellschaft für Klinische Ökologie. Wir hatten uns nie zuvor getroffen, kamen aber hinsichtlich der Gefahren der Luftverschmutzung im Haus zu fast identischen Schlußfolgerungen, die das Ergebnis sehr unterschiedlicher Erfahrungen waren: er war Bauingenieur und ich Kliniker. Ich untersuchte gewissermaßen die Auswirkungen von Gebäuden auf die Gesundheit von Individuen.

In den darauffolgenden Jahren fanden zwei Konferenzen statt, die ausschließlich dem Problem der Luftverschmutzung im Haus gewidmet waren. Diese Konferenzen brachten im allgemeinen fruchtbare Ergebnisse, und ich hielt auf beiden Vorträge.

Seit den frühen fünfziger Jahren hat sich das Ausmaß der Luftverschmutzung im Haus ständig vergrößert. Gegenwärtig stellt es in den USA die Hauptursache chronischer Krankheiten bei empfindlichen Personen dar. Dieses Phänomen kann man am besten verstehen, wenn man sich die Arten der Exposition näher betrachtet, die am häufigsten zu solchen chronischen Gesundheitsproblemen führen.

Brennstoffe

In den letzten Jahren ist die Energiepolitik zu einem Diskussionsthema von überragender Bedeutung geworden. Es wird dabei aber niemals

berücksichtigt, welche langfristigen und schädlichen Wirkungen aus Erdöl gewonnene Brennstoffe auf empfindliche Personen ausüben.
Die Gerüche von verschiedenen Brennstoffen wie Kohle, Benzin und Erdgas können bei bestimmten Personen die Ursache für chronische Krankheiten sein. Langanhaltende Exposition gegenüber solchen Gerüchen oder gar den unentdeckten Dämpfen dieser Stoffe kann zu einem ganzen Spektrum von Erkrankungen führen.
Einige der schlimmsten Praktiken der Vergangenheit wurden inzwischen eingestellt. So wurde beispielsweise früher, nachdem Kohle über eine Rutsche in den Keller eines Hauses befördert worden war, oft Kerosin versprüht, um die Staubbildung zu verhindern. Dieser Stoff gab langsam Dämpfe ab, die das Kellergeschoß oder die Wohnung kontaminierten.
Heutzutage hat man in den meisten Gegenden Kohle und Holz durch Heizöl und Erdgas ersetzt. Diese können aber ganz spezifische Probleme heraufbeschwören. Ältere Öltanks können beispielsweise ein Leck aufweisen und Dämpfe an die umgebende Luft abgeben, die von den Menschen, die schon längere Zeit in diesem Haus leben, kaum noch wahrgenommen werden. Bei Öl besteht immer die Gefahr des Überlaufens beim Auffüllen der Tanks. Wenn einmal ein Kellergeschoß mit Heizöl überflutet worden ist, bleibt der Geruch gewöhnlich mehrere Monate oder sogar Jahre bestehen, ganz gleich wie gründlich man das Öl aufwischt. Solche Vorfälle haben schon zahllose Gesundheitsstörungen bei empfindlich reagierenden Personen verursacht; in einigen Fällen waren die Betroffenen sogar gezwungen, ihre Häuser ganz zu verlassen.
Die meisten Heizölinstallationen, ob zentraler Heizkessel oder einzelne Raumheizgeräte, geben einen charakteristischen Geruch ab. Obwohl sie gewöhnlich noch stärkere Gerüche absondern, wenn sie in Betrieb sind, kann selbst der im stillgelegten Zustand abgegebene Geruch bereits genügen, um bei hochempfindlichen Personen Reaktionen auszulösen.
Erdgas wird in der Werbung als der „umweltfreundliche Brennstoff“ herausgestellt. Das mag auf die sichtbaren oder den sogenannten „Smog“ auslösenden Verbrennungsrückstände zutreffen; für Personen, die an einer Empfindlichkeit gegenüber Chemikalien leiden, ist dieses Gas der ungeeignetste Brennstoff schlechthin.

Zu Beginn dieses Jahrhunderts wurden die meisten Städte mit synthetischem Gas aus Kohle versorgt. Vor allem nach dem zweiten Weltkrieg ist man nach dem Aufbau eines nationalen Gasversorgungsnetzes in den meisten Städten dazu übergegangen, nur noch Erdgas zu verwenden. Für chronisch verlaufende Krankheiten ist es im Grunde genommen gleich, ob synthetisches Gas oder Erdgas verwendet wird, da beide chemikalienempfindlichen Personen Probleme bereiten können. Erdgas wird jedoch im Gegensatz zu synthetischem Gas unter viel höherem Druck geliefert. Wenn die Versorgungsrohre ursprünglich für synthetisches Gas konstruiert sind, tritt meist Erdgas aus. In Chicago sind beispielsweise die Verbindungsstücke und Bögen der alten Gasleitungen Stellen potentieller oder tatsächlicher Lecks. Da Gas leichter als Luft ist, steigt es vom Kellergeschoß oder der Küche in die anderen Teile des Hauses auf. Je größer die Anzahl der Leitungen und Anschlußpunkte, und je mehr Kontroll- und Steuerinstrumente oder andere automatische Einrichtungen bei Gasinstallationen vorhanden sind, desto größer ist die Wahrscheinlichkeit, daß durch eine undichte Stelle Gas austritt.

Die unglaublich hohe Empfindlichkeit einiger Personen gegenüber Gas ist wohl einer der verblüffendsten Aspekte bei diesem Problem. Durch bloßes Abschalten eines Gasherds sind die Beschwerden solcher Patienten noch lange nicht gelindert, erst wenn das Gerät samt Leitungen komplett aus dem Wohnbereich entfernt ist. Der Grund hierfür liegt darin, daß ein abgeschalteter Herd weiterhin den Geruch des Gases abgibt, das jahrelang darin absorbiert wurde.

Im Laufe meiner Tätigkeit als Arzt habe ich fast 3000 Patienten angewiesen, ihre mit Gas betriebenen Küchenherde zu entfernen, weil ich herausfand, daß diese Leute empfindlich auf Gerüche und Dämpfe chemischer Stoffe reagierten. Diese Entscheidung habe ich nicht leichtfertig oder auf eine reine Vermutung hin getroffen. Zuvor wurden nach wissenschaftlichen Methoden Tests durchgeführt, wie sie auch in der „umweltkontrollierten Abteilung“ (Kap. 17) üblich sind. Bis zum heutigen Tag hat sich noch keiner dieser Patienten darüber beschwert, daß diese Maßnahme der Mühe und Kosten nicht wert gewesen wäre.

In vielen Fällen war sogar festzustellen — nachdem man den Herd wegen der Beschwerden eines bestimmten Familienmitglieds entfernt hatte —, daß auch andere Mitglieder der Familie eine Besserung ihres Gesundheitszustandes berichteten. So wurde beispielsweise in der Woh-

nung einer Patientin, einem Mädchen mit hartnäckigen Kopfschmerzen, der Gasherd ausgebaut. Daraufhin berichtete auch ihre Mutter, die sich nicht in ärztlicher Behandlung befand, daß sich ihr Befinden überraschend gebessert habe. Wenn diese Frau mit Gas kochte, wurde sie oft hochgradig reizbar. Sie schrie dann immer die Kinder oder andere Leute an, die in „ihre Küche" kamen. Da sie oft ein Küchenmesser in der Hand hielt, wenn sie zu schreien begann, erschreckte sie die Kinder, und die Stimmung beim Mittagessen war verdorben. Nachdem der Gasherd entfernt worden war, ließen ihre Wutanfälle schnell nach. Ein potentiell „psychisches" Problem löste sich so auf ganz einfache Weise, indem eine bislang unentdeckt gebliebene Schadstoffquelle aus der unmittelbaren Umwelt dieser Frau entfernt wurde.
In Fällen, in denen es nicht möglich war, den Gasherd auszubauen, behalf man sich ersatzweise mit anderen Maßnahmen, die sich als nützlich erwiesen: verbesserte Entlüftung der Küche; Einbau einer Küchentür, die bei Betrieb des Gasherds geschlossen blieb und dadurch Vordringen der Gerüche und Dämpfe in andere Räume des Hauses verhinderte; oder auch Trennen des Gasherds von der Versorgungsleitung. Für viele Menschen bringen diese Maßnahmen eine Linderung ihrer Beschwerden. Für ernstlich erkrankte Patienten aber gibt es keine andere Möglichkeit, als die gesundheitsschädlichen Geräte vollständig zu entfernen.

Verbrennungsprodukte von Heizstoffen

Ein weiteres schwerwiegendes Problem wird durch die Verbrennungsprodukte der häuslichen Heizungsanlagen geschaffen. Diese Gefahr hängt weitgehend vom Typ und Standort des Heizkessels, weniger von der Art des eingesetzten Brennstoffs ab. Warmluftheizungen sind an der Entstehung chronischer Krankheiten am häufigsten beteiligt. Wenn gegen Chemikalien empfindliche Patienten aus Häusern mit solchen Anlagen ausziehen und unter ökologisch gesunden Bedingungen leben, verbessert sich ihr Gesundheitszustand meist spürbar. Umgekehrt kann sich eine Rückkehr in Wohnungen mit Warmluftheizung negativ auf ihre Gesundheit auswirken.
Der Ofen einer Warmluftheizanlage kann die Luft im Kellergeschoß, dem Standort des Kessels, bei jeder Inbetriebnahme durch die Abgabe von Verbrennungsprodukten verschmutzen. In solchen Systemen

kommt es häufig zu Lecks, und Öfen einer Warmluftanlage produzieren mehr Staub und bringen die umgebende Luft mehr in Bewegung, als dies bei anderen Heizungsanlagen der Fall ist. Dieses Problem wird dadurch noch kompliziert, daß in einem Warmluftsystem erhitzte Luft durch das ganze Haus getrieben wird und dabei natürlicherweise auch Staub und Gerüche fein verteilt.

Chemikalienempfindliche Personen reagieren in Häusern mit Warmluftheizung in erstaunlich kurzer Zeit auf die Inbetriebnahme der Anlage. Manchmal treten bei ihnen tatsächlich schon Symptome auf, noch bevor die Gerüche vom Kellergeschoß heraufgestiegen sein können. Handelt es sich hierbei vielleicht um eine psychologische Reaktion? Nicht notwendigerweise. Man ging diesem Phänomen auf den Grund und fand heraus, daß diese Patienten auch auf Staub empfindlich reagierten, dessen Inhalation übrigens eine häufige Ursache für allergische Reaktionen darstellt. Der Staub, der mit dem heißen Ofen in Berührung kommt, erhitzt sich sehr stark und zerfällt in winzige Partikel, die dann im ganzen Haus durch die sich ausdehnende Warmluft fein verteilt werden. Dieser „geröstete“ Staub wird jedesmal beim Anheizen aufgewirbelt und verbreitet sich schneller als die Gerüche.

Der Standort des Kessels kann von entscheidender Bedeutung sein. Jemand, der direkt über dem Heizungsraum wohnt, bekommt eher dessen Auswirkungen zu spüren, als in einem weiter entfernten Teil des Hauses. Im Ranch-Stil gebaute Häuser haben so ziemlich die ungeeignetste Raumaufteilung überhaupt, da der Ofen mitten im Erdgeschoß steht. Gleich an zweiter Stelle der schlechtesten Lösungen folgt der offene Heiz- und Geräteraum, der sich auf derselben Etage wie die Wohnräume befindet. Jede dieser Raumkonstellationen setzt die Bewohner einer täglichen Dosis an Schadstoffen aus, sooft die Heizung in Betrieb genommen wird.

Im Grunde genommen besteht der einzige völlig sichere Weg darin, den Brenner außerhalb des Hauses zu installieren. Man kann ihn in einer Garage aufstellen, in einem gesonderten Raum zwischen Haus und Garage oder in einem separaten Nebengebäude, das keine Verbindungstür zum Haus hat. Die einzige Verbindung zwischen seinem Standort und dem Haus sollte in einer sorgfältig isolierten Öffnung bestehen, durch welche die Heißwasser- oder Dampfrohre hindurchlaufen. Wenn einmal die Heizanlage auf solche Weise installiert ist, ist es eigentlich

gleichgültig, ob man Kohle, Öl oder Gas als Brennstoff verwendet, solange nur Warmwasser bzw. Dampf die Wärmeübertragung in einer Zentralheizungsanlage übernehmen.
Der Gasherd stellt die am weitesten verbreitete Schadstoffquelle im Haus dar; die größte Gefahr geht jedoch wahrscheinlich vom gasbetriebenen Wandheizgerät ohne Rauchgasabzug aus. Obwohl dieses gesundheitsschädliche Raumheizgerät allmählich seltener wird, ist es im ganzen Südwesten der USA immer noch anzutreffen. Es ist paradox, wenn Menschen wie Ellen Sanders ins Land des Sonnenscheins fliehen, nur um dort eine noch schlimmere Luftverschmutzung in ihren Häusern vorzufinden [1].

Farben, Lacke und Lösungsmittel

Eine weitere bedeutende Quelle der Luftverschmutzung im Haus stellen die Gerüche bzw. Dämpfe von Farben, Lacken und anderen lösungsmittelhaltigen Stoffen dar. Allergologen der schulmedizinischen Richtung war schon lange bekannt, daß die von diesen Substanzen ausgehenden Gerüche Anfälle von Bronchialasthma auslösen können. Die Wirkungen solcher Substanzen auf chemikalienempfindliche Patienten gehen aber weit über solche Krankheitserscheinungen hinaus und umfassen die ganze Skala körperlicher und sogenannter psychischer Erkrankungen.
Wenn jemand den Geruch von Farben sehr gut wahrnehmen kann, sollte er froh darüber sein, denn dadurch ist es ihm möglich, diese Gerüche und ihre Wirkungen zu meiden. Einige Patienten haben einen so ausgeprägten Geruchssinn, daß sie ein Hochhaus betreten, kurz schnuppern und sofort feststellen, daß irgendwo im Gebäude Malerarbeiten im Gange sind. In Wirklichkeit finden diese vielleicht viele Stockwerke über ihnen statt, aber selbst die geringsten Spuren eines Geruchs können solche Patienten noch wahrnehmen.
Für viele Menschen ist der Kontakt mit frischer Farbe recht selten; die hiervon ausgehende Gefahr ist daher weniger groß als etwa bei Erdgas, das in vielen Haushalten ständig verbraucht wird. Einige Reaktionen auf Farben können ganz seltsame, „psychische“ Symptome zur Folge haben.

Fallstudie: Empfindlichkeit gegen Chemikalien und „Psychose“

Denise Miller war die Leiterin eines großen Ladengeschäfts. Sie arbeitete dort im Büro, auf der Rückseite des Gebäudes in unmittelbarer Nähe des Parkplatzes. Sobald sie neben einem geöffneten Fenster arbeitete, wurde sie unweigerlich depressiv. Die Ursache waren die Auspuffgase der Autos und Busse, die den ganzen Tag zu ihrem Büro herüberwehten. Da sie ihren Arbeitsplatz nicht wechseln konnte, verschaffte sie sich dadurch eine Erleichterung, daß sie das Fenster geschlossen hielt und sich in einiger Entfernung davon ihren Schreibtisch einrichtete.

Einmal verbrachte sie ihren Winterurlaub in Florida bei Verwandten. Sie hatte ein großes Zimmer; das Bett war von den Wänden des Raums abgerückt. Alles verlief problemlos. Während der beiden letzten Tage ihres Aufenthaltes kamen jedoch noch andere Verwandte zu Besuch, und sie mußte mit einem kleineren Zimmer vorliebnehmen, dessen Bett in eine Ecke eingezwängt war. Die Wände dieses Zimmers waren, wie der Rest des Hauses, erst kurz zuvor frisch gestrichen worden, und bald stellten sich bei Frau Miller die ersten Reaktionen ein.

Sie hatte Halluzinationen und sah purpurrote Frösche in ihrem Zimmer herumhüpfen. Ein Löwe saß plötzlich am Fuß ihres Bettes, worauf sie vor Angst fast wahnsinnig geworden wäre. Voller Verzweiflung entschied sie sich, nach Hause zurückzufahren. Im Zug nach New York, so berichtete sie später, teilte sie ihr Bett mit einem Gorilla. Sie war völlig durcheinander, denn jedesmal, wenn sie versuchte einzuschlafen, legte der Gorilla seinen Arm um sie!

Untersuchungen brachten das Ergebnis, daß diese seltsamen Symptome durch den Kontakt mit frischer Farbe ausgelöst wurden, auf die sie, wegen ihrer allgemeinen Empfindlichkeit gegenüber vielen Chemikalien, ebenfalls Reaktionen zeigte. Nachdem sie solche Expositionen mied, blieb sie bei relativ guter Gesundheit.

Reinigungsmittel und Feuerzeug-Brennstoffe

Die chemische Reinigung von Kleidungsstücken kann für chemikalienempfindliche Personen eine Quelle gesundheitlicher Störungen darstellen. So behandelte Kleider können noch Spuren von Reinigungsflüssigkeit enthalten. Einige dieser Unternehmen mischen den Reinigungsflüssigkeiten heute Imprägnierungsmittel gegen Schmutz oder Mottenschutzmittel bei. Diese Praktiken sind gefährlich. Es gibt Menschen, die der-

maßen empfindlich gegen diese Substanzen sind, daß sie keine chemische Reinigung betreten oder sogar die Luft außerhalb des Geschäfts nicht einatmen können, ohne daß ihnen schlecht wird.
Teppichreinigungsmittel können ebenfalls gefährliche Auswirkungen haben, und aus diesem Grund sollte ein Teppich nur dann gereinigt werden, wenn empfindliche Personen sich nicht im Haus befinden. Mit deren Rückkehr sollte so lange gewartet werden, bis die Dämpfe und Gerüche vollständig ausgedünstet sind und die Atemluft nicht mehr belasten. Haushaltsreinigungsmittel, einschließlich Teppichreiniger, sollten außerhalb des Hauses aufbewahrt werden, ein Punkt, auf den wir noch zurückkommen werden (Kap. 20).
Eine weitere Gefahr wird beim übereifrigen Reinigen von Teppichen häufig übersehen: Wenn der Läufer oder Teppich zwischen zwei Reinigungen nicht richtig durchtrocknen kann, stellt die Feuchtigkeit einen idealen Nährboden für Schimmelpilze dar. Diese Gefahr tritt besonders in heißem und feuchtem Klima auf, wie es beispielsweise im Süden der USA vorherrscht. Schimmelpilzsporen können als allergieauslösende (allergene) Substanzen weitgehend die gleichen Symptome auslösen, wie sie auch von Nahrungsmitteln oder Chemikalien hervorgerufen werden [2]. Brennflüssigkeiten von Feuerzeugen sind ebenfalls gefährlich für empfindliche Personen und sollten aus dem Haus entfernt werden.

Kühlmittel und Spraybehälter

Elektrische Kühlschränke erzielen ihre Kühlwirkung durch Dämpfe bestimmter Kühlflüssigkeiten, die darin zirkulieren. Klimaanlagen funktionieren nach einem ähnlichen Prinzip. Während des Betriebs kann es — sei es durch irgendeinen Defekt oder durch Abnutzungserscheinungen — dazu kommen, daß diese Dämpfe allmählich entweichen. Ein solches Leck kann bei einigen Personen zu schwerwiegenden Störungen führen und eine Quelle langwieriger Leiden sein.
Selbst wenn man diese Dämpfe nicht wahrnehmen kann, gibt es doch Methoden, ein Leck nachzuweisen. Wenn der Kühlschrank z. B. ständig läuft, kann dies auf einen Verlust an Kühlmittel hindeuten. Ein allmählich schrumpfender Eisbelag kann hierfür ein weiterer Anhaltspunkt sein. Wenn jemand bestimmte Nahrungsmittel beschwerdefrei essen kann, aber immer dann Reaktionen zeigt, wenn die gleichen Nahrungsmittel vor dem Verzehr bereits im Kühlschrank eingelagert bzw. einge-

froren waren, ist dies ein Anzeichen dafür, daß Kühlmitteldampf für die Beschwerden verantwortlich sein kann.
Das gleiche komprimierte Kühlmittel wird auch häufig als Treibgas in Spraydosen verwendet, die Insektizide, Parfüms, Haarsprays und andere Kosmetika enthalten. Viele dieser Substanzen können ihrerseits Krankheitserscheinungen hervorrufen, und eine empfindliche Person, die solche Spraydosen benutzt, ist sozusagen einem „doppelten Sperrfeuer“ ausgesetzt. Bestimmte Arten von Nahrungsmitteln, vor allem Garniermassen, werden ebenfalls in derartige Druckbehälter abgefüllt.

Pestizide

Unter den Schadstoffquellen innerhalb des Hauses kommt den Pestiziden eine außerordentlich große Bedeutung zu. Es handelt sich hierbei um toxische Substanzen, die in Häusern, Büros oder in unserer sonstigen Umgebung zur Bekämpfung von Insekten oder Nagetieren eingesetzt werden. Seit dem zweiten Weltkrieg ist ihr Gebrauch explosionsartig angestiegen. Die Fundamente von Häusern werden heute routinemäßig mit einem hochwirksamen Insektizid gegen Termiten behandelt. Viele Leute schließen mit Kammerjägern Verträge ab, um ihre Häuser regelmäßig mit Pestiziden behandeln zu lassen. Bewohner von Apartments werden von den Hauseigentümern aufgefordert bzw. unter Druck gesetzt, ihre Zustimmung zur regelmäßigen Ungezieferbekämpfung in den Wohnungen zu geben. In vielen Kommunen werden Programme zur Stechmückenbekämpfung durchgeführt und die land- und forstwirtschaftlichen Flächen der ländlichen Gebiete werden mit Pestizidsprühaktionen überzogen. Gegenwärtig sind die USA und einige der anderen industrialisierten Länder in eine Art Pestizidschleier eingehüllt, dessen Ausmaß die Vorstellungen der meisten Leute übertrifft.
Die Zahl der Menschen, die auf solche Substanzen empfindlich reagieren, ist jedoch groß. Für Personen, denen Chemikalien gesundheitliche Probleme bereiten, stellen Pestizide die größte Gefahrenquelle dar. In einigen Fällen können die durch Pestizidexposition hervorgerufenen Gesundheitsschäden bedrohliche Ausmaße annehmen. Ellen Sanders wäre beinahe gestorben, als sie größeren Mengen dieser Substanzen unmittelbar ausgesetzt war (Kap. 3). Bei anderen Patienten läßt sich das Einsetzen der schlimmsten Symptome auf eine massive Exposition gegenüber Pestizidsprühnebeln zurückverfolgen.

Häufiger sind es jedoch die unerkannten und langfristigen Beeinträchtigungen der Gesundheit, die durch den täglichen Kontakt mit diesen Substanzen heraufbeschworen werden. Als Reaktion auf Pestizideinwirkungen entwickeln sich unerklärliche chronische Krankheiten, wobei möglicherweise auch andere Chemikalien oder Empfindlichkeit gegen Nahrungsmittel eine Rolle spielen. Eine Frau, die an Arthritis leidet, wird ihre Gelenkschmerzen wohl kaum mit dem fliegentötenden, pestiziddurchtränkten Streifen in Zusammenhang bringen, den sie in ihrer Küche aufgehängt hat. Noch viel unwahrscheinlicher ist es, daß jemand zwischen einem allgemeinen Gefühl von Unwohlsein und Mattigkeit und dem Kammerjäger, der jeden Monat an die Tür klopft, eine Verbindung herstellt.

Wenn einmal im Haus Pestizide eingesetzt wurden, ist es höchst schwierig, diese wieder zu entfernen. Selbst geringste Rückstandsmengen können Symptome aufrechterhalten. Als meine Spezialabteilung zur Diagnose und Behandlung umweltbedingter Krankheiten, die „umweltkontrollierte Abteilung", zuerst in einer Krankenhausstation eingerichtet wurde, gelang es uns bei einigen Patienten nicht, sie von ihren Symptomen zu befreien. Wir fanden schließlich heraus, daß diese Station, zusammen mit den anderen Räumen des Krankenhauses, vor der Übernahme mit Pestiziden behandelt worden war. Die einzige Möglichkeit zur Lösung dieses Problems bestand darin, die Fußböden und Sockelleisten herauszureißen, und sie durch pestizidfreie Materialien zu ersetzen (Kap. 17). In einigen Extremfällen waren Patienten gezwungen, aus ihren Häusern auszuziehen und sie zu verkaufen, nachdem deren Räume in unverantwortlicher Weise mit Pestiziden behandelt worden waren.

Schaumgummi

Schaumgummi stellt ein weiteres „modernes Wunder" dar, mit dem aber unvorhergesehene Nachteile verbunden sind. Kissen, Matratzen, Polstermaterial, Sitzkissen, Teppichbeschichtungen, Schreibmaschinenunterlagen und bestimmte schalldämpfende Vorrichtungen aus diesem Material sind allesamt als Ursache chronischer Krankheiten identifiziert worden.

Einige Allergie-Patienten mußten zu ihrer Enttäuschung feststellen, daß ein Austausch ihres Bettzeugs gegen Schaumstoffmaterialien (um die

Hausstaubexposition zu vermindern), bei ihnen nur noch stärkere Beschwerden verursachte. Meist wird jedoch nicht erkannt, daß für bestimmte Krankheitserscheinungen der Schaumstoff verantwortlich ist.
Beim erstmaligen Betreten eines Raumes, in dem sich Teppichbeschichtungen, Möbelpolster oder Bodenbeläge aus synthetischem Kautschuk (bzw. Schaumgummi) befinden, treten bei empfindlichen Personen häufig Symptome wie Gesichtsrötung, Reizbarkeit und „Lufthunger" auf. In der Nacht leidet der Betroffene dann möglicherweise unter Schlaflosigkeit, nervöser Unruhe, Nachtschweiß oder Mattigkeit als Folge einer Empfindlichkeitsreaktion auf Schaumstoffmatratzen, -kissen oder die Gummiisolation elektrischer Heizdecken. Solche Materialien lassen sich jedoch alle durch Naturfasern ersetzen, die im Handel erhältlich sind. Darin liegt auch im wesentlichen die Lösung für diesen Aspekt der Chemikalienempfindlichkeit [3].

Kunststoffe

Unsere heutige Zeit wird manchmal auch als Plastikzeitalter bezeichnet. Es ist in der Tat nahezu unmöglich, diesem allgegenwärtigen synthetischen Material zu entgehen. Die Gefahr, daß durch Plastikmaterialien die Luft in unseren Räumen verschmutzt wird, geht vor allem von den sogenannten „Weichmachern" aus; diese Zusätze bewirken, daß die Kunststoffe weich, flexibel oder elastisch werden. Eine Faustregel, nach der man sich richten kann, lautet: je leichter sich ein Plastikmaterial biegen läßt, um so eher kann davon eine Gesundheitsgefährdung ausgehen. Auch durch unseren Geruchssinn läßt sich eine Gefahr rechtzeitig erkennen: je stärker der Geruch des Kunststoffmaterials, um so größer ist die Menge der an die Umwelt abgegebenen Weichmacher.
Hartplastik wie das altbekannte Bakelit oder die „Formica"-Kunststoffplatten kommen daher als Ursache chronischer Erkrankungen kaum in Betracht. Die „Hauptübeltäter" sind weiche Materialien, wie sie z. B. in Kissen- und Matratzenbezügen, Polsterstoffen, Schuhen, Handtaschen usw. vorkommen. Naugahyde hat sich bei einigen Patienten als besonders problematisch erwiesen. Auch Plastikbürsten, -kämme, -puderdosen, -schuhe und andere Kleidungsstücke aus Plastik spielen gelegentlich bei der Entstehung chronischer Gesundheitsstörungen eine Rolle.

Flexibles Plastikmaterial, in welchem Nahrungsmittel gelagert oder eingefroren werden, ist besonders gefährlich. Als man einmal ein kleines Kind mit Hautbeschwerden in meine Praxis brachte, stellte sich bald heraus, daß seine Mutter Verkäuferin von Plastikbehältern einer bekannten Herstellerfirma war. Sie war schockiert, als ich diesem Produkt eine Mitschuld an den Hautbeschwerden ihres Sohnes gab. Nachdem sie diese Plastikbehälter nicht mehr verwendete, trat eine eindrucksvolle Besserung seines Hautausschlages ein. Seine Mutter sah sich bald darauf nach einer neuen Arbeitsstelle um.

Mechanische Geräte

Die meisten mechanischen Geräte benötigen Schmieröle, die aus Erdöl gewonnen werden. Wenn solche Maschinen in Betrieb sind, entweichen geringe Mengen der Schmierstoffe in die Luft. Diese Schadstoffbelastung der Luft führt bei bestimmten Personen zu gesundheitlichen Problemen. Die häufigste Schadstoffquelle dieser Art im Haus stellt die Klimaanlage dar; sie gibt beim Betrieb nicht nur die „normalen" Mengen an Öl an die Umgebung ab, da sie im allgemeinen einen ölimprägnierten Filter aus Glaswolle oder Faserstoffen enthält. Einige Patienten, deren Beschwerden durch Klimaanlagen hervorgerufen wurden, konnten solche Geräte ohne gesundheitliche Beeinträchtigung benutzen, sobald ölfreie Filter eingebaut wurden.

Die Motoren von Küchengeräten können ebenfalls als Quelle der Luftverschmutzung im Haus in Frage kommen. Solche zeitsparenden Geräte finden zunehmend Verbreitung, ohne daß an ihre möglichen Nachteile auch nur ein Gedanke verschwendet wird. Wenn in einer Küche der Kühlschrank läuft, und gleichzeitig eine Küchenmaschine, ein elektrisch betriebener Schneebesen, Dosenöffner und dazu noch die Klimaanlage in Betrieb sind, kann daraus eine beträchtliche Belastung mit Öldämpfen resultieren. Es sollte übrigens auch nicht vergessen werden, daß solche Elektromotoren winzige Mengen von Ozon, einer seltenen, hochgradig toxischen Form des Sauerstoffs, an die umgebende Luft abgeben. Amerikanische und sowjetische Wissenschaftler haben herausgefunden, daß ein Mensch schon dann gefährdet ist, wenn er mit einer Konzentration von 50 ppb (= *p*arts *p*er *b*illion = ein Teilchen auf eine Milliarde Teilchen) Ozon in der Außenluft in Kontakt kommt. Empfindliche Personen werden demnach mit größerer Wahrscheinlichkeit gesundheitliche Schäden davontragen, falls sie Ozon in geschlossenen Räumen ausgesetzt sind [4].

Autos

Es mag sonderbar klingen, daß Autos ebenfalls als Quelle der Luftverschmutzung im Haus in Betracht kommen. Abgase kommen nicht nur von außen. In vielen Gegenden der USA ist dem Auto selbst ein Platz im Haus eingeräumt worden. Bei vielen Häusern ist die Garage zu einem Bestandteil ihrer Struktur geworden. Dies trifft besonders auf die Ranch-Häuser zu. Es kommt nicht selten vor, daß sich das Elternschlafzimmer direkt über der Garage befindet und daher durch aufsteigende Abgase und Gerüche stark belastet ist.

Für jemand, der auf Chemikalien empfindlich reagiert, kann diese Entwicklung in der modernen Lebensweise katastrophale Folgen haben. Es sollte, einfach ausgedrückt, unbedingt vermieden werden, Garagen in das Kellergeschoß eines Hauses zu integrieren, sofern nicht schärfste Vorkehrungen getroffen werden, um das Vordringen von Gerüchen und Abgasen in den Wohnbereich und die damit verbundene Verpestung der Atemluft zu verhindern. Das ist jedoch mit den größten Schwierigkeiten verbunden und im Grunde genommen nahezu unmöglich. Selbst ein Durchgang zwischen Haus und Garage kann genügend Abgase in das Haus eindringen lassen, um Krankheitserscheinungen auszulösen oder diese aufrechtzuerhalten.

Eine ähnliche Situation herrscht in vielen Apartmenthäusern, wo Abgase aus Garagen in die Aufzugsschächte vordringen und die Luft der Wohnbereiche verpesten. Eine Teillösung für dieses Problem besteht darin, daß man sein Auto völlig abkühlen läßt, bevor es in der Garage abgestellt wird. So ist die Gefahr geringer, daß Motorausdünstungen sich anreichern und die Luft im Haus verpesten.

Fallstudie: Empfindlichkeit gegen Chemikalien

Schwester Franziska kam in meine Sprechstunde mit einem sehr sonderbaren Problem. Sie litt unter Schmerzen auf beiden Seiten des Brustkorbs, ungefähr 15 Zentimeter unter den Achselhöhlen. Während Schmerzen oft das Ergebnis allergieartiger Symptome sind, gab es in ihrem Fall an den betreffenden Stellen aber keine Organe, die solche Krankheitserscheinungen hervorbringen könnten. Ich war leicht verwirrt, um so mehr, als ihre Begleiterin — ebenfalls eine Ordensschwester — Mühe hatte, ein Lächeln zu unterdrücken, als mir die Patientin von ihren Leiden berichtete.

Später fand ich heraus, welche Umstände zu diesen schmerzenden Stellen geführt hatten: Schwester Franziska schlief jeden Morgen während der Messe ein. Immer wenn sie anfing zu schnarchen, stießen ihr die Nonnen rechts und links mit dem Ellenbogen in die Rippen, um sie wieder wachzubekommen. Diese Vorfälle wiederholten sich während der Messe immer wieder, und so kamen ihre Schmerzen am Brustkorb zustande.

Ich stellte Nachforschungen an und fand heraus, daß sich die Kapelle ihres Klosters direkt über der Garage mit den fünf Wagen der Klostergemeinschaft befand. Ich traf also mit den Priestern, die die Wagen fuhren, ein Abkommen, alle Autos eine Woche lang nicht in der Garage abzustellen und die Tür weit offen zu lassen. Sie wurden jedoch zur Verschwiegenheit verpflichtet und Schwester Franziska hat davon niemals etwas erfahren.

In jener Woche besuchte sie wie üblich die Messe, war aber jeden Tag hellwach und munter, weshalb es auch kein Schnarchen und keine wunden Rippen gab. Dann wurden die Priester — wieder ohne Schwester Franziskas Wissen — angewiesen, die Autos wie üblich in der Garage bei geschlossener Tür zu parken. Am Morgen darauf betrat Schwester Franziska die Kapelle, setzte sich auf ihren Platz und schlief auch prompt wieder ein. Als sie zu schnarchen begann, wurde sie von den anderen Nonnen geweckt. Dieses Experiment war sehr überzeugend. Von da an blieben die Autos außerhalb der Garage.

Schadstoffe im Haus

Das Einatmen der Dämpfe und Gerüche von Wasch- und Reinigungsmitteln, Teerseifen, Ammoniak, Chlorox, Scheuerpulver mit Bleichmittel, Scheibenwaschmitteln, bestimmten Reinigungs- und Poliermitteln für Silber und Messing sowie brennenden Kerzen können allesamt chronische oder akute Symptome verursachen. Selbst das bloße Aufbewahren von chlorhaltigen Reinigungsmitteln im Haushalt hat bei einigen Personen zu Gesundheitsproblemen geführt.

Seife kann starke Reizwirkungen ausüben, wobei im allgemeinen unparfümierte Seifen und Reinigungsmittel besser verträglich sind, als stark parfümierte Seifen, Toiletten-Desodorierungsmittel und Desinfektionsmittel, besonders solche mit Kiefernnadelöl. Sogenannte Luftverbesserer und Geruchsverbesserer, deren ätherische Öle sich in der Luft fein verteilen, sind ganz besonders problematisch. Patienten berichteten, daß sie auf den Duft stark riechender Parfüms oder anderer Kosmetika Reaktionen zeigen.

Selbst der von Fernsehgeräten nach längerer Betriebszeit ausgehende Geruch hat bereits genügt, um die umgebende Luft zu verpesten, da die plastikumhüllten heißen Drähte Dämpfe absondern.

Kurz gesagt, Chemikalien und Kunststoffe haben in riesigem Ausmaß in den letzten Jahrzehnten Einzug in die Wohnungen gehalten. Aus diesen Ausgangsmaterialien hergestellte Produkte brachten große Vorteile mit sich, insofern sie kostengünstig, in kurzer Zeit und in großen Mengen produziert werden können. Sie bieten außerdem Einsatzmöglichkeiten, die mit den von ihnen verdrängten Naturprodukten nicht so leicht erreichbar sind. Auch die Hersteller und Händler haben daran sehr viel Geld verdient.

Über die langfristigen Auswirkungen dieser neuen Materialien auf die menschliche Gesundheit hat man jedoch so gut wie überhaupt nicht nachgedacht. Man ging schlicht und einfach von der Annahme aus, daß diese überreichlich vorhandenen Früchte des wissenschaftlichen Fortschritts uns viele Bequemlichkeiten gebracht haben und deshalb auch ebenso gesund sein müßten. Leider hat sich das als profunder Irrtum herausgestellt. Viele dieser „Helfer der Hausfrau" haben sich in verborgene Feinde verwandelt und verschmutzen unsere Umwelt, besonders die Luft, die wir zum Atmen brauchen.

In den letzten Jahren wurde beispielsweise Formaldehyd immer häufiger in Zusammenhang mit der Verursachung allergieartiger Reaktionen gebracht. Im März 1980 kam die angesehene National Academy of Sciences zu dem Schluß, daß Formaldehyd, selbst in geringen Mengen, zu schwerwiegenden Gesundheitsproblemen führen kann.

Formaldehyd kommt in einer Vielzahl von Produkten vor, wie beispielsweise in Materialien zur Wärmeisolation, Sperrholz, Spanplatten, Kleidern mit Dauerappretur (waschfester Appretur/Permanentappretur),

Zahnpasta, Luftverbesserern, Haarwaschmitteln und Kosmetika, wie schon erwähnt.
Dem Bericht der Akademie zufolge führt Formaldehyd, „selbst in extrem geringen Luftkonzentrationen“, zu Reizungen der Augen, Nase und des Rachens bei einem Teil der Bevölkerung. Tatsächlich ist ein Fünftel der Gesamtbevölkerung durch diese Chemikalie gesundheitlich mehr oder weniger beeinträchtigt [5].
Meiner Erfahrung nach unterschätzt die Akademie möglicherweise die Schwere dieses wachsenden Problems. Andere Klinische Ökologen, wie auch ich selbst, konnten miterleben, wie Patienten durch die Wirkungen des Formaldehyds buchstäblich aus ihren Häusern getrieben wurden.

Öffentliche Gebäude

Wie in den Wohnungen, begegnen wir der Luftverschmutzung auch in öffentlich zugänglichen Räumen, manchmal sogar in verstärktem Ausmaß. Desodorierungsmittel, Desinfektionsmittel, nach Kiefernnadelöl duftende Bodenreinigungsmittel und Insektensprays findet man fast überall. Es ist ziemlich unangenehm, in einer öffentliche Toilette feststellen zu müssen, wie gründlich die Luft darin mit Kiefernnadel-Duft oder einem penetrant nach künstlichem Fruchtaroma riechenden Desodorans verpestet ist. Immer häufiger kommt es vor, daß Patienten akute Reaktionen darauf bekommen.
Mit Heizöl oder Gas betriebene Raumheizgeräte ohne Abzug findet man viel häufiger in kleinen Läden, Geschäften und Restaurants als in privaten Wohnhäusern. Dadurch können bei den Angestellten *chronische* Krankheitserscheinungen verursacht und bei Kunden *akute* Reaktionen ausgelöst werden. Eine Patientin berichtete, daß sie zum Abendessen in ein kleines italienisches Restaurant ging und jedesmal ihren Platz wechseln mußte, sobald die Küchentür geöffnet wurde, weil dabei von einem Heizgerät in der Küche Gasschwaden an ihren Tisch vordrangen. An diesem Abend stellten sich jedenfalls wohlbekannte Symptome ein: sie verspürte ein „tranceartiges Gefühl“, gefolgt von Kopfschmerzen, die nach Kontakten mit Erdgas schon oft bei ihr aufgetreten waren.

Schulen

Höchst beunruhigend ist die Tatsache, daß auch Schulen von der Luftverschmutzung betroffen sind. Der Gebrauch chemischer Substanzen in diesem Lebensbereich kann das Gesamtproblem der Chemikalien- und Nahrungsmittelempfindlichkeit noch weiter verschärfen und sich bei Schülern wie bei Lehrern in verminderter Leistungsfähigkeit äußern. Schlecht durchdachte Koch- und Heizsysteme können schwerwiegende Folgen haben. Ein Lehrer war ständig benommen und schläfrig, wenn er in einem Raum unterrichtete, der sich direkt über der Schulcafeteria befand, von der die Gerüche eines gasbetriebenen Küchenherdes ausströmten. Seine Leistungen verbesserten sich nachhaltig, als er in einen anderen Raum überwechselte. Die Reaktionen von Kindern auf Chemikalienkontakt in der Schule wirken sich äußerst nachteilig für sie aus. Die auftretenden Symptome reichen von Hyperaktivität und Unaufmerksamkeit bis zu Gereiztheit und ähnlichen Krankheitserscheinungen, besonders bei solchen Kindern, die ein suchtartiges Verlangen nach „junk food" zeigen und deren häusliche Umgebung mit Schadstoffen belastet ist.

Im Jahre 1967 führte Frau Kathleen A. Blume mit meiner Unterstützung eine Untersuchung über die Schadstoffbelastung der Raumluft einer staatlichen Schule in Wauconda, einer Vorstadt von Chicago, durch [6]. Frau Blume, eine Hauswirtschaftslehrerin, wurde von einer Elterngruppe unterstützt, die um die Luftqualität der Schule besorgt war, an der ihre Kinder täglich unterrichtet wurden. Sie spürten im wahrsten Sinne des Wortes die Probleme mit der Nase auf:

„Wir benutzten Nase und Augen und versuchten, die offenkundigen wie auch die versteckten Ursachen der Luftverschmutzung in der Schule ausfindig zu machen. Trotz allen Fortschritten auf dem Gebiet der technischen Luftschadstoffmessung bleibt der menschliche Geruchsinn das beste Meßinstrument zum Aufspüren schädlicher Gerüche."

Es ist bemerkenswert und deprimierend zugleich, wie viele Quellen der Luftverschmutzung diese Eltern in der Schule vorfanden. So sind beispielsweise Aerosolsprays (Luft-/Geruchverbesserer) dafür bekannt, daß sie gesundheitliche Probleme heraufbeschwören, da sie leicht flüchtige Mischungen aus Chemikalien, Lösungsmitteln und dem Treibgas Freon (selbst eine Verbindung aus Kohlenstoff, Chlor und Fluor) enthalten. Die Eltern stießen auf Insektensprays; Spraydosen mit Farben, Emaillelack und Glanzlack; Beizmittel; Spraydosen mit künstlichem Schnee und Flüssigplastik; Reinigungsmittel auf Lösungsmittelbasis; keimtötende Mittel; Raum-Desodorantien; Haarspray; Möbelpolitur;

Desinfektionsmittel; Deodorants und sogar Spraydosen mit Fungiziden (Pilzbekämpfungsmitteln) für den Umkleideraum.

Wie Francis Silver (der Ingenieur, der diese Liste begutachtete und bei der Wauconda-Studie mitarbeitete) berichtete, hätte aus ökologischer Perspektive keine dieser Substanzen, ausgenommen vielleicht das Emaillelack-Spray und das Beizmittel, in einer Schule etwas zu suchen.

In einigen Fällen waren sich die Kinder der Gefahren der Sprays mehr bewußt als die Erwachsenen. Ein Kind klagte beispielsweise über Brennen in der Nase, den Augen und im Rachen, nachdem ein Hausmeister in einem Raum voller Kinder ein Desinfektionsmittel versprüht hatte. Die Beschwerden dieses Kindes dauerten bis spät in den Abend an. Als eine Lehrerin die Oberfläche ihres Schreibtisches mit einem Reinigungsspray säuberte, war einem Kind der Geruch so unerträglich, daß es darum bat, den Raum verlassen zu dürfen. Nachdem eine andere Lehrerin Kreidezeichnungen mit einem Fixativ besprühte, um diese wischfest zu machen, beklagten sich mehrere Kinder über den Geruch und baten sie, die Fenster zu öffnen.

Es sollte erwähnt werden, daß bei solchen Sprays nicht nur die Gefahr besteht, daß allergieartige Symptome hervorgerufen werden, sondern daß es durch die Chemikalien in Aerosolspraydosen auch zu Schädigungen der empfindlichen Kornea, der Hornhaut des Auges, kommen kann und eine „Spray-Keratitis" (Hornhautentzündung durch Sprayeinwirkung) verursacht wird [7].

Eine weitere durch die Wauconda-Studie aufgedeckte Gefahrenquelle stellten die Vorräte an chemischen Hilfsmitteln der Schulhausmeister dar. 28 verschiedene chemische Substanzen wurden in den Vorratsschränken entdeckt, darunter einige stark toxische Mittel. Frau Blume beschrieb diese Situation folgendermaßen: Die Vorräte der Hausmeister stellen wahrscheinlich das traurigste Kapitel bei der ganzen Geschichte dar. Diese chemischen Mittel unterliegen keinerlei Aufsicht, alles ist erlaubt. Wir achten doch sonst so sehr darauf, wem die Erlaubnis erteilt werden soll, Patienten Medikamente zu verschreiben; Hausmeister versprühen jedoch ihre Mittel nach Belieben; die Dämpfe und flüchtigen Stoffe werden schließlich eingeatmet und gelangen so in den Körper . . . Wenn wir unser Interesse mehr auf die Erhaltung der Gesundheit richten würden, statt auf die Behandlung von Krankheiten, sollten wir den

Hausmeistern genauer auf die Finger schauen, anstatt uns zu sehr auf unsere Ärzte zu konzentrieren.
Mit dem Gebrauch solcher Produkte in Schulen wird oft „mit Kanonen auf Spatzen", sprich Bakterien, geschossen. Dr. Malcolm Hargraves, ein ranghöherer fachärztlicher Berater (Konsiliarius) an der Mayo-Klinik, sagte in diesem Zusammenhang: Die Menschen in den USA lassen sich, so fürchte ich, zu leicht Mittel aufschwatzen, die den Anspruch erheben, Arzneistoffe zu enthalten (ein Beispiel sind die antibakteriellen Produkteigenschaften). Der universelle Gebrauch solcher Substanzen mit dieser Zielsetzung führt nur zur Entwicklung von resistenteren Bakterienstämmen, die uns dann in Zukunft plagen werden [8].
Im Grunde genommen sind frische Luft, Sonnenlicht, heißes Wasser und unparfümierte Seife noch immer die besten Desinfektionsmittel, die es gibt. Die „Fortschritte" bei der Erfindung neuer Desinfektionsmittel in den letzten dreißig oder vierzig Jahren haben uns wenig dabei geholfen, der Infektionskrankheiten Herr zu werden, sie haben vielmehr einen Berg von Problemen für Personen geschaffen, die auf Chemikalien empfindlich reagieren. Es ist eine Tragödie, wenn schon die Kinder diesen Substanzen ausgesetzt sind und dadurch eine Empfindlichkeit entwickeln, die sie vielleicht für den Rest ihres Lebens nicht mehr loswerden können.

Andere öffentlich zugängliche Räume

Nur wenige Studien über öffentlich zugängliche Räume sind so vollständig gewesen wie dieser Wauconda-Report betroffener Eltern. Weitere Untersuchungen an Schulen und Universitäten, in Laboratorien, Büros und Krankenhäusern würden jedoch zweifellos zu ähnlichen Ergebnissen führen.
Jeder für die Allgemeinheit zugängliche Raum birgt seine eigenen Gefahren in sich. So findet man beispielsweise in Büros eine Fülle möglicher Reizstoffe, wie Kohlepapier, Tinte, Vervielfältigungs- und Reproduktionsgeräte, Gummilösung, Schreibmaschinen und deren schalldämpfende Unterlagen, Lampen und andere Büroeinrichtungen aus Plastik, sowie Parfüms und Duftwässer. Das neuartige selbstdurchschreibende Kohlepapier führt bei vielen Patienten zu besonders starken Beschwerden. Wenn das Büro neu eingerichtetet ist, kann dort oft ein

strenger Geruch nach neuem, chemisch behandeltem Teppichboden wahrgenommen werden. Manche Bürogebäude sind mit Fabriken, Lagerhäusern, Geschäften und Garagen verbunden und sind an deren Heizungs- und Belüftungssysteme angegliedert. Viele Menschen mit einer Chemikalienempfindlichkeit werden auch durch Tabakrauch, der in einigen Büros beträchtliche Konzentrationen aufweisen kann, in ihrer Gesundheit beeinträchtigt.

Krankenhäuser haben andererseits ihre eigenen spezifischen Gerüche: Desodorierungsmittel, Desinfektions- und Reinigungsmittel; Ätherdämpfe und andere Narkosemittel aus dem Operationsraum; Gerüche von Arzneistoffen und Alkohol zum Einreiben; und schließlich der Geruch von Gummiunterlagen und Bettwäsche aus synthetischem Material.

Ich habe bereits darauf hingewiesen, daß die Luft von Supermärkten häufig durch die Gerüche von Insektiziden, Desinfektions- und Desodorierungsmitteln und ähnlichen Stoffen verpestet ist. Ein eigenartiger Geruch geht auch oft von den Abteilungen für Tiefkühlkost aus, manchmal infolge undichter Tiefkühlgeräte. Wenn diese gereinigt werden, verwendet man oft Ammoniak, wobei sich häufig noch Kunden im Raum befinden. Selbst Kirchen sind für chemikalienempfindliche Patienten kein Zufluchtsort vor Umwelteinflüssen. Oft kann man Gas wahrnehmen, das von einer verborgenen Küche ausströmt. Da ist auch noch der Geruch von brennenden Kerzen (in den letzten Jahren wird bei deren Herstellung hauptsächlich Paraffin und weniger Bienenwachs als Ausgangsstoff verwendet) oder von Weihrauch, Parfüm und der Mottenkugel-Geruch von Pelzen und Mänteln.

Zum Schluß sollte noch zur Schadstoffbelastung in Fabriken ein Wort gesagt werden, obwohl dieses enorme und vielschichtige Problem nicht in den Themenbereich dieses Buches fällt. In Fabriken sind viele der bereits erwähnten Schadstoffe mit den spezifischen, im Produktions- und Verarbeitungsprozeß entstehenden Gerüchen vermischt. Die größten Probleme werden gewöhnlich durch Lösungsmittel und deren Verbrennungsprodukte geschaffen. Folgende Stoffe kommen vor: Gummi, Plastik, Harze, Wasch- und Reinigungsmittel, Kühlöle und Schmieröle, Schwefel, Chlor und ähnliche Substanzen. In Betrieben der Elektronik-Industrie und anderen Fabriken, in denen mit solchen Materialien umgegangen wird, ist es bereits zu massenhaft auftretenden Krankheitsfällen gekommen. Während Schulmediziner solchen Krankheitsphänomenen mit massenpsychologischen Erklärungsmodellen beizukommen suchten, haben einige Experten für Umweltkrankheiten diese als Anzeichen für Chemikalienempfindlichkeit bei einem großen Teil der Arbeiter interpretiert [9].

7. Luftverschmutzung im Freien

Obwohl die Luftschadstoffe im Haus chemikalienempfindlichen Menschen im allgemeinen größere Schwierigkeiten machen, sollte man die Gefährlichkeit der Schadstoffe in der Außenluft nicht unterschätzen.
Atmosphärische Luftverschmutzung ist ihrer Natur nach Schwankungen unterworfen und tritt mit Unterbrechungen auf. Das bedeutet, daß die Intensität des „Smog" häufig von lokalen Wetterbedingungen abhängt. Allgemein läßt sich sagen, daß bei ruhigem, feuchtem, nebligem oder regnerischem Wetter diese Art der Luftverschmutzung sich besonders stark bemerkbar macht. Solche Wetterlagen sind in den Wintermonaten häufiger. Der Sommer bringt seine eigenen Probleme mit sich: es befinden sich mehr Autos auf den Straßen und geben aus ihren überhitzten Motoren mehr Abgase und Dämpfe an die Umwelt ab.
Chicago ist eine Stadt, in der man dieses Problem besonders gut untersuchen kann. Wenn von Westen her Sturm aufzieht, werden die Luftschadstoffe aus dem Industriezentrum im Süden durch die gegen den Uhrzeigersinn um ein Tiefdruckgebiet kreisenden Winde in die Innenstadt geblasen. Wenn das Sturmzentrum die Stadt überquert, drehen sich die Winde plötzlich nach Norden und Osten und führen dadurch den größten Teil der Luftschadstoffe mit sich fort. Aus diesen Gründen ist das Vorhandensein bzw. Fehlen von Schadstoffen in der Luft stark abhängig von den geographischen Bedingungen dieses Gebietes.
In Chicago gibt es vier Hauptquellen der Luftverschmutzung. Die größte Emissionsquelle stellt das Gebiet der Erdölraffinerien an der äußersten Nordgrenze zwischen den Bundesstaaten Illinois und Indiana dar. Der Leser wird sich daran erinnern, wie bei Nora Barnes Übelkeit auftrat, als sie durch den Smog dieses Industrieviertels fuhr. Einige Patienten aus Michigan nehmen lieber die Fähre von Ludington nach Milwaukee und fahren dann vom Norden aus in Richtung Chicago, weil sie es ganz einfach vermeiden wollen, mitten durch diese Gegend zu fahren.

Die zweite große Emissionsquelle ist das Raffineriegebiet nahe dem Schiffskanal im Südwesten vor Chicago. Eine dritte, nicht klar abgrenzbare Emissionsquelle liegt in der Umgebung einer Farbenfabrik auf der Südseite, in deren Nähe sich noch mehrere andere Zentren der Schwerindustrie befinden.
Die vierte Quelle der Luftverschmutzung befindet sich im berühmten Geschäftsviertel von Chicago, „the Loop“. Hier kommen die Schadstoffe hauptsächlich von Autos und Eisenbahnen. Von „the Loop“ aus verlaufen speichenförmig die Schnellverkehrsstraßen und Trassen der Diesellokomotiven, entlang denen die Umwelt mit chemischen Schadstoffen verseucht wird.
Je nach Windrichtung und -stärke ballen sich die Schadstoffe aus den vier Emissionsquellen zu einer gesundheitsschädlichen Wolke zusammen. Diese Dunstglocke wird bald in die eine, bald in die andere Richtung bewegt. Fast niemand kann dem Einfluß dieses Smogs entgehen. Der südliche Teil der Stadt ist gewöhnlich am meisten und die „Gold Coast“ entlang dem Michigan-See am wenigsten betroffen.

Fallstudie: Empfindlichkeit gegen Chemikalien

Die Krankengeschichte des Architekten Patrick Wells war lang und umfaßte Symptome wie laufende Nase (Rhinitis), Husten, Kopfschmerzen, Mattigkeit, geistige Verwirrtheit und Anfälle von Depression. Wie viele andere Berufstätige arbeitete er im Geschäftsviertel von Chicago und pendelte mit dem Zug in eine Vorstadt westlich der City. Unter meiner Behandlung hatte er schon verschiedene Aspekte der Luftverschmutzung in seinem Haus unter Kontrolle gebracht, dennoch blieben viele seiner Symptome hartnäckig bestehen. Da er vermutete, daß zwischen den Wetterlagen und seinen Gesundheitsproblemen ein ursächlicher Zusammenhang bestehe, führte er über seine Symptome sowie die vorherrschenden Wetterbedingungen täglich Buch. Er sammelte diese Daten über ein Jahr lang, ohne einen Tag auszulassen. Er besorgte sich auch statistische Angaben hinsichtlich Windgeschwindigkeit und Sichtweite vom nationalen Wetteramt für jeden Tag im Jahr.
Wells fand heraus, daß er tatsächlich eine Art „menschliches Barometer“ war. Zuhause und an seinem Arbeitsplatz blieb er an jenen Tagen symptomfrei, an denen der Wind aus westlicher, nordwestlicher und nördlicher Richtung blies (in diesen Gegenden gibt es kaum Industrie-

ansiedlungen). Seine Depressionen und andere Symptome kehrten aber ohne Ausnahme dann zurück, wenn Winde aus östlicher und insbesondere aus südöstlicher Richtung vorherrschten. Genau in diesen Gebieten liegen auch die Zentren der Schwerindustrie, vor allem die Raffinerien und größten Fabriken. Ebenso traten bei südlicher und sogar südwestlicher Windrichtung Beschwerden auf.

Hochinteressant war auch die Tatsache, daß Wells keine Schwierigkeiten hatte bei Windgeschwindigkeiten von 25 km/h oder höher, egal woher die Winde kamen. Die schadstoffhaltige Luft mußte offensichtlich langsam, mit der gemächlichen Geschwindigkeit von 5 bis 11 km/h vorüberziehen, um bei ihm Beschwerden auszulösen.

Die Beobachtungen von Wells wurden später durch andere Patienten aus Chicago, die ebenfalls an einer Empfindlichkeit gegen Chemikalien litten, bestätigt. Es waren immer die langsamen, aus südlicher Richtung wehenden Winde, die symptomauslösende Schadstoffe mit sich führten. Wells fand heraus, daß solche Effekte besonders mit dem Faktor Sichtweite korrelierten (Sichtweite wird als die Distanz definiert, bis zu der ein Beobachter entfernte Lichtpunkte erkennen kann). Je geringer an einem bestimmten Tag die Sichtweite war, desto wahrscheinlicher kamen wieder chronische Symptome verstärkt zum Ausbruch.

Weitere Krankheitsfälle zeigten, wie bemerkenswert groß die Aufnahmefähigkeit solcher langsamen Luftbewegungen für Schadstoffe ist und wie auf diese Weise die Luftverschmutzung bis an die Haustür nichtsahnender Menschen in weit entfernten Gebieten gelangen kann.

Eines Tages traten bei einigen meiner chemikalienempfindlichen Patienten, die in der Gegend von Chicago wohnten, zur gleichen Zeit akute Krankheitssymptome in Erscheinung. Mehrere von ihnen behaupteten, Raffinerie-Gerüche in der Luft wahrzunehmen, obwohl es in ihrer Nähe überhaupt keine Raffinerien gab. Nachdem ich ihre Wohnorte auf einer Landkarte markiert und die Wetterverhältnisse an jenem Tag studiert hatte, kam ich zu dem Schluß, daß diese Menschen auf chemischen „Fallout“ aus den Joliet-Raffinerien reagierten, obwohl sie alle in den nördlichen Vorstädten von Chicago lebten, 65 bis 120 km von der Emissionsquelle entfernt.

Viele ähnliche Vorfälle waren über die Jahre zu beobachten. Selbst die am weitesten im Norden, an der Grenze zu Wisconsin liegenden Vorstädte Chicagos erreichen gelegentlich Luftschadstoffe, die aus dem

Südteil von Chicago stammen. Es gibt in der Tat keine einzige Wohngegend in einem Radius von 80 bis 120 km um das Zentrum von Chicago, die ständig frei wäre von Emissionen aus der City oder den Industriestandorten. Das gleiche gilt für die meisten Städte Amerikas.

Auspuffgase von Dieselmotoren

Für jemanden, der empfindlich auf Chemikalien reagiert, stellen unter allen Auspuffgasen die Abgase von Dieselmotoren die schlimmste Belastung dar. Die Verbrennungsprodukte von Dieselkraftstoff bewirken bei vielen empfindlichen Menschen eine drastische Verschlimmerung ihrer Krankheitssymptome, und falls dies beim Autofahren geschieht, kann die Verkehrssicherheit ernsthaft gefährdet sein.

Busse mit Dieselmotoren können für die Insassen, aber auch für andere Verkehrsteilnehmer, eine Quelle gesundheitlicher Probleme sein. Wenn während der Fahrt die Fenster eines Kraftfahrzeugs nicht geschlossen sind, werden gewöhnlich die eigenen Auspuffgase ins Wageninnere gesogen. Wenn daher ein Fahrgast ganz hinten im Bus Platz nimmt, ist er wahrscheinlich eher den Abgasen ausgesetzt, als auf den vorderen Sitzen. Ein Patient mit einer relativ milden Form der Chemikalienempfindlichkeit berichtete, daß er bei einer Busfahrt immer am liebsten bei geöffnetem Fenster auf den hintersten Plätzen saß. Er verspürte dabei eine stimulierende Wirkung, konnte sich dies jedoch überhaupt nicht erklären. Später hingegen konnte er bei sich eine depressive Verstimmung feststellen. Allem Anschein nach handelte es sich bei diesem Patienten um eine suchtartige Reaktion auf gasförmige chemische Substanzen.

Manchmal fahren Busse in Kolonnen, und die Auspuffgase eines Fahrzeugs dringen in den Fahrgastraum des nachfolgenden Busses ein, besonders dann, wenn der Wind aus derselben Richtung kommt wie die Auspuffgase.

Bei den Fahrgästen treten häufig Kopfschmerzen und andere Reaktionen, wie Übelkeit und Brechreiz, während oder nach einer Busfahrt auf; dabei kommt aber niemand auf den Gedanken, daß Auspuffgase die Ursache sein könnten. Diese Schadstoffe können sich im Körper anreichern und erst nach einer bestimmten Fahrtstrecke zu Reaktionen führen. Bei weniger empfindlichen Personen treten die Symptome vielleicht

erst dann ein, wenn der Bus infolge schlechter Wartung zuviele Abgase freisetzt, oder wenn die hinteren Fenster offen bleiben.
In vielen Fällen sind die Wirkungen von Abgasen aus Dieselmotoren schleichend und bleiben unentdeckt. Die Erschöpfung, die sich nach einer Busfahrt in die Innenstadt bei einem Einkaufsbummel einstellt, steht in keinem Verhältnis zu der tatsächlichen körperlichen Anstrengung. Diese Erschöpfung ist im wesentlichen auf die Einwirkung der Abgase im Bus selbst und im übrigen Straßenverkehr zurückzuführen.
In Bahnhöfen sind die Ein- und Ausgänge am stärksten mit Abgasen von Dieselmotoren belastet. Das trifft insbesondere auf U-Bahnhöfe oder überdachte Bahnhöfe zu, in denen Fahrgäste gezwungen sind, an einer Reihe von Lokomotiven mit laufendem Motor vorbeizugehen, um zu ihren Zügen oder zum Ausgang zu gelangen. Bei einigen Patienten, die ein solches Spießrutenlaufen versuchten, traten daraufhin akute Krankheitssymptome in Erscheinung. Von solchen Fällen einmal abgesehen, stellen Diesellokomotiven im Vergleich zu Bussen und Kraftfahrzeugen — vor allem in der Hauptverkehrszeit — eigentlich die geringere Gefahrenquelle dar. Der Grund hierfür liegt in der großen Geschwindigkeit der Züge, im Fehlen von Verkehrsstauungen sowie in der relativ geschützten Lage der Fahrgastabteile gegenüber der Schadstoffquelle.

Abgase des übrigen Kraftfahrzeugverkehrs

„Normale" Autoabgase, die von Kraftfahrzeugen an die Umwelt abgegeben werden, stellen eine Hauptquelle der Luftverschmutzung und chronischer Gesundheitsprobleme dar. In Chicago kommt diese Verpestung der Atemluft durch die hohe Verkehrsdichte im Innenstadtbereich zustande. Die entlang dem speichenartigen Verlauf der Eisenbahnstrecken, Lkw-Routen, Buslinien, Autobahnen und Schnellstraßen emittierten Luftschadstoffe werden bis hinaus in die ländlichen Gebiete transportiert und ebenso über ganz Chicago verweht. Weil die Fahrzeuge im Stadtbereich langsamer fahren und öfter die Geschwindigkeit drosseln, stellen die Bahnhöfe und die Verkehrsstockungen meist die „Brennpunkte" der Luftverschmutzung dar.
Ich rate im allgemeinen den Patienten dringend, in der Nähe von Straßenkreuzungen oder einer Hauptverkehrsstraße kein Haus zu kaufen oder eine Wohnung zu mieten. Diesellokomotiven, Lkw-Routen und

Buslinien müssen ebenfalls gemieden werden. Wenn jemand drei Häuserblocks von einer stark befahrenen Straße entfernt wohnt, kann dies — wie einige Fälle belegen — bereits genügen, um die Entstehung chronischer Krankheitserscheinungen zu begünstigen. Eine allgemeine Regel lautet: falls der Verkehrslärm noch akustisch wahrgenommen werden kann, ist die Wohnung nicht weit genug entfernt, um beschwerdefrei darin leben zu können.

„Reisekrankheit" im Auto

Häufig macht man die Beobachtung, daß es Insassen eines Kraftfahrzeugs auf den Vordersitzen sehr viel seltener schlecht wird als auf den hinteren Sitzen. Tatsächlich besteht ein „Heilmittel" gegen Übelkeit im Auto darin, sich auf die vorderen Plätze zu setzen. Woher kommt das? Ein Grund liegt in der höheren Belastung der hinten sitzenden Personen durch Abgase. Wenn die Fondfenster des Wagens auch nur einen Spalt offen sind oder die Hecktür bei Kombiwagen nicht mehr vollständig schließt, gelangen Auspuffgase in den Fond des Wagens. Während der Fahrt entsteht nämlich hinter dem Auto ein Vakuum; dadurch werden Abgase ins Wageninnere gesogen. Ein seitlicher Auspuff kann zwar Erleichterung bringen, löst aber nicht das Problem. Es ist zu beachten, daß die beim Autofahren entstehende Übelkeit nicht identisch ist mit „Bewegungskrankheit" durch Reizung des Gleichgewichtsorgans. Das wird deutlich durch die Tatsache, daß es vielen Leuten nur in Autos übel wird, jedoch nicht in anderen Verkehrsmitteln, wie Elektrobussen oder elektrisch betriebenen Zügen.
Zu den weiteren„Auto-Problemen" zählt das Phänomen der „Fahrer-Hypnose". Darunter versteht man das Einsetzen von Erschöpfung und lähmender Schläfrigkeit nach mehreren Stunden Fahrzeit. Das kommt nicht nur von der Anstrengung des Fahrens und dem dauernden Starren auf die Fahrbahn; auch die Auspuffgase haben ihr Teil daran. Fahrer, die auf Auspuffgase reagieren, sind unter Umständen in ihrer Fähigkeit zu schnellen Entscheidungen beeinträchtigt, gegenüber anderen Verkehrsteilnehmern weniger tolerant und haben oft einen ausgesprochen aggressiven Fahrstil. Wenn der Fahrer noch dazu ein „Nahrungsmittelsüchtiger" ist und häufig an „junk-food"-Imbißbuden entlang den Autobahnen Halt macht, wird sein Fahrverhalten dadurch sicherlich nicht besser.

Dazu kommen die massiven Einwirkungen von chemischen Substanzen: Frischer Straßenteer, Abgase aller Art, Pestizidsprühnebel und die Luftverschmutzung in der Nähe von Flughäfen. Als körperliche Reaktionen treten gewöhnlich beeinträchtigte Muskelkoordination, Nervosität, Muskelverspannung, verschwommenes Sehen usw. auf. Ein derart geplagter Fahrer erkennt nur selten die Ursache dieser „Nervenattacke". Manchmal führen Reaktionen auf chemische Stoffe bis zu einer Art „Rauschzustand", obwohl der betroffene Fahrer keinerlei Alkoholika oder berauschende Mittel zu sich genommen hat.
Bei Alkoholikern kann es vorkommen, daß sie nicht sagen können, wo sich ihre Füße befinden, ohne zuvor hinzuschauen. Autofahrer, bei denen dieses „Rauschstadium" der krankhaften Reaktivität auf chemische Stoffe erreicht ist, haben in ganz ähnlicher Weise, ohne hinzusehen, kein Gefühl mehr dafür, welchen Druck sie auf das Gas- oder Bremspedal ausüben. Falls sie jedoch deswegen den Blick von der Straße abwenden, kann das zu gefährlichen Situationen führen. Einige Patienten, wie im Falle Ida Koller (Kap. 1), sind schon in solch einem Zustand von der Polizei angehalten worden und mußten einen Alkoholtest über sich ergehen lassen, der natürlich negativ ausfiel und bei den Beamten Fassungslosigkeit und totale Verwirrung hervorrief. Einige Fahrer merken vielleicht noch, daß etwas mit ihnen nicht stimmt, und überlassen das Steuer jemand anders oder halten an; andere hingegen fahren ihre eigenen Autos und die von anderen Verkehrsteilnehmern zu Schrott, ohne jemals den Grund für ihr seltsames Fahrverhalten herauszufinden. Man fragt sich natürlich, an wie vielen der in die Tausende gehenden „unerklärbaren" Autounfälle akute Reaktionen auf Schadstoffe in der Atemluft maßgeblich beteiligt waren.
Was über Autofahrer gesagt wurde, trifft ebenso auf die Fußgänger zu. Wenn jemand zu Fuß geht und sich mühsam durch eine Smogwolke durchkämpfen muß, kann es bei ihm zeitweilig zu starker Verwirrung kommen, während der er völlig das Bewußtsein für gefährliche Situationen verliert. Man beobachte nur einmal an einer verkehrsreichen Straßenkreuzung, wie sich Fußgänger während eines Smogalarms verhalten. In solchen Situationen bewegen sich Leute, die ansonsten einen normalen Eindruck machen, wie in Trance gleich Zombies fort und verkennen jede Gefahr. Bei Smog kann ein Autofahrer nicht erwarten, daß Fußgänger sich „normal" verhalten und aufpassen. Ich konnte einmal beob-

achten, wie einer meiner Patienten versuchte, eine Straße in der Innenstadt zu überqueren: als die Fußgängerampel auf grün sprang, ging er los bis zur Mitte der Straße, blieb stehen und kehrte dann ganz verstört wieder um. Weitere Untersuchungen kamen zu dem Ergebnis, daß sein Verhalten nicht einfach durch Geistesabwesenheit, sondern durch die Benommenheit zu erklären war, die von Schadstoffen in der Luft verursacht wurde.

Man hat das Automobil als Mittelpunkt unserer Zivilisation bezeichnet. Es hat unsere Lebensweise zweifellos verändert, weil es ein bequemes und angenehmes Fortbewegungsmittel ist. Inzwischen stellen sich immer mehr Nachteile heraus, wozu ungeahnte akute und chronische Gesundheitsstörungen zählen. Einer der größten Nachteile des Autos ist die zusätzliche Umweltbelastung für chemikalienempfindliche Menschen.

Fallstudie: Empfindlichkeit gegen Chemikalien (Luftschadstoffe)

Theodore Muysenberg kam mit dem Verdacht auf Stauballergie zu mir in Behandlung. Er bekam Allergenextrakte aus Hausstaub verabreicht, ein häufig angewandtes Verfahren, um Patienten gegen diese Quelle allergischer Reaktionen zu desensibilisieren. Kurze Zeit nach Injektion der Extrakte stellten sich bei ihm jedesmal starke Kopfschmerzen und Mattigkeit ein, worauf er sich in meiner Praxis hinlegen mußte, bis die Reaktionen abgeklungen waren.

Da einige Patienten auf das bei der Herstellung von Hausstaub-Extrakten verwendete chemische Konservierungsmittel Phenol reagieren, wurde Muysenberg ein phenolfreies Präparat verabreicht. Es traten jedoch erneut akute Krankheitssymptome auf. Beim nächsten Behandlungstermin wurde die Dosis reduziert, aus der Überlegung heraus, daß die bisher gegebene, wenn auch sehr kleine Menge die Reaktionen ausgelöst haben könnte. Aber auch dieses Mal erkrankte Muysenberg.

Da er außerhalb der Stadt wohnte, wurden ihm die ständigen Fahrten nach Chicago zur Last, aber in dem Bemühen, seinen Reaktionen auf den Grund zu gehen, kam er weiterhin in meine Sprechstunde. Nichts schien zu helfen, oder besser gesagt, alles schien seine qualvollen Symptome wieder auszulösen.

Als Kontrolltest wurde Muysenberg eine normale Salzlösung ohne Konservierungsmittel injiziert, die gewöhnlich überhaupt keine Wirkung auf den Körper hat. Auch nach diesem Test litt er unter dem typischen Mattigkeitsgefühl und den Kopfschmerzen. Nach einigen Stunden wurde ein neuer Termin vereinbart, und er fuhr nach Hause. Zu diesem Behandlungstermin wurde ihm mit einer Injektionsnadel in den Arm gestochen, aber *keine* Flüssigkeit injiziert. Wieder kam es zu Müdigkeit und Kopfschmerzen, was ihn zwang, sich hinzulegen. Zum darauffolgenden Termin wurde ihm *überhaupt keine* Injektion verabreicht; ohne jegliche Behandlung wurde er nach Hause geschickt mit der Anweisung, auf Symptome zu achten. Einige Stunden später rief er an und teilte mir mit, daß auf der Fahrt zu seiner Wohnung die gleichen wohlbekannten Symptome wieder aufgetreten waren.

Zu diesem Zeitpunkt hätten natürlich viele Ärzte diesen Patienten an einen Psychiater überwiesen oder derartige Symptome den hohen intellektuellen Anforderungen seiner beruflichen Tätigkeit zugeschrieben. Da ich aber durch die Erfahrungen anderer Patienten hellhörig gemacht worden war, erkundigte ich mich bei Muysenberg nach dem Verkehrsmittel, das er für die Fahrten zwischen Wohnung und Praxis benutzte. Er teilte mir daraufhin mit, daß er immer mit dem Bus gefahren sei. Ich „verordnete" ihm deshalb, für seine nächste Fahrt in die Stadt die Hochbahn zu nehmen. Er befolgte meinen Rat und verspürte weder Kopfschmerzen, noch ein Mattigkeitsgefühl oder irgendeine andere unangenehme Reaktion. Muysenberg konnte beschwerdefrei seine Injektionen mit Hausstaubextrakten bekommen und hatte auf dem Heimweg keine Probleme mehr, vorausgesetzt er benutzte jedesmal die Hochbahn. Sobald er jedoch versuchte, den mit Dieselkraftstoff betriebenen Bus zu nehmen, kehrten die altbekannten qualvollen Symptome wieder zurück — Symptome, die ihn unter anderen Umständen schließlich auf die Couch eines Psychiaters gebracht hätten.

Eine andere Patientin bekam Unterleibskrämpfe und Durchfall, sooft sie versuchte, in einem Bus mit Dieselmotor um ein paar Häuserblocks zu fahren, während sie mehrere Meilen in einem mit Propangas betriebenen Bus zurücklegen konnte, bevor die gleichen Symptome auftraten. Schläfrigkeit und Zustände geistiger Verwirrung stellen Reaktionen dar, die bei Busbenutzern mit Chemikalienempfindlichkeit ebenfalls häufig beobachtet werden können.

Pestizidspritzungen zur Insekten- und Unkrautbekämpfung

Wir sind bereits auf Pestizide als Quelle für Luftverschmutzung im Haus eingegangen. Diese Stoffe sind auch an der Schadstoffbelastung der Außenluft beteiligt, besonders in Form von Aktionen zur Insekten- und Unkrautvertilgung.

Viele Leute, die wissen, daß sie auf chemische Substanzen empfindlich reagieren, ziehen in die Vorstädte oder aufs Land, um dieser Ursache ihrer Beschwerden zu entfliehen. Nachdem sie an ihrem vermeintlich sicheren Zufluchtsort angekommen sind, sehen sie sich manchmal mit einem noch schlimmeren Problem konfrontiert: Insektenvertilgung. Manchmal wird die Bevölkerung ländlicher Gebiete oder in Vorstädten mitten in der Nacht und ohne Vorwarnung selbst zur Leidtragenden dieser „Bekämpfung“. Riesige Sprühfahrzeuge entladen ihre giftige Fracht in unmittelbarer Nähe der Wohnhäuser auf Bäume, Straßenränder und Teiche.

Für empfindliche Personen, die bei geöffneten Fenstern ruhig schlafend im Bett liegen, kann das erste Warnzeichen darin bestehen, mit Husten und Atemnot oder gar einem epilepsieartigen Anfall aufzuwachen. Wiederholte Male wurde ich mitten in der Nacht gerufen, um diese Leute wiederzubeleben. Empfindliche Patienten, die in Gebieten wohnen, wo derartige Pestizidsprühaktionen stattfinden, müssen sorgfältige Vorkehrungen treffen, um diesen zu entgehen. Einige wenden sich an die zuständigen lokalen Behörden und bitten darum, sie vorab darüber zu informieren, wann in ihrer Nähe Pestizide ausgebracht werden sollen. Andere wiederum flüchten aus der Gegend, sobald eine Sprühaktion beginnt, oder schließen sich so lange in ihrem Haus ein, bis sich die Giftstoffe einigermaßen verzogen haben.

Es gibt auch Patienten, die versuchen, noch weiter hinaus aufs Land zu ziehen. Leider bringt auch diese Strategie keinen Erfolg, da Bekämpfungsprogramme in den ländlichen Gebieten mit dem gleichen Feuereifer durchgeführt werden wie anderswo. Ständig werden neue Beratungsstellen für Insekten- und Unkrautvertilgung eingerichtet. Zudem gerät der vor diesen Einwirkungen Flüchtende mit den Farmern oder Forstleuten in Konflikt, die auf ihren land- bzw. forstwirtschaftlichen Flächen ebenfalls Pestizide versprühen. Einige meiner Patienten sind wieder vom Land in die Stadt zurückgezogen, um den wahllos durchge-

führten Sprühaktionen zu entgehen, wie sie derzeit auf dem Lande stattfinden!
Es ist traurig, mitansehen zu müssen, wie Menschen in die verschmutzten Städte fliehen müssen, um der noch schlimmeren Umweltverseuchung in den ländlichen Gebieten zu entkommen. Selbst eine Autofahrt durch ländliches Gebiet stellt heutzutage für chemikalienempfindliche Individuen oft eine Gefahr dar. Es kann jederzeit passieren, daß man plötzlich mit Unkrautvertilgungsmaßnahmen an den Straßenrändern konfrontiert wird. Das beste in einer solchen Situation ist, sofort den Wagen zu wenden und so schnell wie möglich wegzufahren. Eine andere Methode besteht darin, die Wagenfenster zu schließen und durch einen Filter mit Aktivkohle zu atmen, falls man einen zur Hand hat. Selbst wenn man an gerade besprühten Straßenrändern und Bahndämmen entlang fährt oder durch einen Landstrich unmittelbar nach einer Pestizidausbringung kommt, kann dies bereits genügen, um Empfindlichkeitsreaktionen auszulösen [1].

Fallstudie: Empfindlichkeit gegen Chemikalien (Unkrautvernichtungsmittel)

An einem Morgen im Juni 1972 lag die Familie Johnson aus einem Weststaat der USA in ihrem Bauernhaus noch im Schlaf. Ohne Vorwarnung kam um 6.30 Uhr plötzlich ein Hubschrauber im Tiefflug über ihr Haus und entlud einen dichten weißen Sprühnebel entlang den Hochspannungsmasten eines Elektrizitätsunternehmens, die direkt am Haus vorbeiführten. Insgesamt viermal stieß der Hubschrauber herab und versprühte eine Herbizid-Giftwolke, um die Vegetation abzutöten, die unter den Stahlmasten des Unternehmens wuchs.
Obwohl an jenem Morgen die Windgeschwindigkeit nur etwa 5 km/h betrug, sorgten die von den Rotorblättern erzeugten starken Luftströmungen dafür, daß die Chemikalien auf das Haus der schlafenden Familie zugeweht wurden.
Als Frau Johnson durch den Lärm des Hubschraubers wach geworden war, weckte sie die anderen Familienmitglieder, die hastig ihr Frühstück hinunterschlangen und das Haus verließen. Sobald sie aus der Tür traten, waren sie in eine Wolke aus Tordon 100 gehüllt, ein Herbizid, das Pictoran und 2,4-D (Dichlorphenoxyessigsäure) enthält.

Am schlimmsten war Lydia, die Tochter der Johnsons im Teenageralter, betroffen. Sie hatte nach diesem Zwischenfall wochenlang unter Übelkeit, Brechreiz und hartnäckigen Kopfschmerzen zu leiden. Ihre Augen waren trocken und brannten. Selbst nachdem die Familie in das kilometerweit entfernte Haus von Johnsons Mutter umgezogen war, litt sie weiterhin an Atemnot und Husten. Viele seltsame Symptome folgten nach. Den ganzen Sommer hindurch waren die Kinder fast ständig müde und schliefen viele Stunden ohne Unterbrechung, obwohl sie sonst aktiv und energiegeladen waren. Im September kehrten die Johnsons zum ersten Mal nach dem Pestizideinsatz wieder in ihr Haus zurück.

Der Hubschrauber hatte einen breiten Streifen der Verwüstung hinterlassen. Überall, wo die Sprühnebel mit der Vegetation in Berührung gekommen waren — über ihr Grundstück hinweg am Haus vorbei und bis auf den dahinter liegenden Hügel hinaus — war die Vegetation entweder vernichtet, am Absterben oder deformiert. Ein prächtiger Feigenbaum neben dem Haus war entlaubt und verdorrt.

Nur kurze Zeit später wurde Herr Johnson mit einem mysteriösen „Lungenleiden" in ein Krankenhaus eingewiesen. Im Juni des darauffolgenden Jahres ließ bei Lydia die Akkomodationsfähigkeit der Augen (= sehscharfe Einstellung des Auges) nach, weshalb sie ihre Abschlußprüfung nicht ablegen konnte. Ihre Lippen waren ebenso wie die Augenlider angeschwollen; zeitweilig konnte sie deshalb nichts mehr sehen. Die Ärzte am dortigen Krankenhaus lehnten eine Behandlung mit der Begründung ab, daß es sich bei all ihren Beschwerden um „psychosomatische" und „hysterische" Krankheitserscheinungen handle.

Im Dezember 1973 war Lydia schließlich so weit, daß sie nicht mehr richtig gehen konnte. Sie hatte Gleichgewichtsstörungen und wankte wie eine Betrunkene. Sie mußte sich beim Gehen an den Möbeln abstützen und sich am Geländer festhalten, wenn sie die Treppe hinabsteigen wollte. Ihr Hausarzt überwies sie an einen Neurologen, der die Vermutung äußerte, daß sie „beachtet werden wolle" und ihre Symptome lediglich vortäusche. Er verschrieb ihr Beruhigungsmittel.

Obwohl Lydia vor ihrer „Besprühung" auf chemische Stoffe nicht besonders empfindlich reagierte, entwickelte sich nun bei ihr eine Empfindlichkeit gegen viele Substanzen, zu denen Tabakrauch, Parfüms, Desodorantien, Auspuffgase, Benzin usw. zählten. Obwohl die schlimmsten Symptome mit der Zeit abklangen, führte jeder Kontakt mit den verschiedensten Chemikalien zu starken Kopfschmerzen und Atemnot.

Als sie in meiner Krankenhausspezialabteilung getestet wurde, konnten Allergien auf Weizen, Mais und zahlreiche weitere Nahrungsmittel festgestellt werden. Viel dramatischer liefen hingegen ihre Reaktionen auf Chemikalien ab, mit denen jeder im täglichen Leben ständig in Kontakt kommt. Nachdem mehrere Tage lang jegliche Chemikalienexposition gemieden worden war, bekam sie eine Testmahlzeit, bestehend aus handelsüblichen Äpfeln, verabreicht — ein Nahrungsmittel, das sie in ungespritzter Form beschwerdefrei vertragen konnte. Dem ersten Eßtest folgten wiederholtes Räuspern, Husten und Schwindel bei plötzlichen Änderungen der Körperposition.

Auf den zweiten Eßtest mit handelsüblichen Tomaten und Tomatensaft reagierte sie mit einem Brennen im Mund. Bei der dritten Testmahlzeit mit Hühnerfleisch aus Konservendosen stellten sich nach zehn Minuten Kopfschmerzen ein, deren Intensität rasch zunahm und die bald gefolgt wurden von Geschwüren (Aphthen) im Mund, Gelenkschmerzen, Schmerzen der Beinmuskulatur und Schlaflosigkeit während der folgenden Nacht.

Als sie handelsüblichen Kirschen aus Konservendosen zu Testzwecken verzehrte, wurden dadurch Schmerzen in den Beinen ausgelöst, während sie nach handelsüblichem Kopfsalat am ganzen Leib zitterte und bebte, Magenschmerzen bekam und in eine Depression verfiel. Nach ungefähr eineinhalb Stunden nahmen diese Symptome ernste Formen an und gingen mit Weinen und Schluchzen einher.

Handelsüblicher tiefgefrorener Blumenkohl hatte schließlich 15 Minuten nach Testbeginn eine schwere Depression und Weinen sowie Taubheitsgefühl und Zittern der unteren Gliedmaßen bis zum nächsten Morgen zur Folge. Es ist beachtenswert, daß dieses Taubheitsgefühl mit dem Symptom identisch war, das nach der ursprünglichen Herbizidsprühaktion bei Lydia aufgetreten war, obwohl es im Vergleich zu 1972 einen weniger schweren Verlauf nahm.

Entgegen den unbeweisbaren Theorien ihrer behandelnden Neurologen litt Lydia Johnson an einer Empfindlichkeit gegen Chemikalien, die sie sich Monate zuvor infolge der massiven Herbizidexposition zugezogen hatte. Diese ursprüngliche Exposition wurde aufrechterhalten — wenn auch auf einem niedrigeren Niveau — durch den täglichen Kontakt mit ständig vorhandenen chemischen Umweltsubstanzen, wie sie uns zum Beispiel in Form von Rückständen in handelsüblichen Nahrungsmitteln begegnen.

Luftverschmutzung durch Herbizide kommt immer häufiger vor. Wegen des Einsatzes als Entlaubungsmittel im Vietnamkrieg sind einige ihrer Auswirkungen der Öffentlichkeit inzwischen besser bekannt. Eine der Chemikalien, denen Lydia Johnson ausgesetzt war, 2,4-D, ist auch in dem zu traurigem Ruhm gekommenen Agent Orange enthalten. Die Krankheitsbilder von Vietnamveteranen weisen eine erstaunliche Ähnlichkeit mit Lydia Johnsons Symptomen auf. Abschließend sei aus einem Bericht über solche Kriegsveteranen zitiert, der in der *New York Times* veröffentlicht wurde:

> Sie sagen, es sei ein Gift, das vom Himmel regnete, ein Herbizid, das angeblich nur unerwünschte Pflanzen vernichten sollte. Aber sie sagen ausdrücklich, daß sie davon krank wurden und sich ihr Leben dadurch verändert hat. Obwohl schon viele Jahre vergangen sind, seitdem sie zum ersten Mal mit dieser Substanz in Berührung gekommen sind, fürchten sie sie noch immer. Sie haben Angst davor, daß durch diesen Stoff in ihrem Körper ein Prozeß ausgelöst wurde, der sie wieder krank werden läßt und an dem sie vielleicht sterben werden [2].

Ein Urteil über die hemmungslos betriebene Verseuchung unserer Umwelt, beredt — und erschreckend — wie wenige andere.

II. Stadien und Symptome umweltbedingter Krankheiten

8. Reaktionsstadien bei umweltbedingten Krankheiten

Im vorhergehenden Abschnitt wurden die Grundgedanken zum Thema Empfindlichkeit gegen Nahrungsmittel und Chemikalien erläutert. Im vorliegenden Abschnitt wollen wir untersuchen, wie sich solche Reaktionen in einer Vielzahl von Krankheitsbildern äußern, an denen die betroffenen Patienten zu leiden haben und denen mit den Mitteln der konventionellen Medizin kaum beizukommen ist.

Die Kapitel in diesem Abschnitt sind ziemlich willkürlich um Einzelerkrankungen gruppiert. Das ist bekanntlich die Art und Weise, wie die konventionelle Medizin und auch die meisten Patienten Gesundheitsstörungen betrachten. In Wirklichkeit leiden aber die meisten überempfindlichen Personen an einem ganzen Krankheitskomplex, ohne daß die einzelnen Beschwerden eindeutig voneinander zu trennen wären. Wenn jemand wegen Kopfschmerzen in die Praxis kommt, stellt sich bei näherer Befragung meist heraus, daß er an vielen lokalisierten Beschwerden leidet, andererseits aber zu Depressionen neigt. Oder aber er schwankt zwischen Perioden des Überschwangs und Tatendrangs und darauffolgender Katerstimmung.

Es entspricht der orthodoxen und allzu analytischen Sichtweise der Schulmedizin, immer darauf bedacht zu sein, die Patienten in bestimmte Schubfächer mit kategorisierten Krankheiten zu stecken und insbesondere physische von „psychischen" (seelischen) oder „emotionalen" Problemen zu trennen. Wenn diese Sichtweise auch ihre praktischen Vorteile haben mag, so versäumt sie es doch, die verschiedenartigen Beschwerden als Teil einer Gesamtheit zu erkennen und zu beschreiben.

Wenn also weiter unten von „Kopfschmerzen" oder „Arthritis" gesprochen wird, dann ist die Rede von einer Erkrankung, bei der Arthritis oder Kopfschmerzen die *hauptsächlichen* Beschwerden sind, aber nur in Ausnahmefällen die einzigen. Diese Reaktionsstadien wurden erstmals 1956 beschrieben [1].

Das Gros der hier vorgestellten Fälle fällt entweder in die Plus-zwei-, die Minus-zwei- oder die Minus-drei-Kategorie. Mit anderen Worten, diese liegen irgendwo zwischen den leichtesten und den extremsten Fällen von Stimulation und Entzug. Die Gründe, warum ich diese Kategorien besonders hervorhebe, möchte ich im folgenden darstellen.

Stadien der Stimulation

Mit Plus-eins-Fällen kommt der Arzt selten in Berührung. Ein Plus-eins-Fall ist im Grunde ein glücklicher Mensch, der durch ein „natürliches Hochgefühl" leicht stimuliert ist. Er dürfte sich kaum für einen Anwärter auf eine schwere Erkrankung halten.

Plus-drei- und Plus-vier-Fälle werden dagegen manchmal in ärztliche Behandlung gebracht, und solche Fälle könnte man hier darstellen. (In ihrer manischen Phase war Nora Barnes z. B. ein Plus-vier-Fall.) Diese Fälle sind aber relativ selten, denn bevor die meisten Nahrungsmittel- oder Chemikaliensüchtigen dieses Stadium erreicht haben, sind die Entzugssymptome gewöhnlich schon in den Vordergrund getreten. Diese Entzugsphase führt meist zum Arztbesuch — nicht die vorhergehende euphorische Stimmung.

Aus diesem Grunde liegt bei einer Diskussion der Anregungsreaktionen das Schwergewicht auf dem Plus-zwei-Stadium. Wir werden hier mit mindestens drei ernsten medizinischen Problemen konfrontiert: mit Hyperaktivität sowohl bei Kindern wie auch bei Erwachsenen, mit Fettsucht und mit Alkoholismus, dem Gipfel der Nahrungsmittelsucht.

Stadien des Entzugs

Minus-eins-Stadien. Wie schon erläutert, gibt es vier progressive Entzugsstadien. Die lokalisierten Symptome des Minus-eins-Stadiums sind davon sicher die bekanntesten und wahrscheinlich auch die häufigsten. Von den verschiedenen, durch lokalisierte Allergien betroffenen Organsystemen werden die oberen Atemwege (Nase, Nebenhöhlen und Rachen) wahrscheinlich am häufigsten in Mitleidenschaft gezogen. So sind zum Beispiel die Praxen von Hals-Nasen-Ohren-Ärzten sowie die von Allergologen überfüllt mit saisonbedingten (Heuschnupfen) und perennierenden Rhinallergosen (allergischer Ganzjahresschnupfen). Beschwerden der unteren Atemwege wie Husten (Bronchitis) und Atemnot (Bronchialasthma und dessen Komplikationen) treten ebenfalls sehr häufig auf. Obwohl diese Minus-eins-Reaktionen in den meisten Fällen von eingeatmeten Partikeln wie Blütenpollen, Staub, Schimmelpilzsporen, Tierhaaren und -schuppen oder Insektenstäuben (= Körperteile und Schuppen) ausgelöst werden, können sie auch durch Nahrungsmittel oder Umweltchemikalien verursacht werden.

Lokalisierte Minus-eins-Allergiereaktionen, bei denen der Gastrointestinal-Trakt (Verdauungstrakt) und der Urogenital-Trakt (Harn- und Geschlechtsorgane) beteiligt sind und die ebenfalls sehr häufig vorkommen, sind meistens Folge einer Exposition gegenüber Nahrungsmitteln und Umweltchemikalien. Es gibt zwei Arten von allergischen Hauterscheinungen. Kontaktallergien entstehen gewöhnlich dadurch, daß die Betroffenen direkt mit Umweltchemikalien in Berührung kommen. Hautekzeme, verursacht durch oral aufgenommene Stoffe, werden im allgemeinen durch Nahrungsmittel oder Nahrungsmittelzusatzstoffe hervorgerufen.

Was die Erkennung und Behandlung betrifft, kommt die Schulmedizin mit Reaktionen auf eingeatmete Partikel (Pollen, Staub, Schimmelpilzsporen usw.) bei weitem besser zurecht, als mit Reaktionen auf Nahrungsmittel und Umweltchemikalien. Da diese lokalisierten Allergien in den meisten anderen Büchern über Allergie hinreichend beschrieben sind, wird in dieser Arbeit auf sie kein Gewicht gelegt, obwohl nochmals betont werden muß, daß die meisten Fälle von Heuschnupfen und anderen lokalen Allergien durch die hier dargestellten Methoden günstig beeinflußt werden können.

Minus-zwei-Stadien. Minus-zwei-Reaktionen sind *systemischer* bzw. mehr generalisierter Art. Auf diese Reaktionen wird im vorliegenden Buch besonderes Gewicht gelegt, zum einen wegen ihrer Häufigkeit, zum anderen weil ihre umweltbedingten Ursachen — insbesondere häufig verzehrte Nahrungsmittel und Chemikalienkontakt — so selten erkannt werden. Die überwiegenden Erscheinungen bestehen in Erschöpfung und Schmerzen, insbesondere Kopfweh, sowie Muskel- und Gelenkschmerzen.

Minus-drei- und Minus-vier-Stadien. Im Gegensatz zu den Minus-eins- und Minus-zwei-Entzugsstadien, die durch physische Symptome gekennzeichnet sind, haben wir es bei den Minus-drei- und Minus-vier-Stadien mit Reaktionen zu tun, die sich in Psyche und Verhalten manifestieren. Minus-drei, die sogenannte „zerebrale Erschöpfung", („brain fag“), ist gekennzeichnet durch geistige Verwirrung und verhältnismäßig leichte Depressionen. Beschwerden dieser Kategorie werden meist mit psychischen Ursachen in Zusammenhang gebracht, während ihr umweltbedingter Ursprung nur selten berücksichtigt wird. Diese zerebralen Erschöpfungszustände werden weiter unten mit Hilfe von Krankengeschichten erläutert.

Zu den Minus-vier-Reaktionen gehören die schwersten Formen von Depression. Diese Veränderungen der Gehirnfunktionen und des Verhaltens, gewöhnlich als Psychosen bezeichnet, können durch gestörte Wahrnehmung und abnorme Bewußtseinszustände gekennzeichnet sein. Obwohl solche Extremfälle auch durch Anwendung der Methoden der Klinischen Ökologie Hilfe erfahren können, sehe ich mich als Internist mit Fällen dieses Stadiums relativ seltener konfrontiert, als etwa ein Psychiater. Trotz der nachweisbar engen Beziehung zwischen vielen „seelischen“ Problemen und allergischen Reaktionen erweist es sich als weitaus schwieriger, ökologisch orientierte Methoden bei langwierigen, fortgeschrittenen Psychosen und insbesondere bei Schizophrenie anzuwenden, als bei weniger fortgeschrittenen Fällen.

Vor der Diskussion spezifischer Fälle könnte es von Nutzen sein, die verschiedenen Krankheitsbilder kurz anzusprechen, die durch Stimulations- und Entzugsreaktionen hervorgerufen werden können. Dies wird eine ungefähre Vorstellung vom Umfang dieser Störungen sowie von der Stellung der spezifischen Symptome innerhalb des Gesamtsystems vermitteln.

Plus-eins-Reaktionen bewegen sich gewöhnlich noch im Rahmen des normalen Verhaltens. Der Patient in diesem Stadium ist leicht hyperaktiv, ist aber relativ zufrieden und symptomfrei.

Plus-zwei-Reaktionen umfassen Hyperaktivität, Reizbarkeit, übermäßige Hunger- und Durstgefühle; Schlaflosigkeit; Ruhelosigkeit; Nervosität, Unrast, Neigung zu Überreaktionen, Negativismus; verkürzte Konzentrationsspanne und Lernstörungen; vasomotorische Veränderungen, wie Frösteln, Erröten und Schwitzen; Fettsucht, Alkoholismus und Drogensucht.

Plus-drei-Reaktionen umfassen Egozentrizität; an Trunkenheit erinnerndes Verhalten mit Störungen in der Koordination von Muskelbewegungen (= Ataxie); Gefühle der Schwerelosigkeit und der Irrealität;

Beklemmung und übermäßige Nervosität; übertriebene Besorgtheit und Ängstlichkeit.

Plus-vier-Reaktionen umfassen Manie mit oder ohne Krämpfe; epileptische oder katatonische Anfälle; Muskelzucken, Gliederzucken; Tobsucht, Angriffslust, Erregtheit, panische Angst; permanente Wiederholung von Gedanken, Aussprüchen, Sätzen und Handlungen. (Das Wort „Manie" wird eher im Sinne des allgemeinen Sprachgebrauchs und nicht als Fachbegriff aus der Psychiatrie verwendet.)

Es kommt vor, daß Patienten nur eines der genannten Symptome aufweisen. Häufiger ist es jedoch, daß sie eine ganze Anzahl verschiedener Beschwerden haben. Es kann sein, daß sie zwischen mehreren dieser Kategorien hin- und herschwanken und z. B. zu gewissen Zeiten nervös und unruhig (+ +), ein anderes Mal wiederum egozentrisch und ängstlich sind (+ + +). Oder aber sie schwanken zwischen einem der Stimulationsstadien und einem mehr oder weniger entsprechenden Entzugsstadium hin und her.

Einige der häufigeren Formen von Stimulationsreaktionen werden in den folgenden Kapiteln dargestellt. Obwohl Hyperaktivität und Alkoholismus eingehend beschrieben werden, gibt es keine eigenen Kapitel über Fettsucht und Drogensucht, weil das den Rahmen dieses Buches sprengen würde.

Hier mag die kurze Feststellung genügen, daß Fettsucht und Alkoholismus im wesentlichen ähnliche Krankheiten sind, wobei es sich in beiden Fällen um die Sucht nach Nahrungsmitteln, sei es in eßbarer oder trinkbarer Form, handelt. In beiden Fällen sind die Stimulationsphasen zeitlich meist verhältnismäßig ausgedehnt, da ja den Kranken gewöhnlich in beiden Fällen die generelle Beschaffenheit der verantwortlichen Suchtstoffe bekannt ist, wenn auch keine eindeutigen Aussagen über die Identität spezifischer Suchtstoffe möglich sind. Das scheint ganz besonders auf die Fettsucht zuzutreffen, die eher mit dem Eßverlangen im allgemeinen im Zusammenhang steht, als mit dem häufigen Genuß eines oder mehrerer bestimmter Nahrungsmittel. Obwohl hier auch Gewöhnung mit im Spiel ist, läßt sich die Freßgier des Fettsüchtigen im allgemeinen erfolgreich zügeln, sobald der Genuß von bestimmten, für die Symptome verantwortlichen Nahrungsmitteln vermieden wird.

Der grundsätzliche Verlauf einer Suchtkrankheit ist in Abbildung 1 (Kap. 1) dargestellt. Zu Beginn besteht vermutlich eine Nahrungsmittel-

sucht. Das ist im unteren Teil der Pyramide dargestellt, wo Nahrungsmittelbestandteile nach ihrer relativen Absorptionsgeschwindigkeit in aufsteigender Reihenfolge aufgeführt sind (Fette und Öle, Proteine, Stärke, Zucker und Alkohol).
Von dieser Basis ausgehend erfolgen gewöhnlich Suchtreaktionen auf Nahrungsmittel-Drogen-Kombinationen und Drogen, da Suchtkranke meist darauf aus sind, sich immer wirkungsvollere Stimulanzien zu beschaffen. Intravenös injiziertes Heroin ist seit langem als absoluter Gipfelpunkt des Suchtphänomens bekannt. In die Sprechstunde kommen Patienten in allen Stadien dieses Prozesses, wobei die verschiedensten Kombinationen von Suchtstoffen beteiligt sind.

9. Hyperaktivität (Plus-zwei-Reaktion)

Eine der Hauptformen von Plus-zwei-Reaktionen ist die Hyperaktivität, auch Hyperkinese genannt. Sie tritt mit weitaus größerer Häufigkeit bei Männern als bei Frauen auf und ist gekennzeichnet durch Ablenkbarkeit, der Situation unangemessenes Reagieren und Reizbarkeit [1]. Überreiztes, „nervöses" Verhalten kommt bei allen Altersstufen vor, ist aber besonders häufig bei Kindern festzustellen. Es geht meist einher mit aggressiven Handlungen, Wutausbrüchen, schlechten schulischen Leistungen und manchmal mit Übergewicht. Dies ist 1947 zum ersten Mal beschrieben worden [2].
Diese Art des Verhaltens ist inzwischen bei Kindern immer häufiger geworden und man hat zahlreiche Theorien über dessen Ursachen entwickelt, die von Freudschen Interpretationen des familiären Zusammenlebens bis zur Schuldzuweisung an die in Fernsehfilmen gezeigte Gewalt reichen. Oft besteht das Problem aber in einer Allergie-/Suchtreaktion auf zwanghaft konsumierte Nahrungsmittel oder auf Chemikalien, mit denen man im täglichen Leben in Berührung kommt. Oft kann es solchen Kindern auf dramatische Weise helfen, wenn der Kontakt mit diesen Substanzen vermieden wird und die Umwelteinwirkungen umfassend kontrolliert werden.

Fallstudie: Hyperaktivität mit Wutausbrüchen

Barry Carter war ein kleiner Teufel. Soweit sich seine Eltern zurückerinnern konnten, war der Achtjährige immer ein schwieriges Kind gewesen. Seit Jahren bekam er Wutausbrüche, so oft er seinen Willen nicht durchsetzen konnte. Als die Familie jedoch in ein neues Haus umzog, wurde er zunehmend müde, lustlos und reizbar. Als Barry in jenem September eingeschult wurde, kamen alle seine Probleme wieder zum Vorschein. Nach drei schrecklichen Monaten in der Schule und zu Hause brachte man Barry zu mir.

In jenem Winter hatte Barry sich angewöhnt, seine Mutter vors Schienbein zu treten und sämtliche Verantwortung für seine Probleme auf die arme Frau abzuwälzen. Er terrorisierte und verprügelte seine jüngeren „Spielkameraden" in der Schule und auf der Straße. Der Rektor und die übrigen Lehrer erklärten, er sei nicht nur eigensinnig und unbelehrbar, sondern störe mit seiner Reizbarkeit, Hyperaktivität und seinem hemmungslosen Benehmen die gesamte Klasse. Die Schulbehörde drängte seine Eltern, Barry von der Schule zu nehmen und mit ihm einen Psychiater aufzusuchen. Nach ihrer Theorie habe sich Frau Carter ihrem Sohn gegenüber „abweisend" verhalten und ihn „mutlos" gemacht. Er bekam regelmäßig Ritalin, ein Medikament, das oft bei Hyperaktivität verabreicht wird. Die Eltern hatten es also mit der Psychiatrie versucht; sie glaubten auch, durch Schläge etwas erreichen zu können. Aber nichts schien zu helfen.

Aus seiner Anamnese ergaben sich verschiedene interessante Umstände. Ein sehr aufschlußreicher Hinweis war die Tatsache, daß Barrys Symptome *im Winter* immer *besonders ausgeprägt* waren. Seit Beginn der Heizperiode war er immer respektloser, aufsässiger und frecher geworden. Das deutete auf eine chemische Ursache hin — und zwar im Zusammenhang mit der häuslichen Heizanlage. Auf die Information hin, daß im Sommer davor eine Zusatz-Raumheizung mit Gasfeuerung in seinem Schlafzimmer installiert worden war, empfahl ich einen Raumtausch mit seiner älteren Schwester. Obwohl sich sein Verhalten besserte, war er doch weiterhin zu hyperaktiv und geistig verwirrt, um einigermaßen konzentriert lesen und den Inhalt dabei erfassen zu können.

Zu diesem Zeitpunkt sprachen der Junge und seine Mutter noch nicht einmal miteinander. Wir versuchten ein Experiment, um festzustellen, wie der Junge auf eine neue Umgebung reagieren würde. Er zog mit seiner Großmutter in ein Hotelzimmer, das frei von solchen Umweltchemikalien war, die häufig chronische Symptome hervorrufen bzw. aufrechterhalten.

Im Laufe der ersten drei Fastentage, während deren er nur Quellwasser trank und keine Medikamente einnahm, sank Barrys Puls von 90 auf 70 (erhöhte Pulsfrequenz deutet oft auf allergische Reaktionen hin [Kap. 16]). Barry las nun ununterbrochen. Zum ersten Mal seit Monaten war er dazu in der Lage. Nach der Durchführung einer Reihe von Eßtests zur Allergiebestimmung kehrte er in seine Heimatstadt zurück und vertrug sich wieder ausgesprochen gut mit seiner Mutter. Nachdem er direkt vom Hotel in die Schule zurückgekehrt war, entschuldigte er sich dort für sein bisheriges Benehmen und bat um Arbeit, um seinen Rückstand aufholen zu können. Als er jedoch an diesem Nachmittag das erste Mal wieder zu Hause war, bekam er Kopfschmerzen. Am darauffolgenden Morgen war er müde, lustlos, blaß und hatte verschwollene Augen, und innerhalb von drei Tagen war er wieder bei seinem früheren Verhaltensniveau angelangt. Zum Beispiel riß er gleich nach dem Aufstehen seine Lieblings-Pfadfinderuniform in Fetzen, trat das Baby und griff seine Mutter an.

Seine Eltern entfernten die gasbetriebene Raumheizung aus seinem Zimmer, behielten aber die Heißluftheizung mit Gasfeuerung bei, die das gesamte Haus versorgte. Daher kamen seine Symptome, trotz einer durchgreifenden Besserung im Laufe dieses Sommers, zu Beginn der Heizperiode im Herbst wieder in voller Schwere zurück.

Erst der Wechsel von der gasgefeuerten Heizungsanlage zu einem vollelektrischen Heiz- und Kochsystem bewirkte eine grundlegende Änderung in Barrys Verhalten. Seine durch Hyperaktivität, Reizbarkeit und Zerstörungswut gekennzeichneten Wesenszüge verschwanden. Er fühlte sich auch weiterhin recht wohl und erlitt nur dann Rückschläge, wenn er mit Gas aus anderen Quellen außerhalb des Hauses oder auch mit starkem Smog oder Umweltverschmutzung in Kontakt kam.

Sein ganzes Problem lag in einer Chemikalienempfindlichkeit begründet, die sich hauptsächlich in einer Plus-zwei-Hyperkinese-Reaktion auf Umweltchemikalien, insbesondere auf Gas, manifestierte.

Fallstudie: Hyperaktivität und Nahrungsmittelallergie

Ähnlich lag der Fall bei Ralph Hodgson, einem Zwölfjährigen, der zu Jähzorn und hyperaktivem Verhalten neigte. Seit seinem ersten Lebensjahr hatte er immer wieder Wutausbrüche gehabt. Er war bei einer ganzen Reihe von Psychiatern in Behandlung gewesen. Da Ralph einen älte-

ren Bruder und eine jüngere Schwester hatte, die beide Musterkinder waren, führten die Psychiater Ralphs Probleme darauf zurück, daß er das mittlere von drei Kindern war, in der Annahme, daß Kinder mit dieser Stellung innerhalb der Geschwisterreihe eher zu derartigem Verhalten neigen.
Ralph wurde wiederholt beim Lügen und Stehlen ertappt. Er schlug oft den Hund der Familie und brachte es fertig, eine als Haustier gehaltene Springmaus zu töten und eine andere zu verstümmeln. Er bastelte Modellflugzeuge, aber offensichtlich nur, um sich ein Vergnügen daraus zu machen, sie zu demolieren. Er zerbrach außerdem mehrere Stühle und beschädigte das Mobiliar.
Sein Intelligenzquotient war überdurchschnittlich, und alle physischen und psychologischen Standardtests enthüllten keinerlei organische Anomalien. Er hatte jedoch große Schwierigkeiten beim Einschlafen und konnte manchmal nur schlafen, wenn der Motor eines Haartrockners neben seinem Bett lief. (Die Ursache für diesen Spleen wurde nie herausgefunden.) Wenn ein anderes Familienmitglied das Zimmer betrat, warf er es hinaus. Ein Ereignis brachte für seine Eltern das Faß zum Überlaufen: als sie von einer Party nach Hause zurückkehrten, fanden sie den Babysitter, ein junges Mädchen, in Verzweiflung vor. Sie saß im Wohnzimmer und schluchzte. Ralph hatte in die Gipstrennwand zwischen seinem Schlafzimmer und dem Wohnzimmer ein Loch geschlagen und kletterte andauernd hin und zurück.
Da Ralphs Mutter selbst an einer Umweltkrankheit litt, machte ich den Vorschlag, sie und den Jungen gemeinsam ins Krankenhaus einzuweisen. Auf diese Weise konnten sie sich gegenseitig helfen und die Fortschritte des anderen beobachten. Es war auch Eigeninteresse im Spiel, da ich wußte, daß es ausgesprochen schwierig sein würde, einen nicht zu bändigenden Zwölfjährigen drei Wochen lang in einer Krankenhausstation zu versorgen. Ich nenne diese gemeinsame Behandlung mehrerer Familienmitglieder „observed togetherness" (Zusammenleben unter Beobachtung) [3].
Die Anamnese des Jungen ließ darauf schließen, daß er an Nahrungsmittelallergien leiden könnte. Er war zum Beispiel ganz verrückt nach Orangensaft und zog diesen jedem anderen Getränk vor. Er mochte besonders gern Zuckerstangen (die fast nur aus reinem Maiszucker bestehen). Seine Mutter, Lorraine, war einundvierzig und litt schon

seit acht Jahren an Gelenkrheumatismus der Ellbogen, Knie, Knöchel, Hüften und des Rückens. Sie hatte außerdem seit Jahren immer wieder Nebenhöhlenbeschwerden und Kopfweh und litt an chronischer Erschöpfung.

Das in meiner umweltkontrollierten Abteilung („Ecology Unit") durchgeführte Behandlungsprogramm wird in Kapitel 17 eingehender beschrieben. Grundsätzlich fastet der Patient fünf Tage lang und darf anschließend ein Nahrungsmittel nach dem anderen austesten, um eindeutige Reaktionen feststellen zu können. Eines der ersten Nahrungsmittel, das bei Ralph ausprobiert wurde, war Orangensaft, wegen seines suchtähnlichen Verlangens danach. Zunächst schien nichts Ungewöhnliches mit ihm vorzugehen, aber nach Ablauf von zwei Stunden war sein Gesicht stark gerötet; er hatte begonnen, seine Sachen zu packen und beschimpfte seine Mutter und das Personal. Als ihm sein Vater telefonisch mitteilte, er könne nicht nach Hause kommen, legte er sofort den Hörer auf. Ralph schlug seine Mutter zweimal, bevor sein Vater und ich gleichzeitig am Ort des Geschehens eintrafen. Das Zimmer war völlig demoliert. Als ich eine Andeutung machte, daß die Orangen die Ursache dieser Reaktion seien, begann er zu schreien und riß seinen Symptomen-Fragebogen in Stücke.

Ein paar Tage später reagierte er ähnlich, aber mit geringerer Intensität auf Grapefruit, ein weiteres Mitglied der Familie der Zitrusfrüchte. Er zeigte auch leichtere Reaktionen auf Schweinefleisch, Erdnüsse, Mais, Erbsen und Bananen. Sobald alle diese Nahrungsmittel strengstens gemieden wurden, besserte sich Ralphs Verhalten von Grund auf. Als ich ihn das letzte Mal sah, ging es ihm ausgezeichnet, und er verstand inzwischen vollkommen, worin sein Problem bestand. Seine schulischen Leistungen und seine sozialen Beziehungen waren jetzt im großen und ganzen ausgezeichnet.

Eine interessante Nebenbemerkung sei zu Frau Hodgson gemacht. Mit Hilfe der Testmahlzeiten fand sie heraus, daß nach Verzehr einer Reihe von gebräuchlichen Nahrungsmitteln — wie zum Beispiel Karotten, Reis, Schweinefleisch, Heilbutt, Orangen, Weizen, Mais, Erbsen und Grapefruit — ihre arthritischen Gelenkschmerzen wieder akut in Erscheinung traten. Durch den Verzicht auf diese Nahrungsmittel und zyklischen Wechsel ihres Speiseplans nach den Regeln, die ich noch

erläutern werde, zog sie ebenfalls großen Nutzen aus ihrem Aufenthalt in der Ökologie-Abteilung.
Der Fall Ralph Hodgson beleuchtet die Rolle der Nahrungsmittelsucht bei der Verursachung der Plus-zwei-Hyperkinese-Reaktion. Der Umstand, daß ihm und seiner Mutter gleichzeitig geholfen werden konnte, zeigt deutlich, daß manchmal Gesundheitsprobleme, die zunächst rein „emotionaler" Natur zu sein scheinen, auf die Einflüsse unserer Umwelt zurückzuführen sind.
Wenn sich zwei Familienmitglieder gegenseitig an die Kehle gegangen sind, ist es manchmal von Vorteil, sie beide gleichzeitig ins Krankenhaus einzuweisen. Auf diese Weise erkennen sie dann, daß es sich nicht um einen Fehler in ihrer Persönlichkeit handelt, sondern daß die eigentliche Ursache ihrer Schwierigkeiten eine körperliche ist.

Fallstudie: Hyperaktivität und Autismus

Bei den beiden oben beschriebenen Fallstudien waren einerseits Chemikalien und andererseits Nahrungsmittel die Ursache für Überempfindlichkeitsreaktionen gewesen. Bei dem Fall des zehnjährigen Paul Rossi handelt es sich um das viel häufiger vorkommende Problem, daß an der Entstehung einer ernsten Krankheit sowohl Nahrungsmittel- als auch Chemikalienempfindlichkeit ursächlich beteiligt sind.
Paul litt unter ausgeprägter Hyperaktivität. Der untersuchende Arzt in der umweltkontrollierten Abteilung konnte sein Aufnahmegespräch nicht zu Ende führen, da Paul alle Anwesenden, einschließlich seiner Mutter, die bei ihm bleiben sollte, trat, schubste und boxte.
Pauls Wutausbrüche waren zum ersten Mal aufgetreten, als er dreizehn Monate alt war. Er schien aber weiterhin gute Lernfortschritte zu machen — bis zu seinem siebzehnten Lebensmonat, als er plötzlich Wörter wieder vergaß, die er schon längst gelernt hatte; er machte einen geistesabwesenden Eindruck und war nicht in der Lage, mit seinen Mitmenschen emotionale Bindungen einzugehen. Als er ins schulpflichtige Alter kam, versuchten es seine Eltern mit einer staatlichen Schule, jedoch ohne Erfolg. Er war unfähig zu lernen und wurde von einer Schule zur anderen geschickt. Schließlich kam er in eine Schule für Problemkinder, wo er in behüteter Umgebung die meiste Zeit Beruhigungsmittel bekam. Zuweilen war er so schwer zu bändigen, daß er in eine Zwangsjacke gesteckt werden mußte.

Wenn man mit ansah, wie dieser Junge im Untersuchungszimmer herumraste, Möbel umstieß und Papier zerriß, mußten einem dieses gepeinigte Kind und seine frustrierten, verzweifelten Eltern einfach leid tun.

Bei Paul war „Autismus" diagnostiziert worden. Autismus ist eine merkwürdige Krankheit, bei der das Kind im wahrsten Sinne sein Leben verträumt, offenbar unbeeindruckt von der äußeren Wirklichkeit. Es ist nicht in der Lage, tiefe Beziehungen zu seinen Mitmenschen zu knüpfen und hat Lern- oder gar Sprechschwierigkeiten. Andere Ärzte hatten Medikamente, Vitaminpräparate oder Heimunterbringung als Therapie vorgeschlagen. Bevor Paul in die umweltkontrollierte Abteilung eingewiesen wurde, hatte Frau Rossi mit ihm die Feingold-Diät versucht, eine standardisierte Diät zur Ausschaltung von Lebensmitteln mit synthetischen Farb- oder Aromastoffen sowie bestimmten anderen Nahrungsmitteln [3]. Die Feingold-Diät, die *einige*, jedoch nicht alle synthetischen Schadstoffe in der Nahrung ausschaltet, erwies sich als wirkungsvoll, und Pauls Befinden besserte sich. Dadurch ermutigt, wollte Frau Rossi eine umfassendere und stärker individualisierte Behandlung versuchen.

Pauls Anamnese enthüllte eine Neigung zur Sucht nach Nahrungsmitteln, die Rübenzucker, Milch, Mais und Orangen enthalten. Diese führten anscheinend zur Verschlimmerung seiner Verhaltensprobleme, wenn er sie in übermäßigen Mengen aß. Er schien auch hochempfindlich gegenüber Umweltchemikalien zu sein. Wenn er mit Parfüm, Nagellack und ähnlichen Kosmetika in Berührung kam, begann er oft anfallartig einige Minuten lang zu schreien, zu treten und zu beißen. Nach fünftägigem Fasten in einer chemisch gering kontaminierten Umgebung war eine merkliche Besserung seines Verhaltens zu beobachten. Als er jedoch Rindfleisch und mit Maiszucker bestreuten Maisbrei zu essen bekam, löste dies einen Wutanfall aus, der von allen, die ihn miterlebten, als ein überzeugender Beweis für eine Nahrungsmittelallergie gewertet wurde. Paul zeigte ebenfalls Reaktionen auf Aprikosen, Rosinen, Traubensaft, Hefe, Rote Bete, Rübenzucker, Honig, Lammfleisch und weitere Lebensmittel. Seine Mutter hatte berichtet, daß er zu Hause, anscheinend immer nach dem Konsum von Hot dogs, ebenfalls die genannten Symptome aufwies. Hot dogs enthalten meist Rindfleisch, Mais und andere Nahrungsstoffe, die sich bei den Eßtests als problematisch herausstellten.

Als nächstes wählten wir von den biologisch angebauten Nahrungsmitteln, auf die Paul bei den Testmahlzeiten keine Reaktion gezeigt hatte, einige aus (wie beispielsweise Honigmelonen, Brokkoli und Erbsen) und gaben sie ihm in sechs aufeinanderfolgenden Mahlzeiten zu essen, jedoch in deren handelsüblicher Form — die Art von Nahrung, die er und Millionen andere Kinder und Erwachsene täglich zu sich nehmen. Gegen Ende der sechsten Mahlzeit wurde ein erheblicher Anstieg seiner Hyperaktivität und Reizbarkeit festgestellt, und die Autismus-Symptome waren ebenfalls schlimmer geworden.

Es stellte sich heraus, daß Paul zu den Menschen gehörte, die Nahrungsmittel aus rein biologischem Anbau benötigen, um gesund zu bleiben. Wenn dies nicht gewährleistet ist, leidet er unter so heftigen Beschwerden, daß seine Eltern nicht mehr in der Lage sind, mit ihm fertig zu werden. Hingegen kann er trotz seinen angeblich „unheilbaren“ Beschwerden, dem Autismus vor allen Dingen, mit biologisch angebauten Nahrungsmitteln ein ganz normales Leben führen.

Fallstudie: Verhaltensstörungen, Hörverlust und Hyperaktivität

David Hart war acht Jahre alt, als er zu mir gebracht wurde. Seine Probleme waren offensichtlich: sein Gesicht war nie ruhig und entspannt, sondern von Krämpfen entstellt; er schniefte, blinzelte und schielte beständig. Seine Augen waren gerötet und hatten dunkle „Ringe“. Obwohl seine Noten durchschnittlich waren, hatte er in der Schule und zu Hause oft Wutausbrüche. Zusätzlich litt David an einem Hörschaden, der sich mit zunehmendem Alter zu verschlimmern schien. Er klagte über Ohrenklingen, eine Erscheinung, die der Mediziner Tinnitus nennt. Er war dagegen ohne Erfolg mit Dekongestiva (= abschwellende Mittel) und Antihistaminika behandelt worden. Zuweilen klagte er, er habe einen „Käfer im Ohr“. Das leiseste Geräusch in der Klasse lenkte ihn ab, da es ihm Schwierigkeiten bereitete, den Lehrer zu verstehen.

Das routinemäßige fünftägige Fasten mit Quellwasser in der Ökologie-Abteilung wirkte Wunder: das nervöse Mundzucken (Mund-Tic), das Augenblinzeln und die Hyperaktivität verschwanden; ebenso die Tränensäcke und dunklen Ringe unter den Augen, „Allergieveilchen“

genannt, ein häufiges Zeichen für Empfindlichkeit gegen Nahrungsmittel oder Chemikalien.

Als einzelne biologisch angebaute (wenig kontaminierte) Nahrungsmittel wieder in Davids Diätplan aufgenommen wurden, riefen einige von ihnen anfallartige Spasmen und Gesichtskrämpfe hervor. Die heftigsten Reaktionen wurden in seinem Fall durch Weizen, Rindfleisch, Mais und Heidelbeeren, gefolgt von Schellfisch, Kirschen, Erdnüssen und Kartoffeln, hervorgerufen.

Viele Nahrungsmittel konnten jedoch gegessen werden, ohne irgendwelche Symptome hervorzurufen, wie etwa Krabben, Huhn, Schweine- und Lammfleisch sowie Zwiebeln. Wenn David jedoch von diesen eigentlich unverfänglichen Lebensmitteln einige in ihrer handelsüblichen Form aus dem Supermarkt zu sich nahm, verursachten sie bei ihm Grimassen, Hyperaktivität, Ringe unter den Augen und Blähungen. Der Junge wurde nach der zweiten Mahlzeit mit handelsüblichen Lebensmitteln immer griesgrämiger und zappeliger; mit jeder folgenden Mahlzeit verschlimmerte sich sein Zustand noch. David aß daraufhin solche Nahrungsmittel nicht mehr. Er erholte sich zusehends. Als ich das letzte Mal mit seinen Eltern sprach, hatte sich sein Zustand erheblich gebessert, und er brachte gute Leistungen in der Schule.

Wie Paul Rossi gehörte David zu jenen hyperaktiven Kindern, deren Problem in Wirklichkeit durch eine ausgesprochen individuelle Reaktion auf Nahrungsmittel und Umweltchemikalien ausgelöst wurde, und denen durch das Weglassen der allergieauslösenden Stoffe nachhaltig geholfen werden konnte.

Fallstudie: Kopfschmerzen, Magenschmerzen und zerebrale Allergie

Die Beschwerden, mit denen sich Karen Black in Behandlung begab, sahen etwas anders aus. Sie klagte außer über Hyperaktivität und Ruhelosigkeit auch über Kopfschmerzen, Magenschmerzen, Hautausschläge und ein häufig auftretendes, seltsames Gefühl der „Leere“ in ihrem Kopf.

Ihre Anamnese lieferte einen hilfreichen Hinweis: die Symptome hatten sich erheblich verschlimmert, nachdem ihre Familie umgezogen war und sie täglich eine weite Fahrtstrecke zurücklegen mußte, um zur Schule und wieder nach Hause zu kommen. Dies mag rückblickend auf eine erhöhte Exposition gegenüber Abgasen zurückzuführen sein. Sie bekam

Magenschmerzen und einen juckenden Ausschlag unter den Achselhöhlen. Ein umsichtiger Arzt riet ihr, keine Kleidungsstücke aus Kunstfasern mehr zu tragen; der Ausschlag verschwand, jedoch blieben die Magenschmerzen und die übrigen Symptome unverändert bestehen.

Die Familie zog nochmals um, und Karen bekam nun Kopfschmerzen, so oft sie im Auto der Familie mitfuhr. Ihre Lehrer klagten, sie lebe in ihrer eigenen Welt, und noch vor Ablauf der fünften Klasse mußten ihre Eltern sie ganz von der Schule nehmen und sich nach einem Hauslehrer umsehen.

Da anhand der Familienanamnese festgestellt wurde, daß in der Familie oft Allergien aufgetreten waren, wurde Karen zu einem Klinischen Ökologen gebracht. Er diagnostizierte bei ihr Allergie auf verschiedene Nahrungsmittel, einschließlich Äpfel, Huhn, Weintrauben, Milch, Erdnüsse und Reis, durchweg Nahrungsmittel, auf die sie bei den Nahrungsmitteltests mit einem Gefühl der „Leere“ reagierte (siehe Kap. 16).

Um zu genaueren Diagnoseergebnissen zu gelangen, wurde Karen an mich überwiesen. Beim Fasten zeigte sie Entzugssymptome, die, wie ich weiter unten eingehender erklären werde, typisch für Kranke sind, die an diesem Syndrom leiden. Am vierten Tag des Wasserfastens war ihr übel, und sie mußte sich übergeben. Bald darauf fühlte sie sich jedoch besser — und zwar besser, als sie sich seit langem gefühlt hatte.

Sorgfältige Nahrungsmitteltests enthüllten eine sehr schwere Allergie auf Rohrzucker, Huhn, Erdnüsse, Mais, Trauben und Rosinen, Rindfleisch, Milch, Weizen, Hummer und Erbsen und leichtere Reaktionen auf Lammfleisch, Backhefe, Äpfel und Kirschen.

Jedesmal wenn sie diese Nahrungsmittel aß, wurden ihre alten Symptome erneut ausgelöst, einschließlich Phasen, während denen sie ärgerlich oder müde war. Sie klagte, sie fühle sich „wie in Trance“ und „erledigt“; dieser Zustand wurde von Perioden gereizter Stimmung abgelöst.

Geruchsintensive Chemikalien machten sie ärgerlich, müde, lustlos und nahezu katatonisch. Zwei aufeinanderfolgende Mahlzeiten mit handelsüblichen Nahrungsmitteln, die mit den „normalen“ Chemikalienmengen kontaminiert waren, machten sie müde und reizbar; zeitweise starrte sie mit leerem Blick in den Raum.

Die Tests waren recht erfolgreich und Karen fühlte sich beim Verlassen des Krankenhauses wie neugeboren. Unglücklicherweise kehrte sie in ein

Haus zurück, das vom ökologischen Standpunkt gesehen schädlich für sie war. Es war mit nagelneuem, schaumstoffbeschichtetem Teppichboden ausgelegt, was sich oft als Ursache für krankmachende Reaktionen bei Patienten, die zu Chemikalienempfindlichkeit neigen, erwiesen hat. Darüber hinaus waren die Möbel der Familie wenige Monate zuvor bei einer Firma eingelagert und dort offensichtlich mit Desinfektionsmitteln ausgegast worden — ein allgemein übliches Verfahren bei Lagerfirmen (in der BRD nicht üblich. Anm. d. Übers.). Alle diese Faktoren gemeinsam bewirkten, daß Karens Genesung weniger vollständig verlief, als dies möglich gewesen wäre.

Hyperaktivität und damit einhergehene Syndrome sind ein Problem, dessen Ausmaß in den USA ständig zunimmt. Statt das Problem aber im Hinblick auf seine umweltbedingten *Ursachen* anzugehen, neigt die orthodoxe Schulmedizin eher dazu, es durch die Verwendung von Medikamenten zu perpetuieren. Von den 750 000 Kindern, die wegen „minimaler zerebraler Dysfunktion" (ein weiterer Terminus für Hyperaktivität) 1978 in Behandlung waren, wurden 212 000 medikamentös behandelt und davon wiederum 75 Prozent bzw. fast 120 000 mit Methylphenidat-Hydrochlorid (Ritalin) [4].

Ein Kinderpsychologe äußerte kürzlich kritisch, wenn man behaupte, ein hyperaktives Kind benötige Medikamente, wolle man sich damit der Notwendigkeit entledigen, das zugrundeliegende Problem aufzuspüren, welches seine Verhaltensstörungen verursacht. Wenn es auch diesem Psychologen in erster Linie um psychische Ursachen gegangen sein dürfte, so kann doch — sogar mit noch mehr Nachdruck — dasselbe über die chemischen und umweltbedingten Ursachen dieser Beschwerden gesagt werden [5].

10. Alkoholismus (Plus-zwei-Reaktion)

Psychologische Erklärungen für Alkoholismus sind so tief in unserem Denken verwurzelt, daß es uns sonderbar erscheint, dieses Problem im Zusammenhang mit einer Empfindlichkeit gegenüber Nahrungsmitteln oder Chemikalien zu betrachten. Häufig ist ein Alkoholiker gar nicht psychisch krank im herkömmlichen Sinne, sondern er leidet an weit fortgeschrittener Nahrungsmittelsucht. Alkoholismus könnte man in der Tat durchaus als die Akme, die Spitze der Nahrungsmittelsucht-Pyramide bezeichnen.

Allgemein wird angenommen, daß im Mittelpunkt des übersteigerten Verlangens eines Alkoholikers der Äthylakohol in seinem Getränk steht. Bei den meisten Diskussionen zu diesem Problem wird jedoch ein wesentlicher Umstand übersehen: kaum jemand würde gern reinen Äthylalkohol trinken, selbst wenn er dazu die Möglichkeit hätte. Alkohol findet man so gut wie immer mit anderen Inhaltsstoffen oder Zutaten vermischt, von denen viele aus alltäglichen Nahrungsmitteln gewonnen werden. Seit Mitte der vierziger Jahre begann ich Beweise dafür zu sammeln, daß in erster Linie diese Nahrungsmittel und weniger der Alkohol selbst bei vielen Alkoholikern das eigentliche Suchtmittel darstellen.

Diese Einsicht stand in Zusammenhang mit Entwicklungen auf dem Gebiet der Nahrungsmittelallergie. In den vierziger Jahren diagnostizierte Herbert J. Rinkel — übrigens derselbe, der die „Maskierung“ und „Demaskierung“ von Nahrungsmittelallergien entdeckte (Kap. 1) — als erster Allergien gegen Mais. Ich sah Rinkels Beobachtungen bei meinen Patienten bestätigt, und wir veröffentlichten gemeinsam eine Reihe von Listen mit Nahrungsmitteln, die Mais oder Maisprodukte enthielten.

Es stellte sich heraus, daß Allergie auf Mais die häufigste Form der Nahrungsmittelallergie in Nordamerika ist. Wie war es dann möglich, daß dies erst in den vierziger Jahren dieses Jahrhunderts entdeckt wurde, Jahre nachdem die übrigen häufig auftretenden Allergieformen beschrieben worden waren? Die Antwort lag schlicht und einfach in der Beliebtheit von Mais. Da Mais praktisch in jeder amerikanischen Mahlzeit in der einen oder anderen Form, offenkundig oder verborgen, enthalten ist, war die „Demaskierung“ einer Maisallergie überaus schwierig. Erst als wir eine einigermaßen vollständige Liste zusammengestellt hatten und den Mais in zahlreichen Produkten, in Form von Maissirup, Maisstärke, Maiskeimöl usw., aufgespürt hatten, konnten wir die einschlägigen Tests durchführen.

Ziemlich bald darauf wurde mir klar, daß viele der von mir behandelten Alkoholiker an Maisallergie litten. Einige Patienten berichteten mir zum Beispiel, daß nur ein oder zwei Gläser Bier bzw. zwei Schluck Bourbon-Whisky sie bereits betrunken machten. Diese Patienten waren ausnahmslos hochgradig empfindlich gegenüber Mais oder anderen *Bestandteilen* dieser Getränke, wie etwa Weizen oder Bierhefe. Allmählich wurde mir klar, daß möglicherweise diese Substanzen — und nicht der Alkohol selbst — das übersteigerte Verlangen nach alkoholischen Getränken aufrechterhielten und auch die eigentümlichen Verhaltensänderungen bewirkten, die gewöhnlich mit dem Alkoholismus einhergehen. Da Alkohol sehr schnell in die Blutbahn übergeht, war es wahrscheinlich, daß diese von Nahrungsmitteln stammenden Bestandteile ebenso rasch mitaufgenommen wurden und so empfindlichen Personen Beschwerden bereiteten.

Fallstudie: Alkoholismus und Nahrungsmittelallergie

Diese Theorie wurde durch den Fall Ted Parsons untermauert, der 1948 das erste Mal bei mir in Behandlung war. Parsons war ein erfolgreicher leitender Angestellter auf dem Weg nach oben gewesen und hatte für ein großes Unternehmen in Chicago gearbeitet. Nach einem raschen Aufstieg war er im Laufe mehrerer Jahre zum Alkoholiker geworden. Er wurde aus seinem Arbeitsverhältnis entlassen und entwickelte sich zu einem Trinker, dessen zweites Zuhause das Kneipenviertel war.

Mit der Unterstützung seiner Familie hatte er es geschafft, seinen sozialen Absturz abzuwenden, und war Gründungsmitglied einer Gruppe der Anonymen Alkoholiker seiner Region geworden. Aber nachdem er zehn Jahre „trocken" gewesen war, wurde er rückfällig und begann wieder zu trinken. Es folgte eine weitere Periode der Alkoholabhängigkeit, die wiederum von einer Abstinenzphase abgelöst wurde. Dieses Mal aber wurde er zwar nüchtern, aber nicht gesund. Wenn er nicht trank, litt er an hochgradiger Erschöpfung und nahezu ständigen Kopfschmerzen.

Als Vorbereitung für die Durchführung von Nahrungsmitteltests mit Mais und Weizen (die vom Standpunkt des Allergologen aus betrachtet praktisch identisch mit Gerste und Malz sind), mied er diese Nahrungsmittel vier Tage lang. Seine Erschöpfung war für die Dauer von zwei Tagen besonders stark ausgeprägt. Auf diese Entzugsreaktion besserte sich sein Befinden sehr. Während des Tests mit Weizenbrei stellten sich zunehmende Verstopfung der Nase und Erschöpfung sowie Verspannung im Nacken und Benommenheit ein, die noch einige Zeit anhielt. Die Reaktionen hielten sich hartnäckig mehrere Tage lang.

Einige der Nasenbeschwerden und die Erschöpfung waren vor Parsons Maistest vier Tage später immer noch nicht verschwunden. Dem Eßtest mit Maisbrei und Maiszucker folgten ebenfalls zunehmende Erschöpfung und ein leicht schwankender Gang beim Verlassen der Praxis. Da ich befürchtete, er könne sich auf seinem Weg nach Hause schnurstracks in die nächste Bar begeben, setzte ich ihn in ein Taxi, bezahlte den Fahrer mit der Anweisung, ihn direkt zu Hause abzuliefern, und informierte seine Frau telefonisch über mein Vorgehen. Seine Erschöpfungszustände nahmen während der Nacht noch zu.
Parsons rief mich am folgenden Vormittag an und meinte: „Es ist komisch, einundzwanzig Monate nach dem letzten alkoholischen Getränk plötzlich einen Kater zu bekommen. Meine Erschöpfung heute morgen gleicht aufs Haar einem schlimmen Alkohol-Kater". Er beschrieb dann noch, wie er auf allen Vieren zur Toilette kriechen mußte, weil er zu schwach und zu benommen war, um aufrecht zu gehen, aber daß seine Mattigkeit, Benommenheit und Unbehaglichkeit nach einem Drink mit einem Schlag, wie durch Zauberei, verschwunden war.
Als er fragte, „Was fehlt mir denn eigentlich?", erklärte ich, daß er tatsächlich einer Kater gehabt habe — aber nicht von Bourbon, sondern von Mais, dessen wichtigstem Bestandteil. Er war offensichtlich seit Jahren allergisch gegen Weizen (Gerstenmalz) und Mais sowie gegen einige andere Nahrungsmittel gewesen, ohne sich dessen bewußt zu sein. Seine Bourbon-Sucht war nur der Versuch gewesen, ein möglichst großes Quantum des Nahrungsstoffs Getreide so schnell wie möglich in seinen Körper aufzunehmen und die dadurch bewirkte Stimulation in ihrer Intensität aufrechtzuerhalten. Seine erst kurze Zeit bestehenden Kopfschmerzen und Erschöpfungszustände konnten durch die weiterbestehende Mais- und Weizen-(Gerstenmalz-)Sucht erklärt werden. Diese hatte jedoch inzwischen ein viel niedrigeres und auch unbefriedigenderes Niveau erreicht, bedingt durch die langsamere Resorption der von ihm verzehrten weizen- und maishaltigen Nahrungsmittel.
Der Verzicht auf Weizen, Mais und einige andere für ihn schädliche Nahrungsmittel brachte nicht nur Parsons Kopfschmerzen und Erschöpfung zum Abklingen, sondern bewirkte darüber hinaus auch ein Verschwinden seines übersteigerten Verlangens nach Alkohol.
Dieses Verlangen ist freilich der Fluch, der auf dem Leben vieler ehemaliger Alkoholiker lastet. Man kann zwar das Trinken unter Einsatz

außergewöhnlicher Willenskraft aufgeben, viel schwerer aber ist es, den starken Wunsch nach alkoholischen Getränken zu bezwingen. Parsons Fall ließ auf einen möglichen Grund hierfür schließen. Durch den Genuß anderer getreidehaltiger Nahrungsmittel wurde das zugrundeliegende Problem — Nahrungsmittelsucht bzw. -allergie — weiter aufrechterhalten. Somit ist der Alkoholiker in gewissem Sinne niemals völlig von seinem „Alkoholismus" befreit, solange er die Nahrungsmittel zu sich nimmt, aus denen sein Suchtmittel besteht.

Parsons hatte zum Beispiel stets einige Maiszucker-Bonbons in der Hosentasche, die er lutschte, sobald er den Drang nach einem Drink verspürte. Das war übrigens die allgemein übliche Verhaltensweise in seiner Gruppe der Anonymen Alkoholiker. Durch Ausprobieren hatten diese Leute herausgefunden, daß ihr Verlangen nach getreidehaltigen alkoholischen Getränken durch das Lutschen anderer rasch resorbierter Getreideprodukte verschwand. In Wahrheit hatten sie lediglich die intensivste Form der Nahrungsmittelsucht — Alkoholismus — gegen eine schwächer ausgeprägte (und aus der Sicht des Süchtigen weniger befriedigende) Form, nämlich die Sucht nach Maiszucker, ausgetauscht. Als Parsons erkannte, daß er durch diese Bonbons sein Problem aufrechterhielt, stellte er seinen Bonbon-Konsum auf der Stelle ein und mied jeglichen Kontakt mit Weizen, Mais und verwandten Nahrungsmitteln, die hierbei eine Rolle spielten.

Durch Parsons wurde ich bekannt mit den Mitgliedern der Anonymen Alkoholiker der Chicagoer Gegend. Gegen Ende der vierziger Jahre führte ich eine Studie über 44 Mitglieder dieser Organisation durch. Ich nahm an ihren Treffen teil, aber statt mich an den Diskussionen zu beteiligen (was Außenstehenden nach den Regeln der Organisation verboten war), hielt ich mich in der Küche auf und befragte Mitglieder. Was sie mir mitteilten, ließ zumindest eine starke Wechselbeziehung zwischen Alkoholismus und Empfindlichkeit gegenüber den verschiedenen Nahrungsmittel-Bestandteilen alkoholischer Getränke vermuten.

Welche Bestandteile aus Nahrungsmitteln waren dies? Es stellte sich bald heraus, daß eine Untersuchung über Alkoholismus aus der Sicht der Klinischen Ökologie durch fehlende Informationen über die Herstellung von Spirituosen erschwert wurde. Durch emsige detektivische Arbeit gelang es, die Bestandteile verschiedener Getränke aufzuspüren, obwohl einige dieser Informationen als Betriebsgeheimnisse gehütet

wurden. Klare und eindeutige amtliche Vorschriften auf diesem Gebiet fehlten, und die Alkoholherstellung wurde nicht von der „Food and Drug Administration“ überwacht, sondern fiel in den Zuständigkeitsbereich des Schatzamtes, das Ernährungsfragen wohl eher fernsteht.
Nach und nach war es möglich, eine umfassende Theorie über Alkoholismus als Kulminationspunkt der Nahrungsmittelallergie aufzustellen (der Begriff „Nahrungsmittelsucht“ wurde erst ab 1952 allgemein verwendet). Nach dieser Auffassung ist Alkoholismus der Gipfelpunkt des Nahrungsmittelallergie-Problems, weil Alkohol auf seinem Weg durch den Gastrointestinaltrakt, vom Mund über den Magen bis zum Darm, überall sehr schnell resorbiert wird. Dagegen findet die Resorption fester Nahrung hauptsächlich im Darm und zudem viel langsamer als bei Alkohol statt.
Vier Sachverhalte in Bezug auf Alkohol schienen nicht in dieses theoretische Konzept zu passen. Ihre Existenz setzte Zweifel in die gesamte Theorie. Da ich reine Proben von Whiskey aus Mais-Maische und von weiteren unverfälschten Substanzen für Testzwecke bekommen wollte, veranstaltete ich ein Treffen, an dem der Leiter der Forschungsabteilung und der technische Direktor einer der bedeutendsten Brennereien des Bundesstaates Illinois teilnahmen. Ich erläuterte ihnen meine Theorie und stellte die vier folgenden widersprüchlichen Phänomene heraus:

1. Warum zeigten gegen Mais empfindliche Patienten Reaktionen auf Scotch Whisky? Schottischer Whisky kommt aus Großbritannien, dort wird jedoch kein Mais angebaut.
2. Warum zeigten gegen Weintrauben empfindliche Patienten Reaktionen auf puertoricanischen und kubanischen, nicht aber auf jamaikanischen Rum?
3. Warum zeigten Patienten mit einer Mais-Empfindlichkeit ebenfalls Reaktionen auf Apfelbranntwein?
   Der Pressesprecher des Produzenten der fraglichen Marke hatte mir gegenüber versichert, daß bei der Herstellung ihres Produktes kein Mais verwendet werde.
4. Warum zeigten gegen Mais empfindliche Patienten Reaktionen auf einen populären amerikanischen Weinbrand, aber nicht auf französischen Weinbrand?

Der technische Direktor und der Leiter der Forschungsabteilung dieser Brennerei waren höflich, aber etwas skeptisch gewesen, als ich ihnen meine Interpretation des Alkoholismus das erste Mal darlegte. Als ich aber offenkundige Abweichungen von der Theorie erläuterte, begann ihr Interesse erheblich zu wachsen. Sie konnten nicht nur einige der offenen Fragen beantworten, sondern begannen, einige Lücken in dieser Theorie von sich aus zu schließen.

Zu Punkt 1: Schottischer reiner Malz-Whisky wird aus gedarrter, gerösteter Gerste bzw. Malz hergestellt, die aus der Sicht der Allergologie mit Weizen eng verwandt, wenn nicht gar identisch ist. Aber für den Export in die Vereinigten Staaten hergestellter, verschnittener Scotch Whisky ist mit Getreide-Whiskey vermischt, der aus Mais amerikanischer oder argentinischer Herkunft gebrannt wurde. Es war demnach vorauszusehen, daß speziell gegen Mais empfindliche Personen Reaktionen auf dieses Getränk zeigen würden.

Zu Punkt 2: Wie die übrigen Rumsorten wird auch Jamaika-Rum aus Zuckerrohr hergestellt. Die jamaikanischen Gesetze schreiben jedoch vor, daß dort hergestellter Rum auch auf der Insel selbst in Flaschen abgefüllt wird, während kubanischer und puertoricanischer Rum in großen Oxhoftfässern (etwa 300 bis 600 Liter) von seinem jeweiligen Heimathafen in die Vereinigten Staaten verschifft wird. Der Großteil dieses Rums wird dann vor dem Abfüllen in Flaschen mit bis zu zweieinhalb Prozent Weinbrand verschnitten. Daher war zu erwarten, daß bei den gegen Weintrauben empfindlichen Patienten nach Genuß kubanischen und puertoricanischen Rums Reaktionen auftreten würden.

Zu Punkt 3: Die Brennerei-Experten konnten nicht sagen, warum Patienten mit einer Mais-Empfindlichkeit Reaktionen auf Apfelbranntwein zeigten, und die gesamte Theorie wurde in Zweifel gezogen, als mir der Hersteller mitteilte, daß sein Produkt keinen Mais enthalte. Nachdem ich jedoch einige weitere auf Mais hochempfindlich reagierende Patienten untersucht hatte und meine ursprüngliche Beobachtung bestätigt fand, schrieb ich dem Präsidenten der Herstellerfirma dieser Apfelbranntweinmarke einen Brief. Ich sprach darin die Vermutung aus, daß der Mitarbeiter, der meine erste Anfrage beantwortet hatte, mich falsch informiert habe. Da ich in der Zwischenzeit mehr über die geschäftlichen Praktiken der Spirituosenindustrie erfahren hatte, fragte ich insbesondere nach der Herkunft des Karamels, der verwendet wurde, um eine gleichmäßige Färbung des Branntweins zu gewährleisten. Niemand konnte dies auf Anhieb beantworten. Aber nach einem Schriftwechsel mit dem Hersteller dieses Produktes erfuhren sie, daß es zur einen Hälfte aus Maiszucker (Dextrose) und zur anderen Hälfte aus Rohrzucker hergestellt war.

Zu Punkt 4: Die Frage nach dem möglichen Maisgehalt der populären Weinbrandmarke, die Reaktionen bei Patienten mit einer Maisempfindlichkeit auslöste, konnte durch einen Briefwechsel mit der Herstellerfirma des Produktes nicht geklärt werden. Bei einem Besuch ihres Zweigwerkes in Kalifornien Anfang der fünfziger Jahre erfuhr ich jedoch, daß bei der Produktion tatsächlich Maiszucker verwendet wurde.

Die hier dargelegte Interpretation des Alkoholismus ist noch nicht allgemein anerkannt, weder von den für Grundsatzfragen Verantwortlichen innerhalb der Anonymen Alkoholiker noch von denen, die Kurse über Alkoholismus abhalten. Ein offensichtlicher Grund besteht darin, daß viele Alkoholiker eine Konsequenz aus dieser Theorie rasch begriffen haben: nach ihrer Entziehungskur konnten nämlich einige Alkoholiker gewisse verträgliche alkoholische Getränke konsumieren, solange sie nur Drinks und Speisen mieden, gegen deren Bestandteile sie allergisch waren. Mit anderen Worten, ein gegen Mais empfindlicher Patient und eingefleischter Bourbon-Trinker konnte einige Wein- und Rumsorten trinken, sofern diese Alkoholika getreidefrei waren und er nicht empfindlich auf Trauben, Zuckerrohr oder Hefe reagierte. Die Wirkung des Alkohols per se auf den Körper schien kein signifikanter Auslösefaktor für eine Alkoholsucht zu sein.

Es muß jedoch betont werden, daß die Aussicht, individuell verträgliche Alkoholika im geselligen Rahmen „ohne Reue“ genießen zu können, nicht für jeden Alkoholiker besteht. Möglich ist dies für einen Alkoholiker mit einem sehr begrenzten Spektrum von Nahrungsmittelallergien, kommt aber für jemanden mit einer Hefe-Empfindlichkeit nicht in Betracht, weil Hefe in allen alkoholischen Getränken enthalten ist. Weiterhin neigt jemand, der bereits an den verschiedensten Nahrungsmittelallergien leidet, gewöhnlich dazu, neue Nahrungsmittelallergien zu entwickeln. Dies kann selbst dann eintreten, wenn man nur einmal oder höchstens zweimal wöchentlich ein individuell verträgliches alkoholisches Getränk in maßvollen Mengen zu sich nimmt. Nicht allein die bei der Herstellung eines alkoholischen Getränkes verwendeten Nahrungsmittel müssen berücksichtigt werden, sondern auch die beim Trinken verzehrten, weil Nahrungsmittel-Alkohol-Mischungen äußerst rasch resorbiert werden. Um das Risiko der Ausdehnung einer Empfindlichkeit auf weitere Elemente des Speiseplans auf ein Minimum zu reduzieren, sollten *alle* für den Patienten verträglichen Nahrungsmittel — einschließlich der in Nahrungsmittel-Alkohol-Mischungen enthaltenen — entsprechend den Grundsätzen der abwechslungsreichen Rotationsdiät (Rotary Diversified Diet, siehe Kap. 18) verzehrt werden.

Die einzige Möglichkeit, herauszubringen, ob man tatsächlich empfindlich gegen Mais, Weizen (Roggen, Gerste, Malz) oder andere Getreidesorten, gegen Hefe, Trauben, Kartoffeln oder andere Ingredienzien alkoholischer Getränke ist, besteht darin, sich umfangreichen Nahrungsmitteltests zu unterziehen. Und nur dann, wenn die Nahrungsmittelallergie begrenzt ist (eindeutig in der Minderzahl der Fälle), kann ein geheilter Alkoholiker individuell verträgliche alkoholische Getränke gelegentlich genießen.

Bei der großen Masse der Alkoholsüchtigen ist Alkoholabstinenz weiterhin das bei weitem erfolgreichste Rehabilitationsprogramm. Die Durchführung des hier dargelegten Behandlungsprogramms ist meist nicht ganz einfach, weil kaum ein Arzt mit dieser Deutung des Alkoholismusproblems vertraut ist.

Meine Interpretation des Alkoholismus wurde erstmals in verschiedenen medizinischen Fachzeitschriften ab 1950 veröffentlicht [1, 2]. Die dargestellte Auffassung ist von mehreren Klinischen Ökologen, darunter Richard Mackarness/England und Marshall Mandell/USA, bekräftigt worden [3, 4]. Eine von mir zusammengestellte Liste mit Nahrungsmitteln, die bei der Herstellung von alkoholischen Getränken verwendet werden, ist vor kurzem veröffentlicht worden [5].

Fallstudie: Alkoholismus, Angstzustände und psychische Desorientierung

Diane Witherspoon war Anfang Vierzig. Alkohol war vor über zehn Jahren, als sie als Stewardeß arbeitete, allmählich zu einem Problem für sie geworden. Sie konsumierte weiterhin große Mengen an Alkoholika, als sie einen einflußreichen Posten in der Politik bekam. Noch schlimmer wurde es, nachdem sie geheiratet hatte und ein Kind bekam. Schon drei Tage nach der Geburt war sie betrunken und verbrachte, nach ihren

eigenen Worten, während der folgenden drei Jahre die meiste Zeit im Alkoholrausch.
Dieser Phase des Alkoholismus ging während ihrer Schwangerschaft ein starkes Verlangen nach Süßigkeiten und als dessen Folge eine Gewichtszunahme von sechzig Pfund voraus.
Während der drei Jahre ihrer Alkoholsucht trank sie täglich einen Dreiviertelliter Wodka. Zuweilen wurde sie derart nervös, daß sie am ganzen Leib heftig zitterte. Die einzige Möglichkeit, sich von dem Zittern zu befreien, bestand für sie darin, noch mehr Wodka zu trinken. Sie war nicht mehr fähig zu lesen, denn sie litt unter „Mouches volantes" (= mückenartig im Gesichtsfeld umherschwirrende Pünktchen und Figuren als Folge von Glaskörpertrübungen; Anm. d. Übers.) in Form von Punkten, Fäden, Kügelchen und Kreisen, die kreuz und quer durch ihr Blickfeld schwebten. Einmal, als sie gerade ihr Kind badete, überkam sie wegen einer unwichtigen Bemerkung plötzlich ein unbändiger Zorn, und sie verprügelte das kleine Kind.
Nachdem sie ein regelrechtes Einsiedlerleben geführt hatte, schaffte sie es eines Tages, sich in die nächste Kirche zu schleppen und den Pfarrer um Rat zu bitten. Er schickte sie zu den Anonymen Alkoholikern. Diese Organisation ermahnte sie dringend, das Trinken aufzugeben.
Nichts von alledem schien zu helfen. Sie hatte immer noch „Spinnweben" im Kopf, war nervös, bekam anfallartige Angstzustände, litt unter Sehstörungen und „Mouches volantes". Auch hatte sie immer noch dieses Verlangen nach alkoholischen Getränken.
Diane Witherspoon trank zwanghaft Tee und begann den Verdacht zu hegen, daß ihr der Tee nicht bekäme. Sie hatte den Zucker in Verdacht, mit dem sie den Tee süßte, und ließ ihn deshalb weg, konnte aber daraufhin keine Besserung feststellen. Sie versuchte es anschließend mit anderen Getränken, etwa mit Kräutertee und sogar mit gewöhnlichem heißem Wasser. All das schien nur zu bewirken, daß sie sich noch schlechter fühlte. Wie vorauszusehen war, warf ihr Psychiater ihr vor, sie habe eine „Nahrungsmittelneurose". (Erst als sie in die umweltkontrollierte Abteilung kam, fand sie schließlich heraus, daß sie empfindlich gegen jedes gechlorte Wasser war.)
Sie war eine scharfsinnige Frau und begann daher, Anhaltspunkte für ihre Empfindlichkeit gegenüber Nahrungsmitteln zu suchen, obwohl sie noch nie etwas von Klinischer Ökologie gehört hatte. Nach dem Verzehr

eines Salamibrotes hatte sie einmal das Gefühl, vor lauter Nervosität gleich explodieren zu müssen. Sie wartete ein paar Tage und aß dann als Experiment nochmals Salami. Erneut trat anfallartig Nervosität auf. Sie führte dieses Experiment viermal durch.

Nachdem sie sich durch einen Vortrag über Klinische Ökologie informiert hatte, wurde sie in die umweltkontrollierte Abteilung aufgenommen. Während des Aufnahmegesprächs weinte sie ständig und befand sich im Zustand nervöser Erschöpfung. Nachdem sie jedoch ein paar Tage bei reinem Wasser gefastet hatte, war sie frei von Symptomen und beinahe euphorisch gestimmt. Als sie dann verschiedene Sorten Wasser der Reihe nach testete, entwickelte sie bei einer bestimmten Wassersorte eine heftige Reaktion. Es stellte sich heraus, daß diese vom Michigansee stammte und es somit das gleiche Wasser war, das sie zu Hause trank und mit dem sie ihren Tee gekocht hatte.

Weitere Tests ergaben, daß sie gegen nahezu jedes getestete Nahrungsmittel einen gewissen Grad von Empfindlichkeit zeigte. Wir nennen solche Menschen „Universal-Empfindliche" („universelle/multiple Allergiker"); sie haben es besonders schwer, mit dem „normalen" Leben fertig zu werden. Am Morgen des zweiten Tages bekam sie Birnen zum Frühstück. „Mein Verstand setzte aus", erinnerte sie sich später, „mir war, als schwimme mein Hirn davon. Ich konnte es einfach nicht an seinem Platz festhalten. Ich konnte nicht sprechen, geschweige mich unterhalten. Ich hörte die Worte, die den Leuten aus dem Mund kamen, konnte aber nicht antworten."

Im allgemeinen, aber nicht immer, treten die heftigsten Abwehrreaktionen gegen solche Nahrungsmittel auf, die regelmäßig, d. h. mehr als einmal innerhalb von drei Tagen, gegessen werden. Birnen waren in der Anamnese von Frau Witherspoon unter diesen Nahrungsmitteln nicht aufgeführt. Nach weiterem Befragen stellte es sich heraus, daß sie als Kind Birnen von einem Baum in ihrem Hinterhof wie unter Zwang und in riesigen Mengen gegessen hatte. Es ist ohne weiteres möglich, daß diese frühe und übermäßige Exposition bei ihr eine bleibende Allergie gegen diese Frucht verursacht hat.

Ihre Reaktionen auf Kartoffeln verliefen am dramatischsten. Sie hatte ihre erste Salzkartoffel gegessen und war gerade — etwa fünf Minuten nach Testbeginn — bei der zweiten, als sie sich vor Schmerzen krümmte. Später erklärte sie, daß es die schlimmsten Schmerzen waren, die sie je in ihrem Leben erlitten habe, schlimmer noch als bei der schwierigen Entbindung von ihrem Kind.

Bei der Entlassung aus dem Krankenhaus wurde ihr verordnet, diejenigen Nahrungsmittel zu meiden, auf die sie die heftigsten Reaktionen gehabt hatte, und neue, für sie verträgliche Nahrungsmittel zu finden. Weiterhin erhielt sie die Anweisung, einige der in den Tests als „unverträglich" eingestuften Nahrungsmittel wieder in ihren Speiseplan aufzunehmen. In ihrem Fall waren jedoch sämtliche alkoholischen Getränke tabu, da sie gegen verschiedene Bestandteile aller Alkoholikasorten empfindlich war.

Zusammenfassend kann gesagt werden, daß die Behandlung von Alkoholismus mit den Methoden der Klinischen Ökologie sich in vielen Fällen als erfolgreich erwiesen hat. Man kann sogar ehemaligen Alkoholikern den Konsum einiger alkoholischer Getränke in begrenzten Mengen gestatten, unter der Voraussetzung, daß sie nur individuell verträgliche Getränke in zyklischem Wechsel zu sich nehmen. Ob dies immer möglich ist, hängt im Einzelfall von den jeweiligen Umständen ab.

Alkoholiker benötigen, ebenso wie Schizophrene, zu ihrer Genesung eine Atmosphäre, die ihnen inneren Halt gibt. Wenn seine Familie noch intakt ist, macht der Patient häufig rasch Fortschritte. Aber ein Alkoholiker, der keine Familie hat und der oft in Gaststätten ißt, hat eine viel geringere Chance, mit Hilfe der Methoden der Klinischen Ökologie wieder völlig zu genesen. Die Ursache besteht darin, daß in Amerika die meisten Alkoholiker hochempfindlich gegen Mais sind und in nahezu jeder gewerblich zubereiteten Mahlzeit Mais in irgendeiner Form vorhanden ist.

Um das hier dargestellte Programm durchzuführen, muß der geheilte Alkoholiker also entweder seine Mahlzeiten nach seinen individuellen (durch die Nahrungsmitteltests ermittelten) Bedürfnissen selbst zubereiten oder jemanden mit dieser Aufgabe betrauen, der über das erforderliche Wissen verfügt. In der Praxis kann man diesen Bedürfnissen am ehesten in einer intakten Familie gerecht werden. Der Alkoholiker ohne Familie wird die Ökologie-Abteilung wahrscheinlich in guter Verfassung verlassen, anschließend essen gehen und somit seine Sucht nach Mais, Weizen oder einer sonstigen Substanz sofort wieder aufleben lassen. Diese stimulative, euphorische Phase dauert vielleicht ein bis zwei Stunden — wie z. B. im Fall Parsons — bevor die angenehme Wirkung

nachläßt und einer Art „Kater" weicht. Der erfahrene Alkoholiker weiß freilich nur zu gut, wie er diesen Kater wieder los wird — und bald darauf sitzt er wieder in einer Bar, wo er seine Dosis Mais oder Weizen auf angenehme Weise in flüssiger Form zu sich nimmt.
Ebenso hat ein Alkoholiker, der mit seinen Nahrungsmittelallergien nicht mit Hilfe der in diesem Buch vorgestellten Methoden fertig geworden ist, wenig Chancen, seine Sucht für immer loszuwerden; durch den ständigen Kontakt mit den Nahrungsmitteln, die die Quelle seines Problems darstellen, wird er nämlich stets aufs neue stimuliert. Es ist, als gebe man einem Heroinsüchtigen gerade dann eine kleine Menge der ersehnten Substanz, wenn er von seiner Sucht loskommen will. Doch ist sich der Alkoholiker der wahren Natur seines Verlangens nicht bewußt und nimmt unwissentlich die falschen Substanzen zu sich. Er ist dem ständigen Durst nach alkoholischen Getränken ausgeliefert und muß außergewöhnliche Willenskraft aufbringen, um dieses brennende physische Verlangen erfolgreich zu bezwingen.
Der sicherste Weg für jeden, der den Alkoholismus fürchtet, besteht darin, nicht öfter als einmal in vier Tagen Alkohol zu trinken und nur die Getränke (oder Nahrungsmittel) zu wählen, auf die er, wie er weiß, keine allergischen Reaktionen zeigt.

11. Stadien der Entzugsreaktionen

Empfindlichkeit gegenüber Nahrungsmitteln oder Chemikalien setzt gewöhnlich mit einer suchtartigen Reaktion, einem euphorischen Hochgefühl ein („High"-Phase). Mit der Zeit jedoch wird diese gewöhnlich von zunehmenden Phasen der Krankheit oder Depression abgelöst. Irgendwann treten schließlich immer häufiger seelische und körperliche Tiefstände („Down"-Phasen) in Erscheinung, und es wird für den Süchtigen immer schwerer, seinen Suchtmitteln überhaupt noch eine stimulierende Wirkung abzugewinnen. Der Eintritt in dieses vorwiegend als negativ empfundene Stadium der Entzugserscheinungen wird gewöhnlich vom Patienten und allen Beteiligten als der „Beginn der Krankheit" angesehen. Dieser Phase der Krankheit können jedoch lang anhaltende Hyperaktivität oder andere Stimulationssymptome vorangehen. Selbst wenn die Entzugsreaktionen bereits vorherrschen, kann es in Einzelfällen weiterhin zu Phasen des Überschwangs und der Stimulation kommen; diese werden aber immer seltener.

Die als negativ empfundenen Phasen, d. h. die Entzugsreaktionen, umfassen eine weite Skala von Krankheitserscheinungen. Sie schließen sowohl seelische als auch körperliche Krankheiten ein, denn beides sind ja keine voneinander scharf getrennten Erscheinungen, sondern eher Ausschnitte aus ein und demselben Gesamtspektrum. Wegen der zahlreichen, recht unterschiedlichen Symptome werden Patienten mit derartigen Entzugsreaktionen von ihren Ärzten häufig als „Neurotiker" abgestempelt. Vielen Ärzten fehlt der theoretische Rahmen, innerhalb dessen diese Erkrankung zu verstehen ist.

In den folgenden Kapiteln werden fünf häufige, mit Empfindlichkeit gegenüber Nahrungsmitteln und Chemikalien verbundene Probleme nochmals beleuchtet: Kopfschmerzen, Arthritis, chronische Müdigkeit, zerebrale Erschöpfung („brain fag"), sowie Depression. Außerdem aber hängen noch viele andere, häufige oder seltene, Erkrankungen mit Entzugsreaktionen zusammen. Vor der Schilderung spezieller Fälle ist es daher sicher hilfreich, noch einmal einen Überblick über die häufigsten Entzugsreaktionen zu geben, die ein Klinischer Ökologe in seiner Praxis zu Gesicht bekommt.

Lokalisierte Entzugssymptome (Minus-eins-Reaktionen)

Die erste Stufe negativer Reaktionen, die Minus-eins-Phase, umfaßt sämtliche *lokalisierten* Entzugserscheinungen. Mit anderen Worten: es handelt sich um physiologische Beschwerden, die nur an einem klar abgegrenzten Körperteil oder -organ auftreten. Es gibt sechs Hauptkategorien von lokalisierten Reaktionen:

1. *Symptome der oberen Luftwege*
   Diese umfassen Nasenschleimhautentzündung (Rhinitis), Nebenhöhlenbeschwerden, Bindehautentzündung (Konjunktivitis) und weitere Augen- bzw. Ohrenerkrankungen einschließlich damit verbundener Beschwerden wie Husten, häufiges Räuspern, übermäßige Schleimbildung, laufende bzw. verstopfte Nase. Weitere Augenbeschwerden umfassen abnorme Lichtempfindlichkeit (Photophobie), unscharfes bzw. verschwommenes Sehen und übermäßigen Tränenfluß oder Jucken im Augenbereich. Ohrenbeschwerden können Ohrenfluß, Ohrenschmerzen, Taubheit (besonders zeitweise auftre-

tende) sowie Beschwerden des Mittel- und Innenohres wie Schwindelanfälle, Gleichgewichtsstörungen, Benommenheit, bzw. Gefühle der Schwerelosigkeit umschließen.

Heftiges Jucken von Nase, Gaumen, Augen und Ohren sowie starke Schleimbildung in Nase, Augen, Rachen und Nebenhöhlen sind oft die Folge einer spezifischen Nahrungsmittelallergie. Augenjuckreiz deutet andererseits häufiger auf Empfindlichkeit gegenüber Luftschwebstoffen, besonders gegenüber Pollen hin. Nasenpolypen sind oft die Folge von Medikamentenempfindlichkeit, insbesondere, wie es scheint, gegenüber Aspirin.

2. *Symptome der unteren Luftwege*

Der untere Respirationstrakt umfaßt die Stimmbänder (Larynx), die Bronchien (Bronchialbaum) und die Lunge. Symptome der Stimmbänder reichen von Heiserkeit bis hin zu zeitweiligem Stimmverlust (Versagen der Stimme). Husten und Bronchitis sind häufige Erscheinungen und können sowohl saisonal als auch ganzjährig, konstant oder periodisch (intermittierend), in leichter oder schwerer Form auftreten.

Einige Atemwegserscheinungen können Vorläufer von Asthma bronchiale (Bronchialasthma) sein. Dazu zählt zum Beispiel eine Form von Atembeschwerden, die sogenannte „seufzende Dyspnoe", bei der der Patient Schwierigkeiten oder Schmerzen beim Atmen hat, was häufig von seufzerähnlichen Geräuschen begleitet ist. Diese Art Beschwerden wird oft als Anzeichen für eine neurotische oder nervöse Persönlichkeit betrachtet. Sie ist jedoch ebenfalls für Patienten mit einer Chemikalien- oder Nahrungsmittelallergie charakteristisch und kann ein Vorbote von Asthma sein.

Die häufigsten Ursachen für Heiserkeit und Versagen der Stimme (Stimmverlust) sind Reaktionen auf spezifische Nahrungsmittel. Tabakqualm ist hingegen eine sehr häufige Ursache von hartnäckigem Hustenreiz bei Patienten, die nicht unter Asthma leiden. Selbst Nichtraucher können hiervon betroffen sein, wenn sie dem von anderen Personen verursachten Rauch ausgesetzt sind. Asthma bronchiale kann ebenso durch die Inhalation von Partikeln, Chemikalien, Tierhaaren und -schuppen oder Arzneistoffen verursacht sein.

3. *Reaktionen der Haut*

Diese Kategorie umfaßt Beschwerden wie Ekzeme, Juckreiz und Hautausschläge. Ekzeme werden in vielen Fällen durch Umweltexpo-

sition hervorgerufen und gehen meist mit Juckreiz einher. Ausnahmen sind einige Fälle von Akne, Psoriasis (Schuppenflechte) und bestimmte seltene Hauterkrankungen, die auf ökologisch orientierte Behandlung ansprechen können oder auch nicht. Der Hals, die Ohren sowie die Körperfalten im allgemeinen sind die Körperteile, die am häufigsten von durch Nahrungsmittelallergien ausgelösten Hautveränderungen betroffen sind. Reaktionen auf Salben sind eine häufige Ursache von Hautbeschwerden, was deshalb paradox ist, weil zahlreiche, eigens zur Behandlung von Hautkrankheiten eingesetzte Salben in Wirklichkeit selbst Kontaktreaktionen auslösen.
Nesselausschlag bzw. Quaddeln werden oft durch Medikamente und etwas seltener auch durch spezifische Nahrungsmittel hervorgerufen. Diese Reaktionsweise auf Medikamente, wie etwa Penicillin, ist weit verbreitet und allgemein bekannt. Weniger gut bekannt sind ähnliche Reaktionen auf chemische oder biogene Medikamente, die sowohl vom Wirkstoff des Arzneimittels als auch von Farbstoffen, chemischen Konservierungsmitteln oder anderen Bestandteilen ausgelöst werden können.

4. *Beschwerden im Gastrointestinaltrakt* (Magen-Darm-Bereich)
Hierunter fallen Beschwerden des Magens oder Darms, wie etwa Durchfall, Verstopfung, Blähungen, Völlegefühl, Unterleibsschmerzen, Übelkeit, Erbrechen, Colitis ulcerosa (Dickdarmgeschwür) und Ileitis regionalis (Morbus Crohn). Eigentlich kann bei allen chronischen oder periodisch auftretenden (intermittierenden) Magen- oder Darmbeschwerden unbekannten Ursprungs die Ursache in Stoffen aus der Umwelt liegen, insbesondere aber in den verzehrten Nahrungsmitteln.
Magengeschwüre, die Todesursache von beinahe 6000 Amerikanern jährlich, können durch Reaktionen auf bestimmte Nahrungsmittel entweder hervorgerufen oder aufrechterhalten werden. Es gibt keine universell anwendbare Diätform, die zur Behandlung dieser Erkrankung allen Patienten verschrieben werden könnte: die richtige Diät für den Einzelnen hängt von dessen individueller Reaktion auf bestimmte Nahrungsmittel ab. So hat sich zum Beispiel Milch, die oft zur Behandlung von Geschwüren (Ulcera) verabreicht wird, als häufige *Ursache* solcher Erkrankungen herausgestellt.

Reaktionen auf spezielle Nahrungsmittel können in ihrem Erscheinungsbild außerdem Gallenleiden, Blinddarmentzündung, ja sogar Darmverschluß ähneln. Colitis und Ileitis werden in den meisten Fällen durch Nahrungsmittelallergien ausgelöst. Es ist tragisch, wenn Teile des Verdauungsapparates durch chirurgische Eingriffe entfernt werden, bevor in jedem einzelnen Fall Nahrungsmittelallergie als Ursache ausgeschlossen worden ist.

5. *Symptome des Urogenitalapparates (Harnwege und Geschlechtsorgane)*
   Diese Symptome umfassen häufiges Wasserlassen und vermehrten Harndrang, Neigung zu Infektionen im Harnsystem und verschiedene Prostatabeschwerden. Die häufigste Ursache derartiger Probleme sind Nahrungsmittel. Spezifische Nahrungsmittel können auch starken Ausfluß aus den weiblichen Geschlechtsorganen verursachen in Fällen, in denen keine Infektion vorliegt. (Am Rande sei bemerkt, daß das Vorhandensein einer Infektion nicht ausschließt, daß parallel dazu eine Allergie besteht. Die beiden Probleme können gleichzeitig auftreten und tun dies auch, da eine allergische Reizung den Boden für eine Infektion durch Mikroorganismen bereiten kann.)
6. *Symptome des kardiovaskulären Systems*
   Das kardiovaskuläre System umfaßt das Herz und den Blutkreislauf. Die hauptsächlich auftretenden Beschwerden sind Ödeme (Gewebsschwellungen), Arrhythmien (unregelmäßiger Herzschlag) und Hypertonie (Bluthochdruck). Schwellungen und Wasserretention haben, besonders wenn sie den ganzen Körper betreffen, meist allergischen Ursprung. Lokale Schwellungen sind ebenfalls möglich. Ödeme im Bereich der Augenlider, die beim Allergiker zu den charakteristischen verschwollenen Augen, Tränensäcken, dunklen Ringen und dem „glanzlosen Blick" führen, sind zum Beispiel ziemlich häufig.
   Hoher Blutdruck (Hypertonie) und Herzrhythmusstörungen werden schon seit langem in Verbindung mit Reaktionen auf spezifische Nahrungsmittel gebracht. Etwas weniger häufig werden sie durch Umweltchemikalien und Medikamente hervorgerufen. Die Wirkungen auf Herz und Gefäße finden, obwohl sie nur lokalisiert an einem anatomischen System in Erscheinung treten, im gesamten Körper ihren Niederschlag. Sie dienen somit als eine Art Brücke zwischen

lokalisierten und systemischen Reaktionen, mit denen wir uns im folgenden Teil beschäftigen werden.

Systemische Entzugsreaktionen (Minus-zwei, -drei und -vier-Reaktionen

In den folgenden Kapiteln werden fünf Kategorien von systemischen Entzugserscheinungen beschrieben. Diese gehören zu den schwierigsten und am häufigsten falsch behandelten Formen umweltbedingter Krankheiten. In den nun folgenden Abschnitten wird der gesamte Bereich derjenigen systemischen Beschwerden beleuchtet, die in Zusammenhang mit den Entzugsstadien stehen, sowie ein Überblick über die Komplexität des Problems gegeben.

Kopfschmerzen (Minus-zwei-Reaktion)

Der Schmerz kann sich auf einen Teil des Kopfes beschränken oder er kann generalisiert sein. Er kann mit oder ohne Übelkeit, Erbrechen, Sehstörungen oder Beteiligung der Muskeln auftreten und dem klassischen Erscheinungsbild der Migräne mit Photopsie (= subjektive Lichtempfindungen wie Blitze etc.) und allgemeinem Unwohlsein entsprechen. Oft geht er einher mit Schleiersehen, Schwächegefühl in den Gliedern oder Schmerzen in Nacken, Schultern und oberem Rücken; aus diesem Grund handelt es sich bei Kopfschmerzen um systemische und nicht nur um lokalisierte Beschwerden.

Manchmal folgt auf Kopfschmerzen eine Phase relativen Wohlbefindens, während der keine Schmerzen auftreten. Diese „Atempause" tritt jedoch gewöhnlich eher in den früheren Stadien der Erkrankung auf. Im weiteren Krankheitsverlauf treten die Kopfschmerzen im allgemeinen immer regelmäßiger und auch heftiger in Erscheinung.

Muskelschmerzen (Minus-zwei-Reaktion)

Sowohl Müdigkeit als auch Kopfschmerzen gehen häufig einher mit Myalgie bzw. Muskelschmerzen. Da diese Erscheinungen so häufig gemeinsam auftreten, sprechen einige Ärzte in diesem Zusammenhang vom „Spannungs-Ermüdungs-Syndrom". Während dieser Ausdruck nahelegt, daß das Syndrom von psychischer Spannung herrührt, ist es in Wirklichkeit meist auf Empfindlichkeit gegenüber Nahrungsmitteln und Chemikalien zurückzuführen.

Wenn Myalgie auch in der Mehrzahl der Fälle auf den Nacken konzentriert ist, so können doch viele andere Muskeln ebenfalls beteiligt sein. Symptome wie Muskelspasmen (wie bei Tortikollis [= krampfhafte Schiefstellung des Kopfes], Hexenschuß und Ischias), Muskelkrämpfe, -schmerzen und -schwäche, Schmerzen im Brustkorb (durch Beteiligung der Zwischenrippenmuskulatur) sowie Unterleibsschmerzen können allesamt in Erscheinung treten. Unkenntnis über den allergischen Ursprungs dieser Schmerzen führt oft zu falschen Diagnosen, wie Pleuritis (Brustfellentzündung), Blinddarmentzündung und sogar Herzinfarkt.

Gelenkschmerzen (Minus-zwei-Reaktion)

Alle Arten von Arthritis sowie Arthralgie (Gelenkschmerz), Gelenkschwellung und Bursitis (Schleimbeutelentzündung) haben häufig eine allergische Ursache und können durch Veränderungen in der Umwelt unter Kontrolle gebracht werden, wie die Fallstudien zeigen werden.

Müdigkeit (Minus-zwei-Reaktion)

Unter allergiebedingter Müdigkeit versteht man Ermüdung, die sich nicht durch eine normale oder gar extrem lange Ruhephase überwinden läßt. Müdigkeit ist möglicherweise das häufigste durch Allergien hervorgerufene systemische Symptom. Obgleich es hierbei zahlreiche Variationsmöglichkeiten gibt, ist von Nahrungsmittelallergie herrührende Müdigkeit im allgemeinen besonders intensiv in den Morgenstunden und läßt im Verlauf des Tages allmählich nach. Dies liegt am Tagesablauf des Nahrungsmittelsüchtigen. Allergiebedingte Müdigkeit geht einher mit allgemeinem Schwächegefühl, Schläfrigkeit und einem Gefühl der Schwere in den Gliedern. Sie tritt auch häufig mit anderen allergischen Reaktionen gleichzeitig auf, so etwa mit Schwellungen, Kopfschmerz, Reizbarkeit sowie mit leichten Verwirrungszuständen und Depressionen.

Müdigkeit durch Exposition gegenüber Pollen und anderen Inhalationsallergenen ist ebenfalls bekannt, tritt aber gewöhnlich nur zu bestimmten Jahreszeiten in Erscheinung und ist somit leichter zu erkennen und unter Kontrolle zu bringen.

Zerebrale Erschöpfung, eingeschränktes Denkvermögen (Minus-drei-Reaktionen)

Chronische Müdigkeit kann auch andere Ursachen haben, wie z. B. Anämie, Krebs oder endokrine Funktionsstörungen. Diese Krankheiten müssen in jedem Fall als Ursache ausgeschlossen werden.

„Zerebrale Erschöpfung" („brain fag") bezeichnet einen ziemlich schweren, aber leider häufig vorkommenden Krankheitszustand. Sie gehört in die Minus-drei-Kategorie, und ihre Symptome sind *systemischer Art*, wirken sich aber eher „geistig-seelisch" als körperlich aus. Patienten mit solchen Beschwerden leiden unter leichten Depressionen mit Schwermut, Launenhaftigkeit und Mißmut, an geistiger Verwirrtheit und Denkstörungen, Gedächtnisschwäche und beeinträchtigtem Leseverständnis, minimaler zerebraler Dysfunktion, Unentschlossenheit, sowie an geistigen Fehlleistungen einschließlich Aphasie (Sprachverlust) und Bewußtseinsstörungen. Dazu kommt noch im allgemeinen die gesamte Skala der „Neurosen", der Hypochondrie sowie der sogenannten psychosomatischen Erkrankungen.

Alle diese Beschwerden können auftreten; häufiger kommt es jedoch vor, daß nur einige wenige von ihnen beim einzelnen Patienten zu beobachten sind. Das Befinden mag sich für eine gewisse Zeit etwas bessern oder wieder in eine Minus-zwei-Reaktion (systemisch und *physisch*) übergehen. Generell ist jedoch eher mit bleibenden Symptomen bzw. mit deren Verschlimmerung im Laufe der Zeit zu rechnen.

In gewissem Sinne ist das soeben skizzierte Syndrom die charakteristischste Form von Nahrungsmittel- und Chemikalienallergie, denn sie ist der „Boden des Fasses", das Endstadium in zahlreichen fortgeschrittenen Fällen.

Schwere Depression mit oder ohne Bewußtseinsveränderung (Minus-drei- und Minus-vier-Reaktionen)

Depressionen kennzeichnen sowohl Minus-drei- als auch Minus-vier-Reaktionen. In deren schwerster Form leidet der Patient unter Stupor (krankhaftem Stumpfsinn), Lethargie und verminderter Reaktionsfähigkeit. Infantiles Denken, Desorientierung, Amnesie (Gedächtnisschwund), paranoide Gefühle und selbst Halluzinationen können auftreten. In diesem extremen Stadium kann der Patient in Koma fallen.

Das Minus-vier-Stadium umfaßt auch die verschiedenen Formen der „Psychose“ einschließlich manisch-depressivem Irresein und Schizophrenie.
Die meisten Allergiepatienten erreichen niemals dieses extreme Stadium der Depression. Geschieht dies dennoch, so ist es schwierig, sie zu behandeln oder gar die Anamnese aufzunehmen. In den Endstadien dieser Krankheit ist der Patient in der Regel nicht mehr fähig, für sich selbst zu sorgen. Er kann oft nicht einmal seinen Namen korrekt angeben, geschweige denn die Vorgeschichte seiner Krankheit verständlich darstellen. Die Ursache der Beschwerden läßt sich gewöhnlich feststellen, für eine völlige Genesung ist aber weitgehende Unterstützung durch die Familie des Patienten unabdingbar. Schizophrene, die sich an die Unterstützung durch die öffentliche Fürsorge oder die Unterbringung in einer Klinik gewöhnt haben und dies als bequemsten Weg empfinden, sind oft schwer zu behandeln; zuweilen fehlt ihnen die zur Genesung erforderliche Motivation.
Es dürfte inzwischen deutlich geworden sein, daß die Liste der umweltbedingten Krankheiten sehr umfangreich ist. Es zählt dazu ein großer Teil der weit verbreiteten, chronischen Leiden, die viele Menschen in die Sprechstunden der Ärzte treiben. Selbstverständlich kommen auch andere Ursachen für diese Leiden in Frage, die neben Nahrungsmittel- und Chemikalienempfindlichkeit ebenfalls in die Untersuchung miteinbezogen werden sollten. Der Versuch, auf all diese Syndrome genauer einzugehen, würde den Rahmen dieses Buches sprengen. Statt dessen werden in den nachfolgenden Kapiteln vier häufige Erkrankungen etwas ausführlicher dargestellt. Bei der ersten handelt es sich um ein körperliches Leiden — Kopfweh —, bei dem oft irrtümlich eine psychosomatische Ursache diagnostiziert wird. Bei der zweiten handelt es sich um eine körperliche, systemische Erkrankung — Gelenkrheumatismus (rheumatische Arthritis). An dritter Stelle steht „zerebrale Erschöpfung“, die charakteristische Form einer durch Nahrungsmittel- und Chemikalienallergie hervorgerufenen Krankheit. Schließlich wird, als schwerstes Problem in diesem Symptomenkomplex, die Depression (die sowohl Minus-drei- als auch Minus-vier-Reaktionen kennzeichnet) in größerer Ausführlichkeit behandelt.
Die in jedem Kapitel dargestellten Fallgeschichten sollen der recht trockenen Theorie einen menschlichen Aspekt hinzufügen und aufzei-

gen, wie scheinbar unheilbare Fälle richtig diagnostiziert und behandelt werden können und auf welche Weise zahlreiche Patienten wieder ein normales Leben beginnen konnten.

12. Kopfschmerzen (Minus-zwei-Reaktion)

Kopfschmerzen sind häufig das Resultat einer Nahrungsmittel- oder Chemikalienempfindlichkeit. Ein großer Teil des Phänomens Kopfschmerz, einschließlich selbst der schlimmsten Erscheinungsformen der Migräne, können ohne weiteres auf allergische Reaktionen zurückgeführt werden. Es ist völlig unnötig, jahrelang ununterbrochen unter hartnäckigen Kopfschmerzen zu leiden, wenn die Ursache dieser Beschwerden identifiziert und behoben werden kann, indem bestimmte häufig vorkommende Umweltsubstanzen strikt gemieden werden.

Die Vorstellung, daß bestimmte Nahrungsmittel Kopfschmerzen auslösen könnten, ist keineswegs neu. Schon im Jahre 1905 hatte Dr. Francis Hare, ein Pionier auf dem Gebiet der Medizin, berichtet, daß Kopfschmerzen die Folge von Unverträglichkeitsreaktionen auf Nahrungsmittel sein können [1]. Diese Beobachtung ignorierte die damalige Medizin. Im Jahre 1927 veröffentlichten zwei führende Allergologen, Dr. Albert G. Rowe und Dr. Warren T. Vaughen, jeweils Aufsätze, in denen die Beteiligung bestimmter Nahrungsmittel bei der Verursachung allergiebedingter Kopfschmerzen beleuchtet wurde [2, 3].

Ich selbst behandelte in meinem ersten medizinischen Aufsatz, der im August 1935 veröffentlicht wurde, das Thema „Allergy in Migraine-like Headaches“ [4]. („Die Rolle der Allergie bei migräneartigen Kopfschmerzen“.) Darin berichteten Dr. John M. Sheldon und ich, die wir damals beide als Lehrbeauftragte an der Medizinischen Fakultät der Universität von Michigan tätig waren, über unsere Beobachtungen, daß zwei Drittel der Migräne-Patienten an der Universitätsklinik in Ann Arbor durch Elimination bestimmter Nahrungsmittel eine Linderung ihrer Kopfschmerzen erreichen konnten.

Die Resultate dieser Behandlungsmethode waren sicherlich den schulmedizinischen Verfahren überlegen. Heute lassen sich jedoch noch bessere Ergebnisse erreichen, indem man gezielt nach einer Chemikalienempfindlichkeit und einigen Allergien gegen alltägliche Nahrungsmittel sucht, die zu jener Zeit noch nicht erkannt wurden.

Allergische Kopfschmerzen treten unterschiedslos in allen Bereichen des Kopfes in Erscheinung. Jede denkbare Form von Kopfschmerzen — ob sie nun doppelseitig bzw. im Stirnbereich auftreten oder in den Nacken- bzw. Kieferbereich ausstrahlen — wurde bereits mit Methoden der Klinischen Ökologie identifiziert und unter Kontrolle gebracht.

Seitdem bestimmte Ärzte verschiedene Formen einer vermeintlichen „Diät gegen Kopfschmerzen" propagiert haben, besteht einmal mehr die Notwendigkeit, hervorzuheben, daß es kein Schnellverfahren gibt, solche schmerzhaften Krankheitserscheinungen zu beherrschen. Die Leiden eines Patienten sind ganz individuell ausgeprägt und sind mit denen anderer Individuen nicht vergleichbar. Es gibt einfach keine Alternative für die Erkundung der eigenen allergischen Reaktionsmuster, mit Hilfe der Methoden, die an späterer Stelle in diesem Buch erläutert werden.

Ein Patient ist sich in den seltensten Fällen bewußt, daß die Ursache seiner Krankheit in den Umweltbedingungen, denen er ausgesetzt ist, zu suchen ist. Er kann meist zwischen der Nahrungsaufnahme und seinen Kopfschmerzen keinen Zusammenhang herstellen, da sich die Wirkungen erst mit zeitlicher Verzögerung einstellen. Vielleicht weiß er sogar, daß die Kopfschmerzen irgendwie durch Nahrungsmittel beeinflußt werden; da die tägliche Nahrung aber so komplex und vielfältig ist, scheint es ihm ein unmögliches Unterfangen, die eigentliche Ursache aufzuspüren. Oder er merkt, daß ein bestimmtes Nahrungsmittel seine Kopfschmerzen lindert, aber er weiß nicht, daß es zugleich die Ursache seiner Leiden ist und daß eine solche Mahlzeit nichts anderes als die Erhaltungsdosis darstellt.

Welche physiologischen Mechanismen den allergischen Ursachen des Kopfschmerzes zugrunde liegen, ist weder vollständig bekannt, noch ist eine solche Information für den Patienten oder den Arzt von wesentlicher Bedeutung. Eine mögliche Erklärung könnte darin liegen, daß allergische Reaktionen oft Wasserretention bzw. Ödeme verursachen. Ein geschwollener Knöchel oder Bauch ist unangenehm und entstellend. Wenn aber das Gehirn anschwillt, drückt es gegen die starre Schädeldecke, und Schmerzen sind die Folge.

Diese Theorie wird durch die Beobachtungen von Dr. Bernard S. Zussman aus Memphis in Tennessee untermauert, der einen Allergie-Patienten mit einem von einer Operation herrührenden Loch in der

Schädeldecke in Behandlung hatte. So oft dieser Patient ein Nahrungsmittel zu sich nahm, gegen welches er eine Allergie hatte, schwoll sein Gehirn im wahrsten Sinne des Wortes an und drückte sich leicht aus diesem Loch heraus. Wenn Patienten zur Beschreibung ihrer Beschwerden davon sprechen, daß sie sich im Kopf „wie ein vollgesogener Schwamm“ oder „wie mit Wasser durchtränkt“ fühlen, ist ihre Ausdrucksweise möglicherweise wissenschaftlich zutreffender, als sie sich vorstellen können.

Fallstudie: Kopfschmerzen

Joan Kowan war einer meiner ersten und auch schwierigsten Fälle von Kopfschmerz. Sie hatte eine Ausbildung als Krankenschwester begonnen, wurde dann jedoch wegen häufiger Abwesenheit vom Lehrgang ausgeschlossen. Ihre ständigen und heftigen Kopfschmerzen hielten sie davon ab, mit ihren Mitschülerinnen Schritt zu halten. Ihre Schmerzen waren so stark, daß sie in ihrer Verzweiflung in zwei Gehirnoperationen einwilligte. Diese waren ein glatter Fehlschlag; die Chirurgen konnten keine organischen Anomalien feststellen.

In meiner Praxis stellte sich heraus, daß sie hochgradig empfindlich auf Milch reagierte. Durch striktes Meiden von Milch und Milchprodukten in all ihren Erscheinungsformen konnte sie ihre Beschwerden unter Kontrolle halten und ihre Ausbildung wieder aufnehmen. Mit der Zeit wurde es für sie jedoch zunehmend schwieriger, Milch in jeder Form zu meiden. Sie lebte in einem Schwesternwohnheim und nahm die Mahlzeiten in der Kantine ihrer Ausbildungsstelle ein. Der verantwortliche Koch ging zwar auf ihre Wünsche ein, war aber nicht immer selbst anwesend. So wurde beispielsweise ihr Gemüse nach dem Kochen zur Seite gestellt, bevor man Butter hinzufügte. Ein Vertreter des Kochs hielt sich jedoch nicht an diese Absprache, und auf diese Weise aß Joan, ohne es zu wissen, Gemüse, dem Butter beigefügt war. Eine Stunde nach dem Essen fiel sie plötzlich im Schwesternzimmer zu Boden, überwältigt von den heftigsten Kopfschmerzen. Als Ursache für diese Empfindlichkeitsreaktion wurde rückblickend die scheinbar unbedeutende Menge Butter in ihrem Gemüse identifiziert. Solche versehentlichen Kontakte mit Milch waren gar nicht selten und hatten höchst unangenehme Auswirkungen.

Um ihre Schmerzen ertragen zu können, begann sie Kodein-Tabletten zu nehmen und wurde süchtig danach. Sie wurde auch von anderen Schmerztabletten abhängig, in denen Milchzucker als Füllmittel enthalten war. Während diese Medikamente anscheinend die Schmerzen linderten, hielten sie in Wirklichkeit ihre Krankheit weiterhin aufrecht.

Frau Kowan reagierte so erstaunlich empfindlich auf Milch, daß ich es für angebracht hielt, einige Daten ihres Falles für eine medizinische Veröffentlichung aufzuzeichnen. Sie war damit einverstanden, zu Testzwecken ein EEG (Elektroenzephalogramm) machen zu lassen, das die Gehirnstromkurven graphisch darstellt, während sie eine winzige Menge Milch zu sich nahm.

Um die Bedingungen eines „Blindversuchs" zu erfüllen, wurden ihr zwei Tropfen Milch in einem Glas Wasser verabreicht. Zumindest war dies die Information, die ihr darüber gegeben wurde. Die von ihr zuerst ausgewählte Probe enthielt jedoch in Wirklichkeit mehrere Tropfen eines unwirksamen Antazidums in einem Glas Wasser, nämlich Aluminiumhydroxid (Amphojel). Das Wasser wurde dadurch leicht trübe, genau wie bei Milch. Sie trank dieses Glas mit Furcht und Zittern, da sie ihre typischen Kopfschmerzen erwartete. Es geschah jedoch überhaupt nichts. Daraufhin wurden ihr tatsächlich zwei Tropfen Milch in einem Glas Wasser zu trinken gegeben, aber ihr gleichzeitig gesagt, es handle sich um die gleiche Flüssigkeit wie zuvor. Diesmal bekam sie jedoch sofort heftigste Schmerzen. Sie krümmte sich vor Qualen und riß sich von dem EEG-Gerät los, so daß dieser Teil des Experiments nicht mehr zu Ende geführt werden konnte.

Ihr Fall machte deutlich, daß auch kleine Mengen einer allergenen Substanz schwere und chronische Kopfschmerzen verursachen können.

Joan Kowan ist es schließlich gelungen, ihre Allergie unter Kontrolle zu bringen und ihre Ausbildung erfolgreich zu beenden. Jahre später schrieb sie mir einen Brief. Sie hatte inzwischen eine gute Position in einem großen Produktionsunternehmen inne; nur selten hatte sie von der Arbeit gefehlt. „Seit Sie mich zuletzt behandelt haben", schrieb sie, „habe ich nicht aufgegeben, eine neue Zukunft aufzubauen."

Fallstudie: Kopfschmerzen und Medikamentenabhängigkeit

Edward Rideout hatte viele Jahre lang unter Kopfschmerzen gelitten. In seiner Kindheit traten diese recht selten auf. In seiner Jugend waren sie begleitet von Übelkeit und Erbrechen. Nach ein oder zwei Stunden Schlaf fühlte er sich regelmäßig besser. Wie Joan Kowan griff auch Rideout ständig zu Schmerzmitteln und wurde von ihnen abhängig. Schließlich entwickelte er eine Sucht nach einem Arzneimittel, das ein Morphin-Derivat enthielt.

Seine Kopfschmerzen entwickelten sich stets nach dem gleichen charakteristischen Muster. Sie traten urplötzlich in Erscheinung, ihm wurde übel, und er mußte sich übergeben. Dieser Anfall ging regelmäßig einher mit Nervosität, Ruhelosigkeit, Hyperaktivität und Lichtempfindlichkeit. Inmitten solcher schrecklicher Anfälle rannte er schnell in die nächstgelegene Notfall-Ambulanz, um sich ein morphinhaltiges Arzneimittel einspritzen zu lassen. Schließlich erklärte auch er sich in seiner Verzweiflung zu einer Gehirnoperation bereit, die ihn von seinen Schmerzen befreien sollte. Auch dieser Eingriff brachte keinen Erfolg.

Als er jedoch unter allergenfreien, kontrollierten Umweltbedingungen behandelt wurde, besserte sich sein Gesundheitszustand auf eindrucksvolle Weise. Während des Fastens bei reinem Wasser stellten sich Entzugserscheinungen ein, und es mußte ihm ein morphinhaltiges Medikament verabreicht werden, um seine unerträglichen Schmerzen zu lindern. Nach drei oder vier Fastentagen ließen jedoch die Schmerzen nach und die Medikation wurde abgesetzt. Am fünften Tag der Entzugsphase reagierte Rideout beim geringsten Anlaß mit Zornesausbrüchen. An jenem Abend hatte er das Gefühl, jeden Moment wieder Kopfschmerzen zu bekommen, was aber nicht eintrat. Am Morgen des sechsten Fastentages wachte er ohne Kopfschmerzen auf. Lediglich in der Stirnmitte verspürte er eine ganz leichte Empfindlichkeit. Während der folgenden zehn Tage testete Rideout eine Vielzahl an Nahrungsmitteln und Wässern nach den in der umweltkontrollierten Abteilung üblichen Verfahren. Die Ergebnisse der Tests legten schließlich die Wurzeln für die lebenslangen Kopfschmerzen dieses Mannes frei.

Es stellte sich heraus, daß folgende Substanzen bei ihm Empfindlichkeitsreaktionen auslösten:

Ein bestimmtes Leitungswasser: heftige Kopfschmerzen;

Zuckermelone: Kopfschmerzen von halbstündiger Dauer;

Mais und Maiszucker: Kopfschmerzen beim ersten Test; „taubes, dumpfes Gefühl quer über der Stirn“ beim zweiten Test und leichte Depression;

Bananen: starke Kopfschmerzen;
Fisch (Wels): heftige Kopfschmerzen, zwei Tage andauernd;
Kaninchenfleisch: intensives Druckgefühl im ganzen Stirnbereich.
Auf andere Nahrungsmittel und auch auf chemisch belastete Nahrung oder andere verbreitete Chemikalien blieben Reaktionen aus. Eine spezielle Diät, die nur verträgliche Speisen enthielt, wurde eigens für ihn zusammengestellt. Bei seiner Entlassung aus dem Krankenhaus war er zum ersten Mal seit Jahrzehnten frei von Kopfschmerzen. Er hat seither weitere Fortschritte gemacht, indem er sich an seinen Diätplan hielt und weitere Nahrungsmittel, wann immer dies möglich war, in diesen einbezogen hat.
Kopfschmerzen treten nicht immer allein auf, sondern gehen oft mit anderen Symptomen einher. Dabei kann es sich um lokalisierte (Minus-eins-)Symptome, Minus-zwei-Reaktionen oder sogar um schwere Minus-drei-Symptome handeln. Sandra Casey war einer dieser Fälle mit einer äußerst vielgestaltigen Symptomatik.

Fallstudie: Kopfschmerzen und Depressionen

Sandra Casey war 21 Jahre alt, als sie in die umweltkontrollierte Abteilung kam. Ihre Kopfschmerzen traten vor allem im Stirnbereich und um die Augenhöhlen herum auf. Sie waren ziemlich hartnäckig und von Lichtempfindlichkeit begleitet. Sie bekam diese Kopfschmerzen drei- oder viermal im Monat; jeder Schub hielt drei oder vier Tage an. Während dieser Zeit konnte sie nicht schlafen; sie konnte aber auch keine Schlafmittel nehmen, da Medikamente bei ihr Depressionen auszulösen schienen. Bei Sandra Casey war bereits mehrere Monate, bevor sie in die umweltkontrollierte Abteilung kam, Hypoglykämie (= abnorm geringer Blutzuckergehalt) diagnostiziert worden. Zur Behandlung hatte man ihr eine spezielle Diät, bestehend aus sechs Mahlzeiten pro Tag mit sehr hohem Eiweißgehalt, verordnet. Zuerst besserte sich ihr Befinden auf diese Diät hin spürbar, schließlich wurde sie aber depressiv und äußerte Selbstmordgedanken. (Ärzte haben es häufig mit solchen vermeintlichen Hypoglykämie-Fällen zu tun. Die beobachteten Symptome, die starke Schwankungen im Blutzuckergehalt nach Konsum von Maisdextrose umfassen, können oft das Ergebnis von Nahrungsmittel-Allergien sein und mit einer eigentlichen Hypoglykämie gar nichts zu tun haben. Darauf hat zuerst Dr. William A. Philpott aus Oklahoma City hingewiesen.)

Ein anderes Problem, das Frau Casey zu schaffen machte, bezeichnete sie als „Anfälle“. Den ersten dieser Anfälle hatte sie im Alter von 15 Jahren, nachdem sie etwas Haschisch geraucht hatte. Sie hatte ein starkes Kältegefühl und ihre Gliedmaßen fühlten sich den ganzen Tag wie gefroren an. Sie befürchtete, sterben zu müssen oder verrückt zu werden. Ein Arzt, der sie untersuchte, erklärte jedoch, daß durch den Drogengenuß keine Dauerfolgen zurückgeblieben wären. Seit jener Zeit hatte sie jedoch oft Taubheitsgefühle, die gewöhnlich im Rücken einsetzten und bis hoch zu ihrem Kopf ausstrahlten. Es fiel ihr recht schwer, diese Empfindung zu beschreiben; sie sagte, es fühle sich an, als ob man ihr einen Eimer kaltes Wasser über den Kopf schütten würde. Nach dem Anfall traten bei ihr Desorientierung, Depressionen und Selbstmordgedanken auf.

Wie bereits erwähnt, reichte das Spektrum ihrer Symptome von lokalisierten körperlichen Reaktionen (Minus-eins-Stadium) bis hin zu tiefgreifenderen, den gesamten Organismus betreffenden Veränderungen. Sie klagte über Halsschmerzen, Schleimbildung im Rachenraum, Schmerzen im Brustkorb, Benommenheit und Schwindel. Die Schwellungen in ihrem Unterleib waren so stark, daß sie wie eine Schwangere aussah.

Aufgrund ihrer Depressionen und ihrer Selbstmordneigung war Sandra bei einem Psychiater in Behandlung und 19 Tage lang in einer Klinik gewesen. Durch Verabreichung von Antidepressiva wurde sie noch stärker selbstmordgefährdet. Ihre Selbstmordgedanken entwickelten sich zu einer richtigen Zwangsvorstellung, besonders weil ihr Mann ein Waffensammler war und im ganzen Haus leicht zugängliche Waffen aufbewahrte.

Sie berichtete, daß sie ein heftiges Verlangen nach Zucker und süßen Speisen verspüre und am liebsten eine Schachtel Gebäck auf einmal aufesse. Es war demnach nicht überraschend, daß sie die stärksten Reaktionen während der Nahrungsmitteltests auf Weizen, Mais, Erbsen, Heidelbeeren, Rote Bete, Rübenzucker und andere häufig verzehrte Nahrungsmittel zeigte, die einzeln und nach den in der ökologischen Abteilung üblichen Methoden eingenommen wurden. Handelsübliche

Nahrungsmittel zeigten bei ihr eine kumulative Wirkung und lösten nach fünf Mahlzeiten Kopfschmerzen aus.
Als sie das Krankenhaus verließ, war sie frei von Kopfschmerzen und befand sich in normaler Gemütsverfassung. Ihr Problem wurde als multiple Nahrungsmittel- und Chemikalienempfindlichkeit diagnostiziert und ihre Aussichten auf eine Genesung waren ausgezeichnet, vorausgesetzt sie hielt sich an die empfohlenen Maßnahmen.
Zusammenfassend sei hier nur gesagt, daß Kopfschmerzen, die nachgewiesenermaßen auf einer Allergie beruhen, in allen denkbaren Ausprägungen auftreten können, d. h. sie können sich an beliebigen Stellen des Kopfes einstellen und jedes beliebige Ausmaß oder jede denkbare Intensität annehmen; sie können mit den üblichen Symptomen, Übelkeit, Erbrechen sowie anderen Krankheitserscheinungen einhergehen oder auch nicht. Obwohl allergiebedingte Kopfschmerzen nachweisbar viel häufiger durch Reaktionen auf bestimmte Nahrungsmittel und/oder Umweltchemikalien ausgelöst werden, können bei ihrer Entstehung auch Allergene wie Hausstaub, Pollen und manchmal Medikamente beteiligt sein. Ich habe tatsächlich bereits Patienten behandelt, deren Kopfschmerzen durch die Verabreichung von schmerzstillenden Medikamenten wie Kodein noch verstärkt wurden.
Wie schon erwähnt, wurden allergische Kopfschmerzen schon vor einem halben Jahrhundert beschrieben. Deshalb ist es unentschuldbar, wenn ein Arzt solchen Patienten sagt, sie müßten mit ihren Kopfschmerzen „leben". Wenn Kopfschmerz-Patienten mit geeigneten Methoden untersucht werden, um die Umweltfaktoren zu analysieren, die Empfindlichkeitsreaktionen auslösen, dann kann in den meisten Fällen auf Medikamente verzichtet werden.
Abschließend sei noch erwähnt, daß ich — entgegen der manchmal geäußerten Meinung, Kopfschmerzen seien ihrer Natur nach psychogen — solch einen Zusammenhang noch niemals nachweisen konnte. Falls es einen solchen gibt, muß er äußerst selten sein.

13. Arthritis und verwandte Muskel- und Gelenkschmerzen (Minus-zwei-Reaktionen)

Arthritis ist eine der am häufigsten auftretenden systemischen körperlichen Erkrankungen in den Industrieländern. Es gibt zwei Haupttypen:

primär-chronischer Gelenkrheumatismus (primär-chronische Polyarthritis, rheumatoide Arthritis) und Osteoarthritis (d. h. Knorpel und Knochen miteinbeziehend). Rheumatoide Arthritis kann in jedem Alter beginnen, tritt aber gewöhnlich in früheren Lebensabschnitten auf als Osteoarthritis bzw. degenerative Arthritis, die häufiger bei älteren Menschen vorkommt.

Die sogenannte Arthritis traumatica (traumatisch = durch äußere Gewalteinwirkung bedingt) kann entweder in rheumatoide Arthritis oder Osteoarthritis übergehen. Ebenso kommt eine gemischte Erscheinungsform häufig vor, die die Merkmale der rheumatoiden und der Osteoarthritis in sich vereinigt. Obwohl alle Gelenke bei der rheumatoiden oder Osteoarthritis beteiligt sein können, sind die Gelenke der Hand dafür in besonderem Maße anfällig. Während bei der Osteoarthritis typischerweise die Endgelenke der Finger betroffen sind, ist bei der rheumatoiden Arthritis die Beteiligung der Mittelgelenke der Finger und, in geringerem Ausmaß, der Knöchel und Handgelenke charakteristisch.

Dieses Kapitel beschäftigt sich vorwiegend mit rheumatoider Arthritis und hebt weniger ab auf die Muskelbeteiligung (allergische Myalgie = Muskelschmerz, Muskelrheumatismus), die so häufig deren Begleiterscheinung darstellt. An rheumatoider Arthritis — entweder mit oder ohne begleitende Myalgie — erkrankte Personen sind sich der Tatsache sehr wohl bewußt, daß die orthodoxe Schulmedizin in der Regel den Ursprung ihrer Erkrankung nicht erklären oder gar über die Verordnung von Aspirin oder sonstigen Schmerzmitteln hinaus effektive Behandlungsmethoden anbieten kann. Bei allen Erörterungen, die über „Ursachen“ angestellt werden, diskutiert man gewöhnlich über angebliche körperliche Wirkungsmechanismen. Leider wird aber die Beteiligung von Umweltfaktoren an der Entstehung der rheumatoiden Arthritis oder Myalgie häufig nicht ernsthaft in Betracht gezogen.

Im Gegensatz dazu hat die Klinische Ökologie, seitdem sie sich mit dem Problem der Muskel- und Gelenkschmerzen zum ersten Mal beschäftigt hat, stets versucht, die verantwortlichen Umweltfaktoren zu begreifen und sie eindeutig zu bestimmen. Wie auch bei anderen in diesem Buch beschriebenen umweltbedingten Krankheiten ist die Rolle der Umweltexpositionen bei Fällen von rheumatoider Arthritis bei jedem Individuum ganz unterschiedlich ausgeprägt und hängt davon ab, wie empfindlich jemand auf ein bestimmtes Nahrungsmittel reagiert. So werden beispielsweise nicht bei allen rheumatischen Erkrankungen bestimmte Nahrungsmittel als Umweltursachen verantwortlich gemacht; es gibt auch keine universelle Behandlungsmethode, die in allen Fällen zum Erfolg führt. Wenn ein Patient zur Behandlung dieser Erkrankung und verwandter Krankheitszustände die Hilfe der Klinischen Ökologie in Anspruch nehmen will, gibt es für ihn keine andere Möglichkeit, als durch Anwendung der in diesem Buch beschriebenen Methoden herauszufinden, welche Umwelteinflüsse als Ursache für sein höchst individuelles Gesundheitsproblem in Frage kommen.

Obwohl bereits schon früher auf den Zusammenhang zwischen Nahrungsmitteln und Arthritis hingewiesen worden ist, wurde dieses Thema erst im Jahre 1949 durch den in den Annals of Allergy veröffentlichten Aufsatz von Michael Zeller mit dem Titel „Rheumatoid Arthritis — Food Allergy as a Factor“ zum ersten Mal klar umrissen und überzeugend abgehandelt. Zeller gelang es als erstem, die Ursache-Wirkung-Beziehung zwischen bestimmten Nahrungsmitteln und dem Auftreten akuter arthritischer Symptome nachzuweisen [1]. Zeller hob mit Nachdruck hervor, daß nicht bei allen Patienten mit rheumatoider Arthritis die Methode der Elimination bestimmter allergenverdächtiger Nahrungsmittel zu spürbaren Erfolgen führte. Ich habe mit Dr. Zeller eng zusammengearbeitet und einige seiner Fälle unmittelbar selbst beobachtet. An meinen eigenen Patienten konnte ich seine klinischen Erfahrungen nachdrücklich bestätigen. Wir behandelten das Thema „Nahrungsmittel als wesentliche Faktoren bei der Entstehung von Arthritis und Myalgie“ in dem gemeinsam mit Rinkel geschriebenen Buch mit dem Titel *Food Allergy* (1951) [2].

Obwohl ich während der letzten dreißig Jahre annähernd 1000 Fälle von rheumatoider Arthritis untersucht habe, war den Beobachtungen von Zeller lange Zeit hindurch nichts hinzuzufügen. In den letzten Jahren wurde ich mir jedoch zunehmend des Problems der Chemikalienempfindlichkeit bewußt und fand heraus, daß an den arthritischen Beschwerden der meisten Patienten, bei denen durch die Behandlung ihrer Nahrungsmittelallergien keine zufriedenstellende Besserung ihres Gesundheitszustandes erreicht werden konnte, zumindest teilweise eine Empfindlichkeit gegen Umweltchemikalien ursächlich beteiligt war. Infolgedessen wurden die ökologischen Behandlungsmethoden für rheumatoide Arthritis, die sowohl auf Nahrungsmittel als auch auf Umweltchemikalien zurückzuführen ist, im Jahre 1976 dem neuesten Erkenntnisstand angepaßt [3]. Die Methoden und Verfahrensweisen der Klinischen Ökologie stellen für die überwiegende Mehrzahl der Patienten mit rheumatoider Arthritis eine wissenschaftlich begründete Hoffnung dar.

Als Dr. Kendall Gerdes, der gegenwärtig in Denver, Colorado tätig ist, zum Zwecke der Fortbildung in Klinischer Ökologie in meiner Praxis mitarbeitete, verschickten wir Nachsorge-Fragebögen an über 200 Arthritis-Patienten, die mit Methoden der Klinischen Ökologie stationär behandelt worden waren. Sowohl die Fälle von rheumatoider Arthritis, wie auch von Osteoarthritis waren durch Meidung der schädigenden Umwelteinflüsse in einer guten gesundheitlichen Verfassung. Es sei noch erwähnt, daß auch weitere Erscheinungsformen der Arthritis durch Umwelteinflüsse bedingt sind. Andere rheumaartige Krankheitszustände, wie die Reitersche Krankheit, Morbus Bechterew (Wirbelsäulenversteifung) und Arthritis psoriatica, wurden ebenfalls mit ökologisch orientierten Methoden untersucht, jedoch in zu geringer Anzahl, um daraus Schlußfolgerungen ziehen zu können. In meiner Spezialabteilung wird gegenwärtig an einer Studie über rheumatoide Arthritis der Hände gearbeitet, bei der vor und nach dem Fasten und den Provokationstests mit bestimmten Nahrungsmitteln und Umweltchemikalien Messungen über Umfang, Schmerzempfindlichkeit und Bewegungsfähigkeit der betroffenen Gelenke durchgeführt werden. Die Resultate dieser Studie werden für die nächste Zukunft erwartet.

Fallstudie: Rheumatoide Arthritis und Depression

Helen Jones, eine 35jährige Krankenschwester, litt seit ihrer Kindheit an Beschwerden der Nasennebenhöhlen. Daneben traten bei ihr Phasen von Flatulenz (Blähungen), Völlegefühl, Verdauungsstörungen und gelegentlich Durchfall in Erscheinung. In den fünf Jahren davor litt Frau Jones unter zunehmenden Erschöpfungszuständen und übermäßigem Schlafbedürfnis. Sieben Monate nachdem sie in ein neues Haus umgezogen war, bekam sie eine Sehnenscheidenentzündung im Bereich der Handgelenke. Bald darauf waren das rechte Knie und die rechte Schulter von Arthritis befallen. Nach einer Geburt dehnte sich die Arthritis

auf Hände, Füße, Knie und Schultern aus. Daneben stellten sich noch zunehmende Schwäche und Krämpfe in der rechten Wade ein.
Die schmerzhaften Muskel- und Gelenksyndrome waren von anderen Krankheitserscheinungen der Entzugsphase, wie Erschöpfung, Gereiztheit und Depressionen begleitet.
In ihrer Verzweiflung unterzog sich Frau Jones einer Operation an ihrem rechten Knie, um die Schmerzen und die zur Verkrüppelung führende Entzündung loszuwerden. Dies brachte zwar eine vorübergehende Linderung ihrer Beschwerden, aber bald war auch ihr linkes Knie in demselben schlechten Zustand wie zuvor ihr rechtes. Als sie in stationäre Behandlung aufgenommen wurde, um die Umwelteinflüsse umfassend kontrollieren zu können, waren das linke Knie und Handgelenk geschwollen, schmerzempfindlich und entzündet; die Beweglichkeit der Gelenke war stark eingeschränkt und jede Bewegung mit Schmerzen verbunden. Das operierte Knie war immer noch geschwollen, aber nicht mehr entzündet.
Als Frau Jones fastete, nicht mehr rauchte und auch anderen verdächtigen Umwelteinflüssen, wie Luftverschmutzung und Haushaltschemikalien, aus dem Weg ging, stellten sich zwar schwere entzugsartige Kopfschmerzen ein, ihre arthritischen Beschwerden besserten sich jedoch zusehends. Nach fünftägigem Fasten konnte sie zum ersten Mal seit Monaten ohne Krücken laufen.
Als einzelne Nahrungsmittel aus biologischem Anbau getestet wurden, konnten die folgenden Reaktionen beobachtet werden:
Mais: 10 Minuten nach dem Verzehr — starke arthritische Schmerzen;
Rohrzucker: 15 Minuten — Schmerzen in Knien und Händen sowie Unterleibskrämpfe;
Äpfel: 30 Minuten — Schmerzen im Unterleib und arthritische Schmerzen;
Lammfleisch: 35 Minuten — starke arthritische Schmerzen;
Orangen: 40 Minuten — schubweise, wellenartig auftretende Angstgefühle und Depressionen, gefolgt von zunehmend stärker werdenden arthritischen Schmerzen;
Weintrauben: 40 Minuten — starke Schwindelgefühle und arthritische Schmerzen;
Eier: 45 Minuten — allmähliches Einsetzen arthritischer Schmerzen;

Weizen: 1 Stunde — Versteifung des Kniegelenks, Verschlimmerung dieses Prozesses unmittelbar nach der zweiten Testmahlzeit 1 Stunde später;
Schweinefleisch: 1 Stunde — allmähliches Einsetzen von Mattigkeit und Depression, verbunden mit verstärkten arthritischen Schmerzen;
Reis: 1 Stunde — langsam zunehmende Gelenkversteifung, Erschöpfung und Gereiztheit;
Hummer: 3 Stunden — Benommenheit und fortschreitende Gelenkversteifung;
Rindfleisch: 3½ Stunden — allmähliches Einsetzen arthritischer Schwellungen und Schmerzen.

Alle anderen häufig gegessenen Nahrungsmittel wurden vertragen, ohne daß ihre Symptome erneut auftraten. Als sie jedoch Tomatensaft aus einer Konservendose mit Phenolharz-Innenbeschichtung zu trinken bekam, der in schadstofffreier Form zuvor keine Wirkungen gezeigt hatte, reagierte sie nach 15 Minuten mit Gelenkversteifung und nachfolgender, rasch zunehmender Mattigkeit, Gereiztheit und Depression.

Bei ihrer Entlassung wurde Frau Jones angewiesen, nur ungechlortes Wasser zum Trinken und Kochen zu verwenden, alle verdächtigen Nahrungsmittel zu meiden, und schadstoffärmere Nahrungsmittel in zyklischem Wechsel zu essen.

Als sie wieder zu Hause war, machte ihre Genesung durch Befolgen dieses Diätplans weiterhin gute Fortschritte; jedoch traten ihre Symptome durch massive Exposition gegenüber Kunststoffen gelegentlich wieder in Erscheinung. In den vergangenen Jahren sind die unangenehmen arthritischen Symptome nicht wiedergekehrt. Gegenwärtig kann sie einmal in der Woche Schweine-, Rind- und Lammfleisch sowie Hummer, Weizen, Eier und Rohrzucker essen. Falls doch einmal aus Versehen Maisdextrose mit der Nahrung aufgenommen wurde, führte dies zu anfallartig auftretender Gereiztheit und Depression, während arthritische Symptome ausbleiben. Mais in Getreideform wurde nicht in den Diätplan aufgenommen. Für Frau Jones ist es nach wie vor notwendig, sich von Nahrungsmitteln aus biologischem Anbau zu ernähren, um frei von arthritischen Schmerzen zu bleiben.

An diesem Fall sind mehrere Aspekte besonders beachtenswert. Man kann erkennen, daß die durch Umwelteinflüsse hervorgerufenen Probleme von Frau Jones zunächst in Minus-eins-Symptomen (Nebenhöh-

lenbeschwerden, Verdauungsstörungen) zum Ausdruck kamen und sich dann zu Minus-zwei-Symptomen, insbesondere Arthritis und Müdigkeit, weiterentwickelten. Zur gleichen Zeit war mit dem Auftreten von Depressionen als Folge einer Nahrungsmittelempfindlichkeit bereits die Schwelle zur Minus-drei-Phase überschritten.
Weiterhin fällt auf, wie schnell Frau Jones in ihren Nahrungsmitteltests Reaktionen zeigte. So waren beim Eßtest mit Mais schon nach zehn Minuten und beim Rohrzuckertest bereits nach fünfzehn Minuten die ersten Reaktionen in Form von starken arthritischen Schmerzen zu beobachten. Generell läßt sich sagen: je schwerer die Arthritis bei einem Patienten ist, desto schneller reagiert er auf den Kontakt mit Nahrungsmitteln oder Chemikalien.

Fallstudie: Arthritis mit Myalgie

Patricia Engel war eine ausgebildete Pianistin und Violonistin im Alter von 30 Jahren, die noch nie ernsthaft krank gewesen war, bis sie in ein Haus mit gasbetriebenem Koch- und Heizsystem umzog. Zur gleichen Zeit bestand auch der größte Teil ihrer Garderobe nicht mehr aus Naturfasern, sondern aus synthetischem Material. Innerhalb eines Zeitraums von vier bis fünf Monaten mußte sie feststellen, daß sie während des Tages Ruhepausen einlegen mußte. Sie litt auch schon morgens an zunehmender Mattigkeit. Diesem Symptom folgten bald unerklärliche Muskelschmerzen nach.
Frau Engel machte eine Europa-Reise. Nachdem sie einmal während ihrer Reise übermäßigen Mengen an Auspuffgasen ausgesetzt gewesen war, traten bei ihr Kältegefühl und rheumatische Schmerzen im Nacken- und Schulterbereich auf. Ein anderer ähnlicher Vorfall ereignet sich, als sie in New York City ankam und ihr die dicken Abgaswolken des Straßenverkehrs entgegenschlugen. Zwei Wochen nach Rückkehr in ihr Appartement mit seinem gasbetriebenen Küchenherd und Warmwasserbereiter konnte sie sich infolge generalisierter Gelenk- und Muskelschmerzen nicht mehr bewegen. Die Schmerzen nahmen ihren Anfang im Schulterbereich und an der Wirbelsäule und breiteten sich rasch auf Finger, Hüften, Knie, Knöchel und andere Gelenke aus.
Schulmediziner behandelten sie mit Aspirin (Acetylsalicylsäure) und mit einem anderen aspirinfreien Schmerzmittel. Bald wurden ihr auch Cortison-Präparate verordnet. Nachdem sie auf diese Weise drei Jahre

lang behandelt worden war, hatte sich bei ihr ein Katarakt (Trübung der Augenlinse; grauer Star) gebildet, worauf die Medikation abgesetzt wurde. Sie bekam auch Indomethacin und Goldpräparate, eine experimentelle Therapieform bei Arthritis. Nichts konnte die Ausbreitung der Krankheit aufhalten. Zu diesem Zeitpunkt war sie so stark behindert, daß sie ihre Karriere als Musikerin aufgeben mußte, weil sie nicht mehr in der Lage war, Klavier oder Violine zu spielen.

Nachdem sie zu mir in stationäre Behandlung gekommen war, ließ ich sie fasten, worauf sich als Entzugserscheinungen Kopf-, Muskel- und Gelenkschmerzen einstellten. Diese Krankheitserscheinungen besserten sich bald und die Beweglichkeit der Gelenke machte Fortschritte. Mit Frau Engel wurden dann Eßtests mit chemisch geringer belasteten, biologisch angebauten Nahrungsmitteln durchgeführt. Ihre Reaktionen sind nachfolgend aufgeführt (die Reihenfolge entspricht der Schnelligkeit ihres Auftretens):

Mais: 30 Minuten — Schläfrigkeit; 1 Stunde — Ruhelosigkeit; 3 Stunden — Mattigkeit und Schmerzempfindlichkeit der Gelenke mit generalisierter Myalgie und Arthralgie (Gelenkschmerz) am darauffolgenden Morgen;

Tomaten: 30 Minuten — Beweglichkeit der Knie, Hände und des Handwurzelgelenks vermindert;

Erbsen: 30 Minuten — Arme, Schulter und Finger unbeweglich und schmerzempfindlich;

Rote Rüben und Rübenzucker: 1 Stunde — Unruhe in den Beinen und zunehmende generalisierte Unbeweglichkeit;

Lammfleisch: 2 Stunden — Heiserkeit, gefolgt von Frösteln, zunehmender Mattigkeit und arthritischen Schmerzen;

Reis: 2 Stunden — Unbeweglichkeit und Versteifung von Knien und Handwurzelgelenken;

Weizen: 4 Stunden — Unruhe in den Beinen, mit zurückbleibender Muskelverhärtung und Gelenksteifigkeit;

Milch: 4 Stunden — Versteifung von Gelenken mit zurückbleibender generalisierter Gelenksteifigkeit und Gelenkschmerzen;

Rindfleisch: 8 Stunden — anhaltende Schmerzen in den Gelenken.

Als mit Patricia Engel Testmahlzeiten mit anderen Nahrungsmitteln aus dem Supermarkt durchgeführt wurden — die gleichen Nahrungsmittel aus biologischem Anbau lösten übrigens keine Empfindlichkeitsreaktio-

nen aus — wachte sie nach der dritten Mahlzeit in der Nacht mit Schüttelfrost und extrem unbeweglichen Gelenken auf; all ihre Gelenke waren so schmerzhaft, daß sie nur mit fremder Hilfe aus dem Bett kam.
Als sie nach Hause zurückgekehrt war, mied sie alle reaktionsauslösenden Nahrungsmittel sowie gechlortes Wasser und konnte durch Einhaltung der abwechslungsreichen Rotationsdiät (Kap. 18) bei guter Gesundheit bleiben. Als eine Woche vergangen war, kehrten die arthritischen Schmerzen jedoch allmählich zurück. Das war natürlich eine große Enttäuschung für sie, vor allem, weil sie kurze Zeit zuvor ihren Gasherd entfernt hatte. Sie konnte jedoch feststellen, daß es ihr besser ging, sobald sie sich außerhalb des Hauses aufhielt, und daß ihr Gesundheitszustand sich verschlechterte, je mehr Zeit sie innerhalb des Hauses verbrachte.
Sie ließ deshalb ihre gasbetriebene Heizungsanlage ausbauen, durch elektrische Heizgeräte ersetzen und auch die Gasleitungen von den Wänden entfernen. Ihr Schlafzimmer verwandelte sie in eine schadstofffreie „Oase“ (Kap. 20) und brachte anschließend Schritt für Schritt verdächtige Materialien in diese Wohnumwelt zurück. Auf diese Weise konnte herausgefunden werden, daß sie empfindlich war gegen Bettbezüge und Wohnzimmer-Vorhänge aus Polyester sowie gegen andere synthetische Stoffe oder Materialien aus Plastik. Der Lack auf ihren Küchentüren wurde ebenfalls verdächtigt; nachdem er entfernt worden war, konnte eine deutliche Besserung ihres Gesundheitszustandes festgestellt werden.
Gegenwärtig ist Frau Engel frei von Muskel- und Gelenkschmerzen. Lediglich im linken Handwurzelgelenk ist die Beweglichkeit aufgrund der Zerstörung von Gewebe während der akuten Phase ihrer Krankheit eingeschränkt. Ebenso sind vor ihrer Menstruation, nach der Hausarbeit, wenn die Kiefern in ihrem Hof neu austreiben und bei Arbeiten im Hof leichte arthritische Symptome zu beobachten. Diese leichten Beschwerden sind jedoch überhaupt nicht zu vergleichen mit ihrer starken Behinderung, als wir sie vor einigen Jahren zur stationären Behandlung in unsere Abteilung aufgenommen hatten.
Patricia Engel war genau einer jener Fälle, für die es in den vierziger oder frühen fünfziger Jahren noch keine Erklärung gab, weil ihre Krankheit zu einem wesentlichen Teil auf Empfindlichkeit gegen chemische Substanzen beruht. Selbst ein scheinbar so harmloses Material wie

der Lack auf ihren Küchentüren war an der Entstehung ihrer Arthritis beteiligt, und erst als er entfernt war, besserte sich ihr Zustand entscheidend.

Nur wenige Krankheiten haben so erschütternde Auswirkungen wie die rheumatoide Arthritis bei Kindern. Diese Erkrankung fängt oft ganz harmlos, als Schwellung eines Knöchels oder Fingers an, befällt dann andere Körperteile und macht schließlich das betroffene Kind für den Rest seines Lebens zum Krüppel. Sie geht oft mit geschwollenen Lymphknoten, Milzvergrößerung, Fieber, starker Schweißabsonderung und Anämie (Blutarmut) einher. Die Schulmedizin kennt keine unumstrittene Ursache oder effektive Behandlungsmethode für dieses Leiden.

Fallstudie: Juvenile Arthritis

Kelly Johnson war neun Jahre alt und ging zur Schule, als im Frühjahr 1970 ihr rechter Knöchel von Arthritis befallen wurde. Von dort wanderte die Krankheit zu beiden Kniegelenken und Knöcheln. Die Behandlung bestand lediglich in der Verabreichung von Aspirin, bis schließlich am rechten Knie ein chirurgischer Eingriff (eine sogenannte Synovektomie — operative Entfernung der Gelenkinnenhaut) vorgenommen wurde, um die Beweglichkeit des Gelenks zu erhöhen.

Vier Monate danach kam das halb verkrüppelte Kind zu uns in stationäre Behandlung, um Nahrungsmittel- und Chemikalientests durchzuführen. Bei der Untersuchung wurden Schwellung und eingeschränkte Beweglichkeit beider Kniegelenke sowie eine Narbe von der vorhergehenden Operation festgestellt. Nach Beginn des Fastens stellten sich bei Kelly Übelkeit und Kopfschmerzen als Entzugserscheinungen ein. Ihr Zustand verbesserte sich jedoch stetig, so daß nach vier Fastentagen die Gelenke beweglicher und weniger schmerzhaft waren, wie seit Monaten nicht mehr.

Nach Verzehr der folgenden Nahrungsmittel aus biologischem Anbau kam es zu starken arthritischen Schmerzen, Schwellungen und anderen Symptomen:

Reis: 2 Stunden — Magenschmerzen; 9 Stunden — Juckreiz;

Hühnerfleisch: 2½ Stunden — Schmerzen in Ellbogen und Händen;

Schweinefleisch: 3 Stunden — Magenschmerzen; 14 Stunden — Gelenksteifigkeit;

Rindfleisch: 3 Stunden — Brustschmerz und anhaltende Steifheit der Gelenke;
Kartoffeln: 3 Stunden — Schmerzen in der rechten Schulter;
Weizen: 3½ Stunden — Juckreiz;
Mais: 5 Stunden — Juckreiz; 10 Stunden — Schwellungen in Armen und Beinen;
Milch: 9½ Stunden — lediglich leichtes Hautjucken;
Rote Bete: 14 Stunden — geschwollene, steife Hände und Füße.

Im Gegensatz zu einigen der bereits geschilderten Fälle traten Kellys Symptome gewöhnlich erst Stunden nach der Testmahlzeit in Erscheinung. Da zwischen der Aufnahme von Mais, Milch oder Roter Bete und dem Auftreten von Symptomen eine weitere Mahlzeit gelegen haben könnte, mußten Tests häufig wiederholt werden, um den Zusammenhang zwischen einem bestimmten Nahrungsmittel und einem spezifischen Symptom sicher bestimmen zu können. Es ist daher mit den größten Schwierigkeiten verbunden, solche Tests außerhalb der Spezialabteilung eines Krankenhauses durchzuführen.

Tests mit anderen häufig verzehrten Nahrungsmitteln waren negativ. Kelly kehrte in guter gesundheitlicher Verfassung nach Hause zurück und blieb auch durch Einhalten des von uns aufgestellten Diätplans bei guter Gesundheit, bis in jenem Herbst die Gasheizung wieder in Betrieb genommen wurde. Daraufhin flammte ihre Arthritis wieder auf. Man brachte sie deshalb in ein Haus mit vollelektrischem Koch- und Heizsystem. Seit dieser Zeit blieb Kelly, indem sie sich streng an ihr Diätprogramm hielt, frei von Symptomen. Außer einigen physiotherapeutischen Maßnahmen gegen die Schmerzen im operierten Knie braucht sie zur Zeit keine weitere Behandlung — nicht einmal Aspirin.

Fallstudie: Juvenile Arthritis

Ein weiteres Beispiel für die jugendliche Form der Arthritis stellt der Fall von Louise Holmes dar, die sogar noch jünger war, als diese Krankheit bei ihr ausbrach. Als sie in die umweltkontrollierte Abteilung kam, war sie erst dreieinhalb Jahre alt. Im Alter von zwei Jahren begann sie über Gelenkschmerzen zu klagen und hatte ununterbrochen Fieber. Sie litt unter einem Hautausschlag. Nach der Untersuchung am örtlichen Krankenhaus wurde die Diagnose „juvenile rheumatoide Arthritis" gestellt. Es wurde ihr Aspirin verordnet und über ein Jahr lang brachte man Louise jede Woche ins Krankenhaus, um den Salicylat-Gehalt im Blut messen zu lassen. Sie wurde auch regelmäßig in einer berühmten Klinik im Mittelwesten der USA behandelt, ohne daß man dort eine beschreibbare Ursache oder wirkungsvolle Behandlungsmethode für ihr Krankheitsbild fand. So mußte man sie also in die umweltkontrollierte Abteilung bringen.

Der erste Schritt in ihrer Behandlung nach Methoden der Klinischen Ökologie war das Absetzen ihrer aspirinhaltigen Medikamente. Während des Fastens mußte sich Louise einen Tag lang übergeben (Entzugsreaktionen), aber nach drei Fastentagen waren ihre Gelenkschmerzen vollständig abgeklungen, und sie begann wieder normal zu laufen — wozu sie seit über einem Jahr nicht mehr imstande gewesen war.

Während der folgenden elf Tage wurden ihr zu Testzwecken 25 verschiedene Nahrungsmittel aus biologischem Anbau zu essen gegeben. Es kam zu schweren Symptomen, nachdem sie Karotten, Eier und Hühnerfleisch verzehrt hatte; etwas weniger schwer waren ihre Reaktionen auf die folgenden Nahrungsmittel: Schweinefleisch, Kirschen, Mais, Orangen, Weintrauben, Rindfleisch, Äpfel, Reis, Rohrzucker, Milch, Kabeljau, Kartoffeln und Honig.

Auf Eier (eine ihrer Lieblingsspeisen) folgten beispielsweise nach etwa zwei Stunden die folgenden Reaktionen: das Kind klagte über Schmerzen in den Beinen, und als man es fragte, wo genau es diese verspüre, zeigte es auf seine Füße. Als man ihm Karotten zu essen gab, sagte es, sie würden ihm schmecken, und war sehr fröhlich gestimmt. Nach 40 Minuten bat Kelly jedoch um ein Sitzkissen, weil ihr Gesäß so schmerzte. Bald darauf hatte sie „Bauchweh" und leichten Durchfall. Nach einer Stunde klagte sie über Schmerzen in den Knien, wobei sie vor allem auf ihr linkes Knie zeigte und dann mit weinerlicher Stimme ihre Mutter fragte: „Warum tut mein Knie so weh?" Bald darauf weinte sie herzzerreißend wegen der Schmerzen in beiden Knien und hielt sich den Hals (ein Jahr zuvor war ihr ein Polyp aus dem Hals entfernt worden).

Andere Nahrungsmittel führten jedoch nicht zu solchen Reaktionen, und das Kind erholte sich schnell von diesen zeitweiligen Empfindlichkeitsreaktionen auf Nahrungsmittel. Kelly verließ das Krankenhaus auf ihren eigenen Füßen, war schmerzfrei und die bisherige Medikation war vollständig abgesetzt worden. Es gab praktisch keine Schwellungen

mehr an den Gelenken. Seit dieser Zeit ist es gelegentlich zu einer schubweisen leichten Schwellung ihres Knies gekommen, jedoch ohne Schmerzen. Ihre Eltern waren lobenswert darum bemüht, allergenverdächtige Nahrungsmittel von ihrem Speiseplan fernzuhalten und andere potentielle Quellen für Empfindlichkeitsreaktionen in ihrer Umwelt aufzudecken.
Auch am anderen Ende des Spektrums können die Methoden der Klinischen Ökologie jenen Arthritikern Linderung verschaffen, die bereits in fortgeschrittenem Alter sind oder denen langwierige Gesundheitsprobleme zu schaffen machen.

Fallstudie: Arthritis mit Rhinitis

Charles Lakerman, 78 Jahre alt und Geschäftsmann im Ruhestand, hatte dreißig Jahre lang unter Rhinitis (Schnupfen, Nasenkatarrh) und fast zehn Jahre unter einer milden Form von schubweise auftretender Arthritis der Hände gelitten. Im Herbst des Jahres 1967 waren seine Hände von akuter Arthritis befallen, die sich dann auf den rechten Ellbogen, die Schultern, Knie und die rechte Hüfte weiter ausdehnte. Zur Behandlung seiner Krankheit war ihm lediglich Aspirin verschrieben worden.
Zur Zeit der Aufnahme in stationäre Behandlung waren seine Hände gerötet, angeschwollen und entzündet; außerdem war die Beweglichkeit der Gelenke stark beeinträchtigt. Er war deshalb kaum in der Lage, selbständig zu essen und wollte niemandem die Hand schütteln.
Im Verlauf des unter kontrollierten Umweltbedingungen durchgeführten Behandlungsprogramms besserte sich Lakermans Arthritis allmählich, ohne daß Entzugserscheinungen aufgetreten wären. Sämtliche Gelenke waren nach Ablauf von fünf Fastentagen schmerzfrei, obwohl eine leichte Schwellung der Hände weiter fortbestand.
Individuelle Eßtests lösten die folgenden Reaktionen aus:
Mais: 3 Stunden — Übelkeit und starke Unterleibsschmerzen, gefolgt von plötzlich auftretenden Durchfällen; 6 Stunden — Wiederauftreten arthritischer Schmerzen in den Händen und der linken Schulter;
Weizen: 3½ Stunden — tränende Augen und laufende Nase; 12 Stunden — schmerzendes linkes Knie nach dem Aufwachen;
Rote Bete und Rübenzucker: 13 Stunden — leichte Schmerzen im Knöchel nach dem Aufwachen: Beteiligung eines weiteren Gelenks.

Alle anderen Tests mit häufig gegessenen Nahrungsmitteln brachten keine Resultate; auch auf die handelsüblichen Formen der gleichen Nahrungsmittel zeigte der Patient keine Reaktionen.

Bei seiner Entlassung aus dem Krankenhaus war Herr Lakerman symptomfrei, und es machte sich auch kein Anzeichen für eine Reaktion bemerkbar, als er wieder zu Hause war und seine neue Diät einhielt. Nachdem er acht Monate lang frei von arthritischen Krankheitszeichen war, konnte er Weizen über mehrere Monate hinweg beschwerdefrei vertragen, falls dieses Nahrungsmittel in einer Fünf-Tage-Rotation (d. h. nur einmal alle fünf Tage) gegessen wurde. Jedoch machten sich allmählich an den Knien und Händen in milder Form wieder arthritische Symptome bemerkbar, nachdem er den Verzehr von Weizen auf zweimal pro Woche, von Mais auf dreimal wöchentlich steigerte und damit begann, regelmäßig Rübenzucker zu konsumieren. Alle Symptome klangen wieder ab, als er zu seinem früheren strikten Diätplan zurückkehrte. Seit dieser Zeit ist er frei von arthritischen Schmerzen.

Bei vielen Fällen von rheumatoider Arthritis besteht auch gleichzeitig eine Beteiligung der Muskeln, die man als allergische Myalgie bezeichnet. Diese kann entweder vor oder nach Beginn einer Gelenkbeteiligung einsetzen. Allergische Myalgie kann akut oder chronisch verlaufen und lokalisiert oder als Allgemeinerscheinung (= generalisiert) auftreten. Gewöhnlich ist sie gekennzeichnet durch schmerzhafte, gegen Berührung empfindliche Muskulatur und äußert sich gelegentlich in Krampfanfällen und Muskelspasmen. Ich beschrieb dieses Krankheitsbild zum ersten Mal im Jahre 1951 [4]. Myalgie, die durch Umweltfaktoren bedingt ist, tritt auch häufig ohne begleitende Arthritis auf und geht einher mit Kopfschmerzen und Mattigkeit. Die für die Körperhaltung verantwortliche Muskulatur des Nackens, Rückens, Brustkorbs und der Beine ist am häufigsten von dieser Krankheit betroffen.

Obwohl schon seit dreißig Jahren die ursächliche Beteiligung von Nahrungsmitteln an der Entstehung von rheumatischer Arthritis und Myalgie in individuell untersuchten Fällen dokumentiert worden ist, haben diese Forschungsergebnisse praktisch so gut wie keine Anerkennung durch die herrschende Lehrmeinung gefunden, wie sie von Rheumatologen in den meisten medizinischen Ausbildungseinrichtungen vertreten wird. Bei etwa 1000 Fällen von rheumatoider Arthritis,die wir in den letzten drei Jahrzehnten untersucht haben, wurden in den meisten Fällen bestimmte Nahrungsmittel und vielfach auch Umweltchemikalien als auslösende Faktoren nachgewiesen.

14. Müdigkeit (Minus-zwei-Reaktion) und geistige (zerebrale) Erschöpfung (Minus-drei-Reaktion)

Den meisten Lesern ist der Ausdruck „geistige Erschöpfung" („brain fag") nicht geläufig. Dieser Ausdruck bezeichnet einen bestimmten Aspekt des Problems umweltbedingter Erkrankungen und kennzeichnet das sehr ernste Minus-drei-Niveau. Geistige Erschöpfung äußert sich in verworrenem Denken, Trübsinn, unerklärlicher Traurigkeit und Apathie. Oft kann sich jemand, der sich in diesem Stadium der Erkrankung befindet, nicht konzentrieren und hat möglicherweise Schwierigkeiten, sich auszudrücken. Der Ausdruck „brain fag" wurde in diesem Zusammenhang zum ersten Mal von einem geistig sehr regen Patienten verwendet; ich habe ihn übernommen, um das damit zu bezeichnen, was wohl die typischste Erscheinung bei der Nahrungsmittel- und Chemikalienallergie darstellt.

Natürlich wissen wir alle, was Müdigkeit ist. Normale Menschen fühlen sich müde, wenn sie sehr viel Energie verbraucht haben. Andere jedoch empfinden Müdigkeit infolge einer Allergie. Mit anderen Worten, ihre Müdigkeit steht in keinem Zusammenhang mit irgendeiner besonderen Anstrengung ihrerseits, wird auch nicht durch Ruhe oder Schlaf abgebaut und ist oft sogar morgens noch schlimmer.

Müdigkeit kann auch durch andere Krankheitszustände, wie z. B. chronische Infektionen, Stoffwechselstörungen, Herzkrankheiten, Anämie, Ernährungsmängel oder sogar Krebs hervorgerufen werden. Trifft keine dieser Bedingungen zu, besteht Verdacht auf eine Nahrungsmittel- oder Chemikalien-Allergie.

Körperliche Müdigkeit ist ein Minus-zwei-Symptom. Sie kann in jedem Alter auftreten, befällt aber im Gegensatz zu geistiger Erschöpfung gewöhnlich eher jüngere Patienten. Sie ist der Ruin für jeden, der schwere oder komplizierte Arbeit zu leisten hat.

Fallstudie: Körperliche Müdigkeit

Rudolph Garvin war Student und Sohn eines Arztes, der in die Fußstapfen seines Vaters treten wollte. Doch waren seine Aussichten wegen seiner mangelhaften Leistungen recht trübe.

Viele Jahre hatte er an Minus-eins-Symptomen, wie z. B. Rhinitis, gelitten, Er war wiederholt auf Nebenhöhlenentzündung untersucht worden, doch konnte keine festgestellt werden. Auch litt er unter ständig wiederkehrenden „Erkältungen".

Als er die Universität bezog, wurden seine lokalisierten Minus-eins-Symptome verdrängt durch organische Minus-zwei-Symptome, nämlich Kopfschmerzen und Ausbrüche äußerster Müdigkeit. Diese traten gewöhnlich gegen 3 Uhr nachmittags auf. Müdigkeit und Kopfschmerzen beeinträchtigten seine Lern- und Konzentrationsfähigkeit und die Fähigkeit, seine Aufgaben zu machen. Er mußte versuchen, schnell etwas zu lernen, ehe die Kopfschmerzen ihn zu sehr ablenkten.

Seine Müdigkeit unterlag unerklärlichen Schwankungen und war an bestimmten Tagen viel schlimmer als sonst. Im allgemeinen wurde sie von Ausbrüchen von Nervosität, von Spannung und einem Gefühl der Frustration begleitet. Er litt auch unter geistiger Erschöpfung, die sich darin äußerte, daß er das Gelesene schlecht auffassen und im Gedächtnis behalten konnte. So konnte er beispielsweise den aufgegebenen Stoff am Abend vor einer Kollegstunde durchlesen, war aber am nächsten Morgen nicht in der Lage, sich an das Gelesene zu erinnern. Als er zum ersten Mal zur Behandlung kam, hatte sich seine Nachmittagsmüdigkeit auch auf den Morgen ausgeweitet. Selbst nachdem er acht oder neun Stunden geschlafen hatte, wachte er müde auf. Wie bei vielen derartigen Patienten war sein Schlaf unruhig.

Bei Praxis-Untersuchungen riefen zwei Glas Milch Kopfschmerzen und ein Gefühl größter Müdigkeit hervor. Er mußte sich hinlegen, bis er in der Lage war, nach Hause zu gehen. Dies wurde von einer Magenverstimmung begleitet.

Nachdem er bei einer anderen Gelegenheit Eier gegessen hatte, stellten sich bei ihm nach vierzig Minuten Kopfschmerzen ein. Milch und Eier gehörten zu seiner täglichen Kost. Diese Nahrungsmittel wurden daher zusammen mit Rindfleisch und Erdnüssen, die aufgrund seiner Krankengeschichte ebenfalls in Verdacht geraten waren, von seinem Speiseplan abgesetzt. Nachdem er zwei Wochen lang die geänderte Kost genossen hatte, erklärte er, daß er sich bei weitem nicht mehr so müde fühle. Daraufhin wurde er angewiesen, drei Tage lang wieder Rindfleisch in seinen Speiseplan aufzunehmen, danach auch Erdnüsse. Seine Kopfschmerzen und seine Müdigkeit kehrten nicht zurück. Die Rückkehr zu Molkereiprodukten und Eiern hatte jedoch zur Folge, daß auch seine körperliche Müdigkeit und seine Schmerzen wiederkehrten. Dadurch, daß diese Nahrungsmittel in jeder Form aus seinem Speiseplan gestrichen wurden, erlangte er seine Gesundheit wieder. Nach einiger Zeit war er in der Lage, diese Nahrungsmittel nach dem Prinzip der abwechslungsreichen Rotationsdiät (Kap. 18) wieder in seinen Speiseplan aufzunehmen. Seine Leistungen besserten sich, und er wurde in die medizinische Fakultät aufgenommen. Heute ist er ein erfolgreicher Arzt.

Fallstudie: Körperliche Ermüdung mit Kopfschmerzen und Tachykardie

Einen noch weiter fortgeschrittenen Fall stellte der Student Frederick Eccleson dar. Eccleson stand auf der schwarzen Liste des Dekans für durchfallende Studenten. Obwohl er intelligent war, lief er Gefahr, als Durchfaller das wissenschaftliche Institut verlassen zu müssen, dem er ein Jahr zuvor mit so großen Hoffnungen beigetreten war.

In der höheren Schule kam es oft vor, daß Ecclesons Herz plötzlich mit unglaublicher Geschwindigkeit, nämlich 120 bis 160 Schlägen pro Minute, schlug. Jedes Mal, wenn sein Herz so zu jagen anfing, hatte er Angst, daß er kurz vor einem Herzschlag wäre. Morgens war er müde, schwach und reizbar. Er hatte ständige Kopfschmerzen, hämmernde Schmerzen, die noch zunahmen, wenn er versuchte, seine Körperhaltung zu ändern oder den Kopf zu bewegen. Aus diesem Grunde versäumte Eccleson etwa ein Drittel der Vorlesungen, nachdem er das College bezogen hatte. Sowohl der Dekan als auch der Universitätsarzt hielten ihn für einen Hypochonder, weil bei ihm keine „körperliche" Erkrankung festzustellen war.

Eccleson selbst war sich einiger Allergien gegenüber Nahrungsmitteln wie z. B. Pfannkuchen, Eier, Rindfleisch und Schokolade bewußt. Diese Nahrungsmittel vermied er, wo immer er konnte, obwohl er nur eine geringe Vorstellung davon hatte, in welchem Grad solche alltäglichen Nahrungsmittel wie Rindfleisch oder Eier unsere Nahrungsmittelzufuhr durchdrungen haben. Er hielt sich auch für allergisch gegen Käse, Steak, Steaksoße, Apfelsaft, Pampelmuse, Sorghum sowie alle Nahrungsmittel, die Backpulver enthielten. Wenn er solche Nahrungsmittel aß, so rief dies gewöhnlich eine Reaktion hervor.

Als er in der Praxis wissenschaftlich getestet wurde, stellte sich heraus, daß er hochallergisch gegen Schweinefleisch, Milch, Eier, Kartoffeln, Rüben und Rübenzucker sowie Erdnüsse war. So riefen beispielsweise Eier starken Husten, Kurzatmigkeit und sogar Erbrechen hervor.
Dadurch, daß er diese verdächtigten Nahrungsmittel ganz vermied, ging in ihm eine Veränderung vor. Seine Müdigkeit und Kopfschmerzen vergingen schnell. Eines Tages kam er bei mir auf einen Sprung vorbei und übergab mir stolz sein amtliches Schulzeugnis, in dem lobend erwähnt wurde, daß er „sein Studium im vergangenen Quartal mit großer Auszeichnung absolviert" habe. Er hatte in allen Studiengängen, einschließlich der Fächer Analogrechner, Rückkopplungssysteme und Lasertechnik, eine glatte Eins erzielt. Auf die Photokopie, die er mir übergab, hatte er unten einfach „Vielen Dank, Dr. Randolph" geschrieben.
Geistige Erschöpfung kann man denen nur schwer beschreiben, die so etwas noch nie aus nächster Nähe gesehen haben. Es handelt sich dabei um eine Form geistiger Ermüdung, die ein sehr viel ernsteres Symptom von Entkräftung darstellt als körperliche Ermüdung. Geistige Erschöpfung ist gekennzeichnet durch geistige Verwirrung, Trägheit des Denkens, Mangel an Initiative und Ehrgeiz, Reizbarkeit, gelegentlichen Verlust des Sexualtriebs, Niedergeschlagenheit sowie körperliche Müdigkeit, Schwäche und Schmerzen.
Einige unter geistiger Erschöpfung leidende Patienten berichten von einem Gefühl, als ob sie langsam vergiftet würden. Dies ist Wasser auf die Mühlen einiger Psychiater, denn die Furcht vor Vergiftung gilt als typisch „paranoides" Denken. Doch sprechen solche Patienten unbewußt eine Wahrheit aus: die in der Umwelt enthaltenen Chemikalien sowie ihre Reaktionen auf gewohnheitsmäßig gegessene Nahrungsmittel vergiften sie langsam.
Unter geistiger Erschöpfung leidende Menschen sind augenfälliger krank als solche auf Stufe „minus-zwei". Diese oft als „krankhaft ängstlich" und „phobisch" bezeichneten Patienten sind zu schwindelig, um laufen zu können; sie können nicht vom Bett aufstehen, können ihre Gedanken nicht zum Ausdruck bringen oder sich an das erinnern, was ihnen gesagt worden ist. Sie scheinen ihren Lebensmut verloren zu haben und bezeichnen sich manchmal selbst als „lebende Leichname".

Bei solchen Patienten wird fast nie eine richtige Diagnose gestellt. Sie sind über eine Reihe früherer Etappen physischer und geistiger Bedrängnis „stufenweise“ in diesen Zustand geraten. Aus diesem Grund haben sie gewöhnlich dicke Krankengeschichten, angefüllt mit langen Listen von Beschwerden, von denen dem Anschein nach zahlreiche im seelischen Bereich ihren Ursprung haben. In Wirklichkeit sind jedoch ihre medizinischen Probleme im Grunde körperlichen Ursprungs (Reaktionen auf Nahrungsmittel und Chemikalien), nur erkennt das niemand. Ihren Ärzten, ihren Familienangehörigen und manchmal sogar sich selbst erscheinen sie als klassische „Hypochonder“ und als Menschen, die nur Aufmerksamkeit erregen wollen.
Solche Patienten gehören vornehmlich zu denjenigen, denen stimmungsändernde Drogen, Elektroschock- oder Psychotherapien und von allerlei wohlmeinenden Zeitgenossen längere Predigten verabreicht werden. Nichts von all dem hilft ihnen wirklich, und im Laufe der Zeit werden sie erfahrungsgemäß immer kränker. Sie können schließlich sogar bis zur tiefen Niedergeschlagenheit der Stufe vier absteigen, die durch Depressionen oder „Psychosen“ gekennzeichnet ist. Andere wiederum halten sich lange Jahre auf der Stufe drei und erleben sogar hin und wieder eine vorübergehende Besserung. Doch verläuft eine nicht behandelte umweltbedingte Erkrankung im allgemeinen zum Schlimmeren hin.
Da Patienten mit einer Minus-drei-Reaktion oft aus der Minus-zwei-Kategorie, die auch körperliche Ermüdung einschließt, auf diese Stufe abgesunken sind, war es schwierig, zwischen geistiger Erschöpfung und gewöhnlicher Ermüdung zu unterscheiden. Die erste klare Beschreibung beider Krankheitsbilder wurde 1930 von Dr. Albert Rowe, dem Autor einer Untersuchung über Nahrungsmittel-Allergie, gegeben, der eine durch Nahrungsmittel verursachte Müdigkeit als „allergische Toxämie“ bezeichnete. In einem Artikel über dieses Thema gab er eine gute Beschreibung einiger psychischer Symptome, die für gewöhnlich körperlicher Ermüdung zugeschrieben werden.
Rowe stellte fest, daß psychische Symptome oft im Wechsel mit körperlichen Symptomen auftreten. Er zitierte einen Arzt aus dem 16. Jahrhundert, der in Zusammenhang mit Asthma feststellte, daß „vor dem Asthmaanfall oft eine große Stumpfheit (sic) und Fülle (sic) im Kopf auftreten, verbunden mit leichten Kopfschmerzen und großer Schläfrig-

keit“ [1]. Das ist offenbar eine alte Beschreibung dieser „modernen“ Krankheit.

In den vierziger Jahren war es mir möglich, viele der Beobachtungen von Rowe zu bestätigen und sie in den größeren Zusammenhang umweltbedingter Erkrankungen zu stellen. Insbesondere unterschied ich dabei zwischen körperlicher Ermüdung (minus-zwei) und geistiger Ermüdung oder Erschöpfung (minus-drei). Warum waren andere Ärzte nicht zu der gleichen Feststellung gekommen? Das waren sie natürlich, nur hatten sie die Symptome wegen ihrer gewohnheitsmäßigen Trennung von psychischen und körperlichen Erkrankungen falsch interpretiert. „Die Mehrzahl allergischer Menschen mit einem Müdigkeitssyndrom“, so schrieb ich in dieser Zeit, „wurde früher als ‚Neurotiker‘ diagnostiziert“ [2].

Fallstudie: Geistige Erschöpfung und Impotenz

Mein erster Fall von geistiger Erschöpfung war der von Herrn Carrington. Dieser hatte eine verantwortungsvolle Stellung in der Regierung der USA inne. Sein Aufgabengebiet umfaßte eine Menge Detailarbeit und erforderte gründliche Kenntnisse auf mehreren nicht alltäglichen Gebieten. Seine Kollegen hatten Carrington seinerzeit, als noch keine wirklichen Computer solche mühevollen Aufgaben übernommen hatten, als eine Art von menschlichem Computer betrachtet.

Über einen Zeitraum von Jahren stellte Carrington fest, daß seine Arbeitsenergie ständig nachließ. Auf seinem Schreibtisch hatte er eine Mappe mit schwierigen Unterlagen liegen. Er stellte fest, daß er höchstens einmal in der Woche in der Lage war, dieses Material zu bearbeiten, wenn sein Gehirn „auf Höchstleistung geschaltet“ war. Während der restlichen Zeit litt er unter dem, was er selbst „brain fag“, geistige Erschöpfung, getauft hatte, ein Ausdruck, auf den er bei seiner umfangreichen Lektüre gestoßen war. Ich war überrascht, daß er gerade diesen Ausdruck zur Beschreibung seiner Krankheit anwandte. Als ich dieses Wort zum ersten Mal hörte, hielt ich es für reinen Slang; als ich es aber dann in Wörterbüchern nachschlug, stellte ich fest, daß dieser Ausdruck schon seit hundert Jahren Bestandteil der englischen Sprache ist. Ich habe ihn seither weiterverwendet, weil er einer der wenigen Begriffe ist, die in psychiatrischen Wörterbüchern nicht neu definiert worden sind.

Seine geistige Erschöpfung wurde begleitet von Impotenz und Unwohlsein. Er hatte seinen Geschlechtstrieb mehr oder weniger eingebüßt. Die einzige Art, wie er und seine Frau miteinander Geschlechtsverkehr haben konnten, bestand darin, daß er zuvor nach einem genauen Zeitplan zwei Glas starken Bourbon-Whiskey trank. Der Whiskey stellte dann für kurze Zeit seine Libido wieder her.

Eines Tages hielt sich Carrington in der Kongreßbücherei auf, um nach einem Hinweis auf seine „geistige Erschöpfung" zu suchen. Dabei stieß er auf ein Buch mit dem Titel „Food Allergy" (Nahrungsmittel-Allergie), das ich zuammen mit Dr. Rinkel und Dr. Zeller 1951 verfaßt und in dem ich allergische Müdigkeit beschrieben hatte. Er nahm sofort ein Telephonbuch zur Hand und rief mich an. Sechsunddreißig Stunden später wurde er bereits in das von mir betreute Krankenhaus eingewiesen.

Es stellte sich heraus, daß Carrington stark allergisch gegen Mais war. Das war für mich nicht überraschend, weil er aus dem Süden stammte und viele seiner Mitbürger aus dieser Region dagegen ebenfalls allergisch sind. Dies half auch erklären, warum er durch Bourbon-Whiskey angeregt wurde, bei dem Mais einen der Hauptbestandteile darstellt. Als Carrington Mais in jeder Form sowie eine Reihe anderer Nahrungsmittel mied, gegen die er ebenfalls allergisch war, machte er eine Veränderung durch. Sowohl seine Arbeitsleistung als auch seine Potenz besserten sich umgehend, und bald führte er wieder ein normales und produktives Leben.

Bei denjenigen, die ein in festen Formen verlaufendes Leben ohne Konkurrenzdruck führen, ist es möglich, daß geistige Erschöpfung unerkannt oder unbehandelt bleibt. Bei denen aber, die in verantwortlicher Stellung tätig sind, wo sie mit anderen relativ guten Leuten konkurrieren müssen, kann geistige Erschöpfung eine Katastrophe sein. Zwei Fälle mögen dazu dienen, den Verlauf behandelter und nicht behandelter umweltbedingter Erkrankungen zu illustrieren.

Fallstudie: Geistige Erschöpfung mit Kopfschmerz und Rhinitis

Joseph Robinson war ein Geschäftsmann in den Vierzigern. Die Position in seiner Firma war durch zunehmend schlechten Gesundheitszustand gefährdet. Er führte den Ausbruch seiner Krankheit auf eine Mandeloperation zurück. Kurz nach dieser Operation entwickelte sich eine hartnäckige Verstopfung der Nase und es trat eine postnasale Schleimabsonderung auf, die auf keine medikamentöse Behandlung reagierte.

Da Robinson stets sehr beschäftigt war, schenkte er diesen Symptomen wenig Beachtung. Ein paar Jahre später bekam er Kopfschmerzen im Stirnbereich. Diese traten gewöhnlich ein oder zwei Stunden nach dem Abendessen auf und hielten den ganzen Abend über an. Sie waren oft von Ausbrüchen von Müdigkeit, „Faulheit" und geistiger Erschöpfung begleitet, die ihn bewegungsunfähig auf der Couch im Wohnzimmer festhielten.

Zunächst traten diese Zustände nur am Abend auf und ließen sich leicht mit der Anstrengung und Anspannung erklären, die Robinsons Arbeit mit sich brachte. Bald jedoch begann sich die Müdigkeit und geistige Erschöpfung auch in die Tagesstunden einzuschleichen. Er fing an, früh nach Hause zu gehen oder seinen Kopf auf den Schreibtisch zu legen, wenn er eigentlich arbeiten sollte. Als er erstmals auf eine umweltbedingte Erkrankung hin untersucht wurde, war sein Arbeitsplatz bereits gefährdet.

Etwa eine Woche lang wurde eine Vielfalt von Nahrungsmitteln, die er gewöhnlich zu sich nahm, wie z. B. Weizen, Milch, Eier, Kaffee, Zitrusfrüchte, Hülsenfrüchte, Schokolade, verschiedene Fleischsorten und Nüsse, von seinem Speiseplan abgesetzt. Zu seinem Erstaunen fühlte er sich dabei viel besser; er fühlte sich bei weitem nicht mehr so müde und hatte keine Kopfschmerzen mehr. Diese Nahrungsmittel wurden dann nacheinander seinem Speiseplan wieder hinzugefügt. Sie erwiesen sich alle, mit Ausnahme von Rindfleisch und Milch (die eng miteinander zusammenhängen), als verträglich und riefen keine Symptome hervor. Am dritten Tag, an dem er Rindfleischerzeugnisse zu sich genommen hatte, bekam er starke Kopfschmerzen, die zehn Stunden lang anhielten. Kopfschmerzen bekam er auch eine halbe Stunde, nachdem er seine vierte mit Milch zubereitete Mahlzeit gegessen hatte. Und Schokolade rief bei ihm Müdigkeit hervor.

Wenn er Rindfleisch, Milch und Schokolade völlig vermied, verschwanden all seine Symptome: Müdigkeit, Kopfweh und geistige Erschöpfung. Als Probe aufs Exempel genehmigte er sich einen Monat später ein Glas Milch. Davon bekam er sofort starke Kopfschmerzen. Nach etwa sechs Monaten stellte sich bei ihm jedoch wieder Verträglichkeit von Milch, Rindfleisch und ihren Nebenprodukten ein. Er konnte sie dann wieder in seinen Speiseplan aufnehmen, vorausgesetzt allerdings, daß er keins dieser Nahrungsmittel öfter als einmal alle vier Tage zu sich nahm. Damit hatte er die Erkrankung, die seine berufliche Laufbahn zu zerstören begann, erfolgreich überwunden.

Fallstudie: Geistige Erschöpfung mit Gedächtnisschwund und Reizbarkeit

Ein typisches Kennzeichen geistiger Erschöpfung ist akuter Gedächtnisschwund. Wegen dieses Zustandes suchte mich Norma Tolliver auf. Noch ein Jahr zuvor befand sie sich auf einer vielversprechenden beruflichen Laufbahn als Einkäuferin für eine große Herstellerfirma. Ihre große Stärke war ihr hervorragendes Gedächtnis. Sie wußte alle Größen, Farben, Gewichte und anderen technischen Daten der Erzeugnisse ihrer Firma sowie die Namen und Telefonnummern der Speditionsfirmen, Hersteller und anderer Mitarbeiter auswendig. Ihre Chefs nannten sie das „wandelnde Lexikon" und verließen sich darauf, daß sie alle Informationen stets bei der Hand hatte.

Sie hatte ihre Kollegen nie enttäuscht, wenn sie bestimmte Informationen brauchten. Da setzte plötzlich ohne Vorwarnung Gedächtnisschwund ein. Mehrere Ärzte, die sie nacheinander aufsuchte, kamen aufgrund ihrer Analyse zu dem Schluß, daß ihr Zustand psychologischen Ursprungs sei, und gaben ihr dafür eine Reihe phantasievoller Erklärungen. Norma Tolliver versuchte verzweifelt, ihren Arbeitsplatz auch weiter auszufüllen und umgab sich zu diesem Zweck mit dicken Notizbüchern, die mit allen möglichen Daten vollgestopft waren. Dies war etwas zu offensichtlich; ihre Arbeitgeber wurden zunehmend enttäuscht und verdächtigten sie, sie die ganze Zeit hinters Licht geführt zu haben. Schließlich wurde sie entlassen.

Die in einer klinischen Umgebung durchgeführten Untersuchungen ergaben starke Allergie gegen Mais und Weizen. Der Verzehr dieser beiden Nahrungsmittel hatte zu Trübung des Geistes, Nachlassen des Gedächtnisses und anderen Anzeichen geistiger Erschöpfung geführt.

Höchst dramatisch verlief jedoch ihre Reaktion auf den Hafertest. Dies war der letzte Nahrungsmitteltest, der mit ihr im Krankenhaus durchgeführt wurde. Er war aufgrund der (zunächst übersehenen) Tatsache notwendig geworden, daß sie fast täglich Hafer in unterschiedlicher

Form, nämlich als Haferbrei, Hafermehlgebäck usw., zu sich nahm. Nach zwanzig Minuten schien der Test negativ zu verlaufen, und ich verließ das Krankenhaus. In Wirklichkeit jedoch entwickelte Fräulein Tolliver eine starke Reaktion auf den Hafer, wie sich zeigte, als eine Krankenschwester in ihr Zimmer kam und eine harmlose Bemerkung machte. Fräulein Tolliver verstand diese Bemerkung falsch und wurde sehr ärgerlich; sie bestand darauf, daß sich die Schwester entschuldigen sollte, und begann, wütend im ganzen Krankenhaus herumzutelefonieren, wobei sie ihre Entlassung forderte und mit dem Verwaltungspersonal herumschimpfte. Erst im Rückblick wurde ihr klar, daß ihre Reaktion in Wahrheit eine Reaktion des Gehirns auf ein ganz alltägliches Nahrungsmittel war, das sie mit fast süchtiger Regelmäßigkeit gegessen hatte, nämlich Hafer. Diese Art von aggressiver Übellaunigkeit war ihr von ihren früheren Reaktionen her durchaus vertraut. Dadurch, daß sie die in ihrem Fall verdächtigten Nahrungsmittel wegließ — vornehmlich die drei genannten Getreidearten —, nahm ihr Geist an Schärfe wieder zu. Sie fand schließlich eine neue Anstellung und behielt diesen Arbeitsplatz auch.

Als geistige Erschöpfung erstmals als Ursache diagnostiziert worden war, glaubte man, daß diese einzig und allein durch eine Nahrungsmittel-Allergie verursacht werde. Nach 1950 wurden sich jedoch Klinische Ökologen zunehmend der Bedeutung der chemischen Umwelt für die Gesundheit bewußt. Es tauchten immer mehr Fälle auf, bei denen sich alltägliche Umweltchemikalien als die primären Ursachen der Erkrankung erwiesen.

Fallstudie: Geistige Erschöpfung, verbunden mit Allergie gegen Chemikalien

Beverly Mehta kam zu mir, nachdem sie in einer bekannten Sport-Wochenzeitung von meiner Behandlung des professionellen Golfspielers Billy Caspar gelesen hatte. Fräulein Mehta war Sängerin und Lehrerin, wurde aber in der Ausübung beider Tätigkeiten durch eine Vielzahl unerklärlicher gesundheitlicher Störungen beeinträchtigt. Oft bekam sie leichtes Fieber, dessen Ursprung unklar war. Außerdem hatte sie Rhinitis (eine dauernd laufende Nase). Vor allem litt sie aber an physischer und geistiger Erschöpfung und schien nicht in der Lage zu sein, sich zu

etwas aufzuraffen. Wegen der Schwere ihrer Symptome wurde sie zur Diagnose in ein Krankenhaus eingewiesen.
Als sie den ersten Tag fastete, traten furchtbare Kopfschmerzen auf. Ihre Augen wurden außerordentlich lichtempfindlich. Am nächsten Tag war sie lustlos und müde und empfand die meiste Zeit über Übelkeit. Ihr Kopf und ihre Beine taten ihr weh. Am dritten Fastentag begannen die Symptome abzuklingen. Am Ende ihres fünftägigen Fastens fühlte sie sich recht wohl, besser als sie sich seit langem gefühlt hatte, wie sie sagte.
Viele Nahrungsmittel verursachen selbst in chemisch weniger verunreinigter Form unerwartete Symptome. So hatte sie beispielsweise nach dem Verzehr von Hummer ein Gefühl von Hitze und Blähungen im Bauch. Ihre Ohren und Augen taten ihr weh, und selbst nach 2½ Stunden waren ihre Augen noch gerötet und die Lymphknoten am Hals geschwollen und schmerzhaft.
Nachdem sie eine Apfelsine gegessen hatte, traten bei ihr Ohrenklingen (Tinnitus), Juckreiz und Brustschmerzen auf. Möhren wurden mit Aufstoßen und Atembeschwerden in Verbindung gebracht, während Kartoffeln bei ihr ein Gefühl von Hitze und Übelkeit, einen sehr starken Juckreiz, Schweißausbrüche und Halsentzündung hervorriefen. Ihr Gesicht wurde rot und fleckig.
Weizen rief eine ebenso heftige Reaktion hervor. Sie empfand zunächst ein Wärmegefühl und einen vorübergehenden Schmerz in den Fingern. Dann begann sie zu seufzen und klagte über ein Gefühl „als ob ihr jemand ein Betäubungsmittel gegeben hätte“. Sie sagte, daß sie am liebsten weinen möchte, aber nicht könne. Diese Reaktionen ihres Gehirns wurden begleitet von Aufstoßen, Übelkeit und Husten — und das alles als Folge von „harmlosem“ Weizen.
Kaffee verursachte bei ihr ein „weinerliches“ Gefühl. Mais und Maiszucker ließen ihren Puls von 90 auf 135 Schläge hochschnellen, nach Ansicht von Dr. Arthur Coca ein Anzeichen für eine Nahrungsmittel-Allergie [3].
Daneben gab es andere Lebensmittel, auf die Fräulein Mehta nicht reagierte. Als ihr diese jedoch in einer chemisch stärker verunreinigten Form zu essen gegeben wurden, reagierte sie darauf genau so heftig. Dosenpfirsiche hatten Heiserkeit und ein Kältegefühl zur Folge, so daß sie zusätzliche Kleidungsstücke und Decken brauchte. Sie bekam außer-

dem eine Halsentzündung und ihre Temperatur stieg auf 37,8 °C an. „So fühle ich mich zuhause sehr oft“, sagte die junge Musikerin. „Ich sitze dann vor dem Fernseher und habe so gut wie keine Lust, irgend etwas zu unternehmen. Und wenn ich in diesem Zustand singe, dann kommen die Worte nicht klar verständlich heraus.“

Obwohl sie sich wohl fühlte, als sie das Krankenhaus verließ, und obwohl sie versuchte, die vorgeschriebene Diät einzuhalten, wurde sie zuhause bald wieder krank, wobei viele Symptome geistiger Erschöpfung auftraten. Sie berichtete, daß sie sich bei der Arbeit sogar noch schlechter fühle.

Aus diesem Grund entschloß ich mich, einen Hausbesuch zu machen. Dabei untersuchte ich ihr Haus und ihren Arbeitsplatz auf umweltbedingte Ursachen für ihre Reaktionen. Ihr Klassenzimmer lag im Kellergeschoß einer Kirche. Der Hausmeister zeigte mir strahlend die Unmenge von Chemikalien, die regelmäßig zum Reinigen der Räume und als Insektenspray verwendet wurden. Als ich das Zimmer betrat, fiel mir sofort der Geruch der Lösungsmittel auf. Die Kinder saßen in Fräulein Mehtas Klasse um einen niedrigen Tisch herum und hatten große Schreibblöcke vor sich liegen. Jedes Kind hielt einen übergroßen, mit Lösungsmittel gefüllten Filzstift in der Hand. Die von den Stiften ausgehenden Dämpfe erfüllten die Luft. Ich stellte auch den Geruch von Paraffinkerzen fest, der aus der darüber liegenden Kirche kam. Ich machte Fräulein Mehta klar, daß diese Umgebung dazu angetan sei, ihre Symptome geistiger Erschöpfung zu einem Dauerzustand werden zu lassen, und schlug ihr vor, sich eine andere Beschäftigung zu suchen, was sie auch tat.

Ein paar Jahre lang hörte ich nichts mehr von ihr. Dann rief sie eines Tages an: sie war wieder ins College zurückgekehrt, war dann in die medizinische Fakultät eingetreten und studierte jetzt mit Erfolg. Allerdings hatte sie sich angewöhnt, jeden Tag zehn Tassen Kaffee zu trinken, um mit der strapaziösen Arbeit fertig zu werden. Ich half ihr dabei, von dieser Sucht loszukommen. Sie machte dann ihr Examen und wurde Ärztin.

Dieser Fall beleuchtet die meisten Merkmale einer umweltbedingten Erkrankung recht gut. Die Patientin hatte nicht einfach ein oder zwei klar abgegrenzte Symptome aufzuweisen, sondern hatte viele verschiedene Beschwerden, sowohl physischer als auch scheinbar psychischer

Art. Infolgedessen neigten andere Ärzte dazu, ihren Zustand als „hysterisch“ abzutun. Die wirkliche Krankheit blieb Fräulein Mehta und ihren Ärzten verborgen, weil die Natur selbst die vorhandene Nahrungsmittel- und Chemikalien-Allergie verschleierte. Erst die Methoden der Klinischen Ökologie machten es möglich, ihre zahlreichen Symptome in einen erkennbaren Zusammenhang (von Plus- und Minusstadien) zu bringen, so daß ihr spezielles Problem gelöst werden konnte.
Es stellte sich in diesem wie in allen anderen Fällen heraus, daß die besonderen Krankheitsursachen für diese Lehrerin genau so spezifisch waren wie sie für jeden anderen an einer Allergie leidenden Patienten spezifisch sind. Es gibt keine allgemein anwendbare Verordnung für alle derartigen Fälle, weder eine Tablette noch einen Heiltrank oder ein anderes „Allheilmittel“.
Beverly Mehta hatte Glück, daß man ihre Allergie entdeckte und behandelte; sie konnte danach fortfahren, ein sinnvolles und produktives Leben zu führen. Viele andere mußten dagegen erleben, wie ihre umweltbedingte Erkrankung bis zum Endstadium, der Minus-vier-Stufe, fortschritt.
Zusammenfassend kann gesagt werden, daß eins der Symptome, das in der Medizin und besonders in den Krankengeschichten allergischer Patienten mit größter Regelmäßigkeit auftritt, die chronische Müdigkeit ist. Auch wenn Ermüdung manchmal das einzige Symptom ist, tritt sie doch in den allermeisten Fällen zusammen mit anderen Beschwerden auf. Sie ist so häufig — besonders unter Studenten — mit geistiger Erschöpfung verbunden, daß diese beiden Zustände am besten zusammen beschrieben werden. Tatsächlich sind beide zusammen oft die Ursache dafür, daß Studenten der Vorwurf gemacht wird, sie arbeiteten weniger als sie könnten [4].

15. Depression (Minus-drei- und Minus-vier-Reaktionen)

Für Millionen von Menschen sind Depressionen die reine Hölle. Zwar werden sie gewöhnlich dem mittleren oder vorgerückten Alter zugeschrieben, doch können sie genau so gut junge Menschen befallen. Depressionen können eine Kindheit zerstören, eine Ehe zerbrechen, das berufliche Vorwärtskommen zunichte machen und auch die Pläne für einen unbeschwerten Ruhestand über den Haufen werfen. Depressionen können indirekt sogar zum Tode führen; schließlich sind sie für zahlreiche Selbstmorde in unserem Land verantwortlich. Depressionen sind gekennzeichnet durch Teilnahmslosigkeit, Desorientiertheit, Schwermut und/oder Nichtansprechbarkeit. Eine unter Depressionen leidende Person verhält sich zwar gewöhnlich vernünftig, kann aber auch in paranoides Denken oder Wahnvorstellungen verfallen.

Es gibt wenige Erkrankungen, die so schwer zu behandeln sind wie Depressionen. Im Laufe der Zeit sind eine Reihe von Verfahren entwickelt worden, wie z. B. die Elektroschocktherapie, Psychotherapie und medikamentöse Therapie. Es besteht hier kein Anlaß, auf die Erfolge und Mißerfolge dieser allgemein anerkannten Verfahren im einzelnen einzugehen. Jedes von ihnen war einmal in Mode, und neue medikamentöse Therapien (z. B. Lithiumchlorid zur Behandlung manisch-depressiver Erkrankungen) kehren immer einmal wieder. Was viele von ihnen gemeinsam haben, ist jedoch die symptomatische Behandlungsweise. Sie sind darauf gerichtet, die Folgen der Krankheit zu lindern, statt die krankheitsverursachenden Umweltfaktoren auszuschalten.

Demgegenüber hat sich die Behandlung von Depressionen mit den Methoden der Klinischen Ökologie als erfolgreich erwiesen, weil sie sich darauf konzentriert, die verursachenden Faktoren offen zu legen. Wie bei anderen Erscheinungsformen von Allergien ist die hierfür verantwortliche Anfälligkeit in der physikalischen und chemischen Umgebung des Patienten zu suchen. Dies dürfte demnach der nächstliegende Ort sein, wo man nach dem Ursprung einer Krankheit suchen sollte, doch lassen die meisten Ärzte die tatsächlichen materiellen Gegebenheiten im Umfeld des Patienten gänzlich außer acht. Schließlich ist es leichter und auch lukrativer, die Symptome zu behandeln.

Depression äußert sich entweder durch ein Minus-drei- oder ein Minus-vier-Symptom, je nach der Schwere der Erkrankung. Für viele Menschen, im Stadium der Unangepaßtheit, steht die Depression am Ende einer Entwicklung. Depressionen kommen nicht aus heiterem Himmel, vielmehr geht ihnen in den meisten Fällen eine längere Krankheit voraus, die sowohl Stimulations- als auch leichtere Entzugsreaktionen umfaßt.

Der Wechsel zwischen Symptomen äußerster Erregung (Manie) und extremen Entzugserscheinungen (Depression) ist in der medizinischen

Literatur als „manisch-depressive Erkrankung“ wohlbekannt. Bei dieser Krankheit wechselt die Stimmung des Patienten sehr schnell zwischen „Hoch“ und „Tief“. Doch neigen die „Tief“-Phasen zunehmend dazu, die „Hoch“-Phasen zu verdrängen. Dann wird die Depression immer mehr zur Regel, während die manische Phase der Übererregung seltener und kürzer wird. Diese Krankheit wird zwar in ihrer am weitesten fortgeschrittenen Form richtig diagnostiziert, doch wird in weniger fortgeschrittenen Fällen der Wechsel zwischen manischen und depressiven Symptomen von den Ärzten im allgemeinen nicht erkannt.

Sowohl die Depression als auch die manisch-depressive Erkrankung kann durch Umweltfaktoren verursacht werden, beispielsweise durch alltägliche Nahrungsmittel und Chemikalien. Die beiden Krankheiten können zwar allein auftreten, werden aber bei dafür anfälligen Personen viel häufiger in Verbindung mit einer langen Reihe anderer Symptome festgestellt.

Man hat seit langem vermutet, daß manche Menschen infolge von Reaktionen auf Kontakt mit stofflichen Umweltfaktoren depressiv werden. Meine erste Darstellung dessen war ein Film, der 1950 [1] aufgenommen und einleitend besprochen wurde [2]. Fälle von Kontakt mit Kohlenwasserstoffen als Ursache von Depressionen wurden 1956 dargestellt [3]. Die Bestätigung und Ergänzung dieser Beobachtungen der Wirkung bestimmter Nahrungsmittel auf sehr anfällige Personen führte 1956 zu einer wissenschaftlichen Darstellung bei der Jahresversammlung der American Psychiatric Association und im Jahre 1957 zur Gründung des Bereichs „Allergien des Nervensystems“ beim American College of Allergists. Dieses Krankheitsbild erhielt 1959 die Bezeichnung „umweltbedingte psychische Erkrankung“ [4]. Zahlreiche Folgeberichte sind in einer Bibliographie zusammengestellt worden und sind, wie bereits erwähnt, auf Anforderung erhältlich.

Es liegen auf diesem Gebiet auch die Veröffentlichungen anderer vor, insbesondere von Donan und seinen Mitarbeitern [5, 6], Speer [7], Mackarness [8, 10], Mandell und Scanlon [9] sowie Philpott und Kalita [11].

Zufällig ergab es sich, daß diese Beobachtungen der nachweisbar kausalen Rolle von Nahrungsmitteln und in der Umwelt vorkommenden Chemikalien bei Depressionen und verwandten geistigen Erkrankungen erstmals 1950 gemacht wurden, im gleichen Jahr, in dem den Ärzten

Psychopharmaka an die Hand gegeben wurden. Da diese für die Massenanwendung bestimmten Mittel von ihren Herstellern kräftig gefördert wurden, hat man die sehr stark auf den Einzelnen abgestimmten Methoden der Klinischen Ökologie lange Jahre keiner ernsthaften Erprobung unterzogen. Dies geschah erst, als die Neben- und Folgewirkungen der Psychopharmaka deutlicher in Erscheinung traten.

Fallstudie: Depression, verbunden mit Kopfschmerzen

Meryl Avery litt sechs Jahre lang unter Depressionen, bei denen gelegentlich Angstpsychosen auftraten. Dem ging eine lange Geschichte körperlicher und quasi geistiger Erkrankungen voraus, obgleich sie noch nicht einmal dreißig Jahre alt war.

Sie hatte als Kleinkind leicht zum Erbrechen geneigt und war bis zu ihrem vierzehnten Lebensjahr Bettnässerin. Als Kind hielt sie manchmal den Atem an, bis sie blau im Gesicht wurde und das Bewußtsein verlor. Sie hatte viele geheimnisvolle „Infektionen". Doch schien es ihr bis zum Eintritt ins College einigermaßen gut zu gehen.

Die lange Heimfahrt vom College während des ersten Semesters ließ jedoch ihren schlechten Gesundheitszustand wieder in Erscheinung treten. Sie wurde während der Fahrt ernsthaft krank und konnte nicht mehr laufen, als sie zuhause ankam, sondern mußte die Treppe zu ihrem Schlafzimmer hinaufkriechen, wobei sie ständig weinte. Außerdem hatte sie starke Kopfschmerzen und mußte sich die ganze Nacht übergeben. Unter den Nachwirkungen litt sie noch während des ganzen nächsten Tages.

Auch die anderen Fahrgäste in dem Auto hatten Kopfschmerzen bekommen, doch wurde nur Meryl so krank. Im Rückblick äußerten ihre Freunde die Vermutung, daß die Auspuffanlage des Wagens undicht gewesen sein könne, so daß Abgase und Kohlenmonoxid in den Fahrgastraum gelangten. Doch konnte sich keiner der Mitfahrer daran erinnern, Auspuffgase gerochen oder während der Fahrt irgend etwas Ungewöhnliches festgestellt zu haben. Der Wagen wurde überprüft, ohne daß ein Defekt festgestellt wurde.

Während sich die anderen Mitfahrer erholten, begann sich Meryls Gesundheitszustand jäh zu verschlechtern. Sie wurde während der Unterrichtsveranstaltungen von Schwäche, Müdigkeit und Benommenheit heimgesucht. Auch bekam sie wieder Kopfschmerzen, unter denen

sie schon als Teenager häufig gelitten hatte. Sie nahm Aufputschmittel und trank Alkohol dazu, um das Gefühl der Schwäche und geistigen Erschöpfung los zu werden.
Wegen dieser Beschwerden war sie nicht in der Lage, an den meisten Studienveranstaltungen teilzunehmen, und erhielt infolgedessen das Semester nicht angerechnet. Die Fahrt nach Hause verlief wieder traumatisch, und sie war in Tränen aufgelöst, als sie zuhause ankam. Um ihrem Heimatort näher zu sein, wechselte Meryl das College, doch verschlimmerte sich ihr Zustand weiter. Sie weinte nun fast ununterbrochen, bekam Wutanfälle und verfiel bald die meiste Zeit über in einen depressiven Zustand. Ihre Eßgewohnheiten verschlechterten sich; bald lebte sie praktisch nur noch von „Fertig-Frühstück".
Es fiel ihr immer schwerer, das, was sie las, zu verstehen. Ihr Gedächtnis war schlecht. Sie war nicht in der Lage, Situationen zu meistern, die besondere Anforderungen stellten, und „fühlte sich wie eingefroren" bei Prüfungen. Während des nächsten Sommers besuchte sie Verwandte im ländlichen Süden und konsultierte dabei gleichzeitig einen Ernährungsfachmann, der mit Klinischer Ökologie vertraut war. Die Verbindung von verhältnismäßig reiner Luft mit einer partiellen Diagnose ihrer Ernährungsschwierigkeiten wirkte Wunder. „Ich empfand zum ersten Mal, was es heißt, sich wohl zu fühlen", sagte sie später im Rückblick auf diese Zeit. Während des nächsten halben Jahres blieb sie bei einer abwechslungsreichen Rotationsdiät und vermied einige der verdächtigten Nahrungsmittel. Bei der Weihnachtsfeier ihrer Familie fing sie jedoch an, bei dieser Diät zu schummeln, woraufhin es mit ihrem Gesundheitszustand die ganze Woche über bergab ging. Die Festlichkeiten endeten mit einer Marathonparty in einem Raum mit gasbeheiztem Kamin, bei der Riesenmengen von Plätzchen vertilgt wurden.
Am nächsten Morgen war Meryl, wie sie es ausdrückte, „total ausgeflippt". Obwohl sie Alkalisalze*) einnahm, wodurch oft allergische Symptome gelindert werden können, und obwohl sie das aß, was sie für die ihr bekömmlichen Nahrungsmittel hielt, konnte sie ihr vorheriges

*) Eine Mischung aus Natriumbicarbonat (Speisesoda) und Kaliumbicarbonat im Verhältnis 3 : 1 oder 2 : 1; davon 1 Teelöffel in 1 Glas Wasser. Eine Reihe allergischer Reaktionen (Verdauungsbeschwerden, Kopfweh, Tachycardie [= Herzklopfen], z. T. auch Müdigkeit) kann man damit schnell lindern. Allerdings nur in Notfällen anzuwenden, nicht täglich! (Anm. d. Herausg.)

Wohlbefinden nicht wiedererlangen. Sie schrie und rannte gegen die Wand, die Möbel nahmen für sie eigenartige Formen an, und sie fiel in eine tiefe Depression. Ihre Schwester mußte kommen und sie beruhigen.

Schließlich wandte sie sich um Hilfe an die umweltkontrollierte Abteilung. Nach anfänglichen Kopfschmerzen und Augenbrennen fühlte sie sich bald wieder wohl. Sie zeigte bei mehreren Wassersorten, die sie probierte, Reaktionen, doch fand man eins, das für sie verträglich war.

Die schlimmsten Reaktionen waren folgende: Der Verzehr von Mais hatte Flecken im Gesicht und Juckreiz zur Folge; Kabeljau verursachte Hitzegefühl, Kribbeln im Hals und in den Schultern, schnell einsetzendes Angstgefühl und Kopfschmerzen. Eine andere Fischart („red snapper“) löste schwere Depressionen, Weinen, Angstzustände und ein „Leere“-Gefühl aus. Eier hatten nach zwei Stunden ein über den ganzen Körper verteiltes Schmerzempfinden sowie Angstgefühle zur Folge. Nach dem Genuß von Kaninchenfleisch schlief sie ein und wachte mit einem Angstgefühl auf; sie weinte und fühlte sich deprimiert. Avocadobirnen riefen Schläfrigkeit hervor; danach erwachte sie in einem depressiven und zornigen Zustand. Blumenkohl rief sofort Depressionen hervor. Zwischen den einzelnen Tests und wenn sie verträgliche Nahrung erhielt, fühlte sie sich wohl und war heiter.

Als nächstes nahmen wir einige der für Meryl unbedenklichen Nahrungsmittel und gaben sie ihr in chemisch verunreinigter Form zu essen, wie sie aus dem Supermarkt kamen, d. h. vermutlich durch Rückstände von Schädlingsbekämpfungs- und Konservierungsmitteln verunreinigt. Nach ihrer ersten Mahlzeit waren noch keine 1½ Stunden vergangen, als sie schwere Depressionen bekam, die mehrere Stunden lang anhielten.

Reaktionen auf Nahrungsmittel sind nicht in jedem Fall auf alltäglich genossene Nahrungsmittel zurückzuführen. Oft treten bei einem Menschen auch Reaktionen, oder besser gesagt „Kreuzreaktionen“ bei seltener verzehrten Nahrungsmitteln auf, wenn diese den Körper an andere Substanzen „erinnern“, die Allergie verursachen. In Meryls Fall gab es jedoch einen eindeutigen Zusammenhang zwischen ihren Reaktionen und ihren Eßgewohnheiten.

Sie hatte bereits früher von einem starken Verlangen nach Süßigkeiten und einer starken Reaktion auf Gebäck berichtet. Diese enthielten gewöhnlich Maissirup, und es ist daher nicht verwunderlich, daß sie bei den diagnostischen Untersuchungen im Krankenhaus eine starke Reaktion auf Mais und Maiszucker zeigte. Menschen, die unter den in Kapitel zehn beschriebenen Allergien leiden, sind häufig auch gegen alkoholische Getränke allergisch, die nicht selten Mais in dieser oder jener Form enthalten. Meryl hatte von starken Reaktionen auf alkoholische Getränke aller Art berichtet und war nahe daran, eine Alkoholikerin zu werden. Im Krankenhaus reagierte sie sehr stark auf Hefe, die in allen alkoholischen Getränken enthalten ist. Nachdem der Ernährungsfachmann einige von Meryls Nahrungsmittel-Allergien diagnostiziert hatte, war sie auf Fisch als ein vermutlich unbedenkliches Nahrungsmittel übergegangen, doch hatte sie diesen in fast suchthafter Art, nämlich jeden Tag zum Frühstück gegessen. Daher ist es nicht verwunderlich, daß sie außergewöhnlich stark auf Kabeljau und andere Fischarten reagierte.

Im Rückblick schien es, daß viele von Meryls Beschwerden mit ihrer Allergie gegen Chemikalien in Verbindung standen (was durch ihre Reaktion auf chemisch verunreinigte Nahrung nachgewiesen wurde). Ihre erste Erfahrung bei der Rückfahrt vom College stand vermutlich in Zusammenhang mit Auto-Auspuffgasen. Dabei könnte es sich um verhältnismäßig „normale" Mengen von Abgasen gehandelt haben, wie sie bei Autobahngeschwindigkeiten oft ins Wageninnere gelangen. Ihre Mitfahrer im Auto waren offensichtlich nicht so anfällig gegenüber diesen Einflüssen und litten entweder nur vorübergehend unter Kopfschmerzen oder wiesen überhaupt keine Symptome auf. Dadurch, daß Meryl eine neue Diät einhielt und ihre Berührung mit chemischen Verunreinigungen auf ein Minimum begrenzte, war sie in der Lage, ihr Studium zu beenden und eine erfolgreiche Berufslaufbahn einzuschlagen.

Fallstudie: Depressionen, verbunden mit Müdigkeit und Fettleibigkeit

Francine Phillips war eine Studentin, die ihr Grundstudium abgeschlossen hatte und seit ihrer Zeit auf der höheren Schule in bestimmten Abständen unter Depressionen und Müdigkeit litt. Obwohl sie durchaus intelligent und fähig war, hatte sie oft Zeiten, in denen sie selbst einfache Aufgaben nicht bewältigen konnte. Außerdem litt sie an Fettleibigkeit.

Sie selbst nahm an, daß „Zucker“ die Ursache ihrer Beschwerden sei (die meisten Menschen machen keinen Unterschied zwischen Zucker in seinen verschiedenen Formen). Außerdem glaubte sie, daß ein Teil ihres Gewichtsproblems darauf zurückzuführen sei, daß ihr Körper Flüssigkeit speichere. Sie sagte, sie habe das Gefühl, aufgeschwemmt zu sein, nachdem sie eine üppige Mahlzeit zu sich genommen hatte. Und weiter sagte sie, daß sie an einem Tag 2½ bis 3½ Pfund zunehmen, bei einer forcierten Diät aber genau so gut runde neun Pfund abnehmen könne. Fräulein Phillips hatte auch den Verdacht, daß sie gegen bestimmte Arten von Wasser allergisch sei, und berichtete, daß sie vom Genuß von Leitungswasser jedes Mal einen aufgeblähten Leib bekäme.
Als sie in der umweltkontrollierten Abteilung behandelt wurde, verschlimmerten sich ihre Depressionen zunächst, ehe sie allmählich nachließen. Am Ende ihrer Fastenzeit fühlte sie sich wohl. Dann wurden Untersuchungen mit verschiedenen Sorten von Wasser bei ihr angestellt; sie reagierte tatsächlich auf verschiedene, einschließlich gechlortem Leitungswasser.
Ihre eigenen Vermutungen hinsichtlich der Nahrungsmittel erwiesen sich weitgehend als richtig. Sie reagierte mit Depressionen, Kopfschmerzen oder Müdigkeit auf Mais und Maiszucker sowie auf Rohrzucker, Kürbis, Walnüsse, Kopfsalat, Kartoffeln, Schokolade und Honig.
Sie reagierte auch auf einige Nahrungsmittel, die sie in biologisch angebauter Form vertrug, sobald sie diese in ihrer handelsüblichen Form zu sich nahm, so wie sie aus dem Supermarkt kamen. Dies wurde als positives Ergebnis der Untersuchung über ihre chemische Empfindlichkeit gewertet.
Fräulein Phillips Fall war noch nicht weit fortgeschritten, und ihre Depressionen wurden in die Minus-drei-Kategorie eingestuft. Bei sorgfältiger Überwachung ihrer Nahrungsaufnahme und Vermeidung der in der Umwelt enthaltenen Chemikalien (Kap. 20) war sie in der Lage, ein glücklicheres Leben zu führen und ihre Studien ohne Unterbrechung fortzusetzen.

Fallstudie: Depressionen, verbunden mit Fettleibigkeit

Einen ähnlichen, jedoch weit schwereren Fall stellte Eleanor Wycklam dar, eine übergewichtige Frau mittleren Alters. Sie war zwei Jahre, bevor sie die umweltkontrollierte Station aufsuchte, ins Krankenhaus eingewiesen worden. Sie hatte zwei Selbstmordversuche unternommen und war mit Elektroschock behandelt worden. Diese Behandlung blieb jedoch in ihrem Fall ohne Erfolg und hatte teilweisen Gedächtnisschwund zur Folge.

Frau Wycklam gehörte zu den Patientinnen, die sich klar darüber waren, daß ihre Beschwerden zum Teil von der Nahrung herrührten. „Ich bin an dem Punkt angekommen, wo ich Angst davor habe, überhaupt noch etwas zu essen", erklärte sie, ehe sie die umweltkontrollierte Abteilung aufsuchte. „Wenn ich erst einmal mit Essen anfange, habe ich das Gefühl, als ob ich einfach nicht mehr aufhören kann." So schwankte sie zwischen „Eßorgien" und Fasten oder einer reinen Fruchtdiät hin und her. Ein Nahrungsmittel, das ihr über alles in der Welt ging, sagte sie, sei Erdnußbutter. Dies sei tatsächlich die einzige Nahrung, ohne die sie nicht leben könne. Darüber hinaus liebte sie Brot und Backwaren und im Endeffekt alles, was Weizen enthielt. Seit ihrer Kindheit, d. h. seit ihre Mutter, die sich für Ernährung interessierte, von den Vorzügen von Weizen-Vollkornbrot überzeugt war, hatte sie Weizen fast süchtig zu sich genommen. Die Mutter hatte ihre Tochter mit großen Mengen dieses Standardnahrungsmittels vollgestopft. In ihrem krankhaften Verlangen nach Brot und Erdnußbutter wurde Frau Wycklam, in deren Familie Alkoholismus vorgekommen war, einem Alkoholiker sehr ähnlich.

Sie wurde in einem sehr depressiven Zustand ins Krankenhaus aufgenommen. Nachdem sie fünf Tage gefastet hatte, war sie nicht mehr so stark depressiv. Es war nicht überraschend, daß sie bei dem Nahrungsmitteltest eine starke Reaktion auf Erdnüsse (und Lammfleisch) zeigte. Was weit mehr überraschte, war die Tatsache, daß sie den Weizentest ohne Symptome bestand, was beweist, daß man Nahrungsmittel-Allergien nicht in jedem Fall an Hand von Krankengeschichten oder nach „Gefühl" herausbekommen kann. Allerdings zeigte sie eine gewisse Reaktion auf Hefe und Milch, die oft als Zutaten in Brot enthalten sind.

Frau Wycklam wurde dann nochmals auf Nahrungsmittel hin untersucht, auf die sie ursprünglich nicht negativ reagiert hatte. Dieses Mal wurden jedoch Nahrungsmittel verwendet, die in einem normalen Supermarkt gekauft worden waren. Nach nur wenigen Mahlzeiten mit diesen Nahrungsmitteln war eine deutliche Zunahme ihrer Depressionen

festzustellen. Durch die Vermeidung verdächtiger Nahrungsmittel war Frau Wycklam schließlich in der Lage, sowohl ihre Depressionen als auch ihr Gewicht unter Kontrolle zu halten. Dies unterstreicht die Tatsache, daß die abwechslungsreiche Rotationsdiät (Kap. 18) für übergewichtige Patienten eine Hilfe sein kann, obwohl sie nicht spezifisch als eine Diät zur Gewichtsabnahme konzipiert worden ist.
Die in den oben geschilderten Fällen vorgestellten Patienten scheinen zunehmend kränker geworden zu sein, nachdem sie über längere Zeit hinweg der kumulativen Wirkung bestimmter Chemikalien und Nahrungsmittel ausgesetzt waren. Manchmal wird jedoch ein bereits in der Anlage vorhandener Zustand dadurch plötzlich stark verschlimmert, daß die betreffende Person außerordentlich intensiv einer Substanz ausgesetzt ist, die Allergie hervorruft.

Fallstudie: Depression, verbunden mit Müdigkeit

Connie Mullens war eine attraktive Frau Anfang der dreißig. Sie schien viele der Dinge zu besitzen, die dazu angetan sind, einen Menschen glücklich zu machen: einen Mann, der sie liebte, ein schönes Heim, eine gute Allgemeinbildung und eine Arbeit, die sie befriedigte. Und doch hatte sie mit dem Gedanken an Selbstmord gespielt, ehe sie die umweltkontrollierte Abteilung aufsuchte. Frau Mullens hatte praktisch ihr ganzes Leben lang unter zahlreichen Krankheiten und Beschwerden zu leiden, denen mit den herkömmlichen Behandlungsmethoden in keiner Weise beizukommen war. Ihre Gesundheit war sogar dadurch gefährdet, daß ihr Amphetamine (Appetitzügler) verschrieben wurden. Die Klinische Ökologie konnte ihr helfen, die Abhängigkeit von diesen Medikamenten abzuschütteln.
Während ihrer Kindheit litt sie an zahlreichen, zum Teil seltsamen Krankheiten. So litt sie beispielsweise so stark unter Asthma, daß ihre Eltern manchmal daran zweifelten, ob sie am Leben bleiben würde. Diese Beschwerden vergingen aber, als die Familie ein neues Haus bezog. In der höheren Schule hatte sie häufig Verdauungsbeschwerden, die als Folge eines „Virus"-Erkrankung diagnostiziert wurden. Eine dieser Erkrankungen dauerte mehr als ein Jahr.
Im College bewies sie überragende Begabung und erhielt fast nur Einsen; außerdem wurde sie in eine studentische Verbindung für hervorragende Jung-Akademiker gewählt. Und doch begann zur gleichen Zeit,

unmerklich zunächst, eine seltsame Beeinträchtigung ihres Wohlbefindens.

Manchmal, besonders im Chemielabor, befiel sie eine Art Euphorie. Sie galt als Ulkvogel in der Chemieklasse und dachte sich geistvolle Streiche aus, die man den Lehrern spielen konnte. Natürlich ist an dieser Art von Benehmen unter Collegestudenten nichts „Unnormales“, wenn man sie isoliert betrachtet. Betrachtet man sie jedoch im Rahmen ihrer Gesamtentwicklung und zieht man auch das Auftreten ernsterer Symptome bei ihr mit in Betracht, dann erhält dieses Verhalten medizinische Bedeutung. Im Rückblick läßt sich dieses Benehmen zum Teil auf eine leicht stimulierte Reaktion (Plus-eins) auf Chemikalien und Erdgas (in den Bunsenbrennern) im Klassenzimmer zurückführen.

Zur gleichen Zeit nahm die Zahl der Tage zu, an denen sich Frau Mullens ausgesprochen schlecht fühlte. An diesen Tagen litt sie unter Kopfschmerzen, die immer häufiger auftraten und immer stärker wurden. An manchen Tagen konnte sie das Bett nicht verlassen, konnte sich nicht konzentrieren und konnte sich kaum wach halten. Um diesen depressiven Phasen entgegenzuwirken, verzehrte sie Süßigkeiten in großen Mengen. So trank sie gewöhnlich Cola-Getränke und aß Schokolade oder Bonbons, wenn sie für eine Prüfung büffeln mußte. Auch hatte sie sich angewöhnt, jeden Tag in eine Imbißstube zu gehen, um ein Schokolade-Malzgetränk und ein Stück Kuchen zu sich zu nehmen. Das schien ihre Müdigkeit und ihr Kopfweh vorübergehend zu lindern.

Da sie Übergewicht hatte, was nicht überrascht, konsultierte sie einen Internisten, der ihr Tabletten zum Abnehmen verschrieb, die Amphetamine enthielten. „Mit diesen“, so erinnerte sie sich später, „konnte ich in einem Satz über hohe Gebäude springen“. Sie hörte allerdings auf, diese Tabletten zu nehmen, als ihr klar wurde, daß sie süchtig zu werden begann.

Connie heiratete, während sie im College war, aber ihre Ehe verlief nicht gut. Dies war, so sagt sie, hauptsächlich auf ihre Reizbarkeit zurückzuführen. So hatte sie oft Zornausbrüche zuhause, warf Schuhe nach ihrem Mann oder zwang ihn, seine Lieblingssendung im Fernsehen bei ausgeschaltetem Ton anzusehen (denn sie war sehr lärmempfindlich). Auch aß sie weiter sehr stark; ihr Mann nannte sie wegen ihres unstillbaren Appetits auf Süßigkeiten „das Krümelmonster“.

Bis zum Beginn ihres Fachstudiums waren ihre Beschwerden schlimmer geworden. Jetzt hatte sie ein- oder zweimal Kopfschmerzen in der Woche, die jedes Mal mehrere Tage anhielten. Sie begann, Ärzte zu konsultieren, doch kam jeder zu einer anderen Diagnose und Problemlösung. Sie berichtete von einem Internisten, der ihr zwanzig verschiedene Tabletten, zumeist Amphetamine, verschrieb und sie anwies, diese alle nacheinander auszuprobieren und ihre Wirkung zu notieren. Doch half ihr keine davon, ihre Kopfschmerzen los zu werden.
Zu den Ärzten, die sie aufsuchte, gehörte auch ein Endokrinologe (ein Hormonspezialist), ein Facharzt für Hals-, Nasen- und Ohrenkrankheiten und natürlich ein Psychiater. Letzterer untersuchte ihre Psyche sehr umfassend und gründlich. Er kam zu dem Schluß,daß sie als Einzelkind unter einem zu großen Leistungsdruck gestanden habe. Doch hatte sie in Wirklichkeit, abgesehen von ihren Krankheiten, eine ausgesprochen glückliche Kindheit verbracht. Ihre Eltern waren beide erfolgreiche und hoch gebildete Menschen, die von ihrer Tochter wahrscheinlich das gleiche erwarteten, sie aber nicht zwangen, es ihnen in dieser Beziehung gleich zu tun.
Connie konnte kein Auto steuern. Wenn sie es versuchte, kam sie dabei ganz durcheinander; sie konnte den Sinn der einzelnen Verkehrszeichen nicht verstehen und begriff nicht einmal, was ein einfaches Stoplicht bedeutete. Statt aber nach einer Ursache für diesen Zustand in der Umgebung zu suchen (beispielsweise Autoabgase), hielt der Psychiater dieses Verhalten für ein psychologisches Verlangen nach Perfektion. Er empfahl ihr, sich mehr zu entspannen.
Nachdem sie ihr Studium beendet hatte, fand Frau Mullens eine Beschäftigung, die sie in Verbindung mit Industrie-Chemikalien brachte. Sofort verschlimmerten sich alle ihre Symptome. Dann heiratete sie zum zweiten Mal und gab ihre Ganztagsarbeit auf.
So schlimm auch all ihre Beschwerden bereits waren, nahm ihr Zustand doch eine drastische Wende zum Schlimmeren (von minus-zwei oder minus-drei auf minus-vier), als ihr neues Haus innen und außen mit starken Schädlingsbekämpfungsmitteln gesprüht wurde. Dann kam der Winter, und es wurde die Gasheizung eingeschaltet. Kurz darauf fühlte sie sich so schwach, daß sie das Bett nicht verlassen konnte. Sie war so depressiv, daß sie sich in Gedanken ständig mit Selbstmord beschäf-

tigte. Ihr zweiter Mann fand sie beim Nachhausekommen gewöhnlich hemmungslos in Tränen aufgelöst.
Ihr Psychiater verordnete ihr erneut Amphetamine, diesmal für einen Zeitraum von zehn Tagen, um sie — wie er es nannte — von einer „kurzzeitigen Depression" zu befreien. Am Ende dieser Zeit fühlte sie sich noch schlechter; sie hatte ein Gefühl der Taubheit in den Fingern und ein Kribbeln in allen Gliedern. Zu all ihren anderen Beschwerden gesellte sich jetzt noch die Angst vor multipler Sklerose, was — wie man jetzt wohl sagen kann — eine unbegründete Furcht war.
Als sie in die umweltkontrollierte Abteilung aufgenommen wurde, waren ihre Symptome besonders schlimm. Die Null-Diät (nur Wasser) ließ ihre Symptome noch deutlicher in Erscheinung treten; sie bekam furchtbare Kopfschmerzen und weinte anfangs fast ununterbrochen. Nachdem sie jedoch ein paar Tage gefastet hatte, stellte sich bei ihr eine bemerkenswerte Besserung ein. „Mein Zustand besserte sich grundlegend", berichtete sie rückblickend. „Ich hatte die feste Überzeugung gewonnen, daß meine Beschwerden etwas mit der Umwelt zu tun hatten."
Bei Frau Mullens riefen die meisten Nahrungsmittel, die sie zu essen bekam, eine Reaktion hervor. Einige verursachten arthritisähnliche Schmerzen in den Fingern und anderen Gelenken. Das schlimmste Nahrungsmittel für sie war Rindfleisch. Nachdem sie eine Portion Rindfleisch gegessen hatte, sagte sie der Schwester, die Dienst hatte, daß sie sich umbringen wolle. Sie wanderte durch die Korridore und weinte ohne ersichtlichen Grund. Am nächsten Tag sagte sie, daß sie das Gefühl habe, als sei sie „von einer Planierraupe überfahren worden".
All ihre zahlreichen Symptome traten während der mehrere Wochen dauernden Nahrungsmitteltests erneut auf. Und dazu kam noch, daß die mit Chemikalien in unterschiedlicher Form durchgeführten Tests den Nachweis erbrachten, daß diese Patientin unter einer Chemikalien-Empfindlichkeit litt.
Frau Mullens hat ausgezeichnete Fortschritte dabei gemacht, ihre Schwierigkeiten mit bestimmten Nahrungsmitteln und Chemikalien zu überwinden. Doch sagt sie: „In der wirklichen Welt haben wir es schwer." So ist es für sie kaum zu vermeiden,daß sie in irgendeiner Form mit Erdgas in Berührung kommt. Obwohl die Gasheizung und der Gasherd aus ihrem Haus entfernt wurden, kommt sie nach wie vor in den Wohnungen anderer und in Geschäften in die Nähe von Gas. In

manchen Geschäften gerät sie in einen solchen Zustand der Gereiztheit, daß sie alle, die ihr in den Weg geraten, am liebsten erwürgen möchte. Dieser Zustand tritt bei ihr jedoch nur in Geschäften mit Gasheizung auf. In letzter Zeit ist ihr Gemütszustand aber, trotz gelegentlich auftretender Rückschläge, froh und gelöst.

Das Verständnis für die durch Nahrungsmittel und Chemikalien verursachten Problems hat großen Gewinn mit sich gebracht. Doch hat es uns Ärzten auch zusätzlich Verantwortung aufgeladen. Als Frau Mullens einmal wegen einiger psychologischer Tests im Krankenhaus war, wurde sie von einem Schulmediziner dabei ertappt, wie sie Listen über ihre Reaktionen auf Medikamente anfertigte, die mit künstlichen Farb- oder Geschmacksstoffen versetzt waren. Er holte sogar Blätter, die sie in den Papierkorb geworfen hatte, wieder heraus, las sie und sagte zu ihr: „Ich sehe, daß Sie sich stark mit Ihren Symptomen beschäftigen. Offensichtlich *wollen* Sie krank sein." Als sie diesem Arzt, der Facharzt für Magen- und Darmkrankheiten war, ihren Standpunkt erläutern wollte, sagte dieser brüsk: „Ich habe vierzig andere Fälle hier im Krankenhaus und brauche Sie nicht." Zu seinem Erstaunen ließ sie sich daraufhin sofort aus dem Krankenhaus entlassen.

Der Fall der Frau Mullens macht „Glanz und Elend" der Behandlung nach den Methoden der Klinischen Ökologie deutlich. Einerseits wurde sie, wie viele Patienten, vor dem Selbstmord bewahrt, indem man ihr die vielfachen Umweltfaktoren begreiflich machte, die für ihre Leiden verantwortlich waren. Dies, so erkennt sie dankbar an, hat ihr das Leben gerettet. Andererseits scheint aber die ganze Welt dieser neuen Auffassung feind zu sein. Viel muß noch getan werden, daß alle Connie Mullens in dieser Welt leben können.

Zusammenfassend kann gesagt werden, daß die Vorstellungen und Verfahren zur Behandlung umweltbedingter psychischer Erkrankungen den Patienten mit Depressionen und verwandten psychischen Störungen neue Möglichkeiten eröffnen. Im Gegensatz zu der seit langem aufrecht erhaltenen künstlichen Unterscheidung zwischen körperlichen und sogenannten geistig-seelischen Erkrankungen sind körperliche, zerebrale und Verhaltensmanifestationen der „Umweltkrankheit"/Allergie letztlich nur verschiedene Reaktionsstadien. Schließlich und endlich neigen heute große Bereiche der Psychiatrie zu einer medizinischen Behandlung auf der Basis der Nachweisbarkeit von Ursache und Wirkung.

III. Leben in der modernen Umwelt

In den vorhergehenden Abschnitten standen die Grundidee der Klinischen Ökologie und die bei umweltbedingten Krankheiten zu beobachtenden unterschiedlichen Stadien und Symptome im Mittelpunkt unserer Betrachtungen. In dem nun folgenden Abschnitt werde ich ausführlicher einige der Methoden erläutern, welche die Vertreter dieser neuen Disziplin entwickelt haben, um gegen die ökologische Katastrophe des 20. Jahrhunderts anzukämpfen.

Das erste Problem hierbei besteht in der Krankheitsdiagnose. Die Schulmedizin ist sich der Tatsache bewußt, daß Millionen von Menschen chronisch krank sind und daß sie gegen deren Arthritis, Migräne, Erschöpfungszustände oder Depressionen außer chemisch synthetisierten Pillen nichts anzubieten hat. Patienten mit einem verwirrenden, chaotisch anmutenden Symptombild werden oft geringschätzig behandelt, weil die zugrundeliegenden Ursachen ihrer vielen Krankheiten unentdeckt bleiben. Es entspricht der inneren Natur einer umweltbedingten Krankheit, daß die Ätiologie (die an der Entstehung beteiligten Faktoren) im Verborgenen bleibt: dies ist das „medizinische Versteckspiel der Natur". Die erste Aufgabe des Klinischen Ökologen besteht demnach darin, das Durcheinander zu entwirren und mit überzeugenden Testmethoden die Wurzeln der jeweiligen Krankheit freizulegen.

In einem Zeitraum von ungefähr 50 Jahren haben Klinische Ökologen Methoden ausgearbeitet, die sich von denen der Schulmediziner weitgehend unterscheiden. Selbst das Interview zur Krankheitsgeschichte ist unterschiedlich. Ich praktiziere „Medizin mit Pokergesicht". Ich fälle nämlich beim ersten Eindruck von den Symptomen des Patienten noch kein Urteil, ganz gleich, wie bizarr diese erscheinen mögen. Viele solcher Symptome stellen sich später als bedeutsam in der Krankengeschichte des Patienten heraus. Ein Chemikalien-Fragebogen, der in Kapitel 19 abgedruckt ist, hat sich aus mehreren Fassungen allmählich herauskristallisiert und trägt dazu bei, die Überempfindlichkeiten der Patienten aufzudecken. Der Leser kann ihn selbst ausfüllen und auf diese Weise einen ersten Eindruck von seinem eigenen Grad der Empfindlichkeit gegenüber Chemikalien gewinnen.

Die Behandlung durch Methoden der Klinischen Ökologie ist sicher, wirkungsvoll und nicht teuer. Sie beruht in erster Linie darauf, jene Bestandteile unserer physikalisch-chemischen Umwelt zu meiden, die schädlich sein können. Die abwechslungsreiche Rotationsdiät (beschrieben in Kap. 18) eignet sich für alle Arten von Nahrungsmittelallergien und ist hilfreich für alle, die ihre Nahrungsmittelallergien diagnostizieren wollen, wie auch für alle, die deren Entstehen verhindern wollen.
Die Behandlung einer Chemikalien-Überempfindlichkeit beruht auch weitgehend auf dem Weglassen bestimmter Nahrungsmittel. Es werden eine Reihe einfacher und gar nicht teurer Verfahren beschrieben, zum Schutz der vielen Menschen, die unerkannt an Chemikalien-Überempfindlichkeit leiden. Insgesamt gesehen können die Kapitel in diesem Abschnitt dem Leser dabei helfen, sich seiner eigenen, höchst individuellen Reaktion auf alltägliche Nahrungsmittel und Chemikalien bewußt zu werden und mit den ersten einfachen Schritten ein wachsendes Problem anzugehen.

16. Anamnese und Testverfahren in der Arztpraxis

Der Unterschied zwischen der Klinischen Ökologie und der Schulmedizin fällt einem schon beim Betreten des Wartezimmers ins Auge. Meine Praxisräume sind beispielsweise so ausgestattet, daß den Bedürfnissen überempfindlicher Personen von vornherein Rechnung getragen ist. Damit soll erreicht werden, daß eine freundlichere Atmosphäre geschaffen wird und die in der Praxis vorgenommenen Testverfahren nicht durch chemische Einwirkungen wertlos gemacht werden.
Es besteht Rauchverbot, dessen strikte Einhaltung überwacht wird. Hinweisschilder befinden sich nicht nur im Wartezimmer, sondern auch in Badezimmer und Toilette, wo eingefleischte Nikotinsüchtige in Versuchung geraten könnten, das Verbot zu umgehen. Auf die Auswahl der Möbel wurde streng geachtet. Als Materialien wurden weitgehend Holz und Leder verwendet, aber keine Plastik- oder Kunstfasermaterialien. Büromaschinen sind auf ein Minimum begrenzt, um die Dämpfe und Gerüche zu vermeiden, die häufig die Luft in Innenräumen verpesten. So sind beispielsweise alle Schreibmaschinen mechanisch und nicht elektrisch. Das Kopiergerät wurde so ausgewählt, daß die geringstmögliche

Belastung mit Schadstoffen gewährleistet ist. Es wird auch nur selten benutzt. Selbst die Trennwände sind aus Hartholz und nicht aus irgendeinem Baumaterial, das Gase freisetzt, wie dies auch bei Plastik häufig vorkommt. Das Krankenpflege- und Büropersonal sowie andere Angestellte werden angewiesen, nicht nur das Rauchen zu unterlassen, sondern auch auf den Gebrauch von Parfüms, Deodorants und Rasierwässern zu verzichten. Wir haben jedoch in dieser Hinsicht keine Probleme, weil fast alle Mitarbeiter in meiner Praxis selbst an Nahrungsmittel- und Chemikalien-Überempfindlichkeit leiden und aus diesem Grunde auch ausgewählt wurden. Aufgrund ihrer eigenen Erfahrung sind sie besser in der Lage, den Patienten Hilfe zu gewähren und Verständnis entgegenzubringen als Personen, die sich, aus mangelnder persönlicher Betroffenheit, der umweltbedingten Krankheiten nicht recht bewußt sind.
Die Praxis liegt hoch über dem Michigan-See und die Luftqualität entspricht dem Standard, den man in einer großen Stadt wie Chicago erwarten darf. Zu Heizzwecken verwenden wir tragbare, elektrisch betriebene Radiatoren. In gewissem Sinn beginnt also die Behandlung eines Patienten im Moment des Betretens der Praxis, da die Umweltbedingungen die Genesung fördern können.
Auch die Aufnahme der Anamnese (Krankheitsgeschichte) weist auf den Unterschied hin, der zwischen unseren Methoden und denen der traditionellen Medizin besteht. Die traditionelle Medizin stellt den menschlichen Körper und seine verschiedenen Organe in den Mittelpunkt des wissenschaftlichen Interesses. Man bezeichnet sie daher auch als *anthroprozentrische* oder *körperzentrierte* Medizin. Ein Schulmediziner befaßt sich hauptsächlich mit der Behandlung des Körpers und konzentriert sich vor allen Dingen ganz auf das am meisten Beschwerden verursachende physische Symptom oder das „Hauptleiden“.
Bei der traditionellen Anamnese werden zwar auch zurückliegende Erkrankungen aufgenommen, aber man macht im allgemeinen nicht den Versuch, früher isolierte, früher einmal im Leben des Patienten aufgetretene Gesundheitsstörungen im Zusammenhang zu sehen mit seiner gegenwärtigen Erkrankung. Dies tut man deshalb nicht, weil es gar keinen theoretischen Rahmen gibt, in den man solche Zusammenhänge einordnen könnte. Symptome und Organe sind gemeinhin in säuberlich getrennten geistigen Schubladen eingeordnet und werden relativ isoliert

betrachtet. Die Krankheitsgeschichte eines Patienten ist in dieser engen Sicht die Geschichte eines ganz bestimmten Symptoms oder Syndroms, anstatt der Geschichte einer Gesamterkrankung, die sich zum Schlimmeren entwickelt und ihre Ursache in den schädlichen Einflüssen der Umwelt hat.

Obwohl die Zeitpunkte wichtiger Veränderungen des Gesundheitszustandes durch die Anamnese in der Regel erfaßt werden, ist sich der Leser einer solchen traditionellen Krankheitsgeschichte meist nicht bewußt, daß es sich um eine langsam fortschreitende Entwicklung von Symptomen lange vor der gegenwärtigen Krankheit handelt. Darüber hinaus enthalten traditionelle Krankheitsgeschichten fast überhaupt keine Informationen über die Umwelt, der ein Patient ein Leben lang ausgesetzt war. Nur selten erkundigt sich der behandelnde Arzt nach den Einzelheiten von Beruf oder Freizeitbeschäftigung, nach Kochgewohnheiten oder dem Heizungssystem der Wohnung oder gar nach den Methoden der Insektenbekämpfung in unmittelbarer Nachbarschaft des Patienten. Dem Arzt erscheint die Einbeziehung dieser Lebensumstände irrelevant und ist auch in der Medizin, wie er sie in seiner Ausbildung vermittelt bekam, ganz und gar nicht üblich.

Falls die gegenwärtig zur Verfügung stehenden Untersuchungsmethoden keine „organische" Erkrankung erkennen lassen, wird der Arzt wahrscheinlich eher dazu übergehen, sondierende Fragen (die manchmal weiterführen) über zwischenmenschliche Beziehungen, wie z. B. Probleme mit dem Ehepartner, den Kindern oder Eltern zu stellen. Im großen und ganzen wird er aber nicht versuchen, die „Hauptbeschwerden" mit anderen Problemen im Leben des Patienten in Verbindung zu bringen und die „medizinischen" Fakten im Zusammenhang zu sehen mit den jeweiligen Umweltbedingungen.

Die wahre Ursache einer Krankheit wird durch eine solche traditionelle Erhebung der Anamnese nicht ans Licht gebracht. Da es dem Arzt nicht gelingt, das fast unmerkliche und verborgene Wechselspiel zwischen Umwelt und Patient mit seinem sich stets verschiebenden Gleichgewicht zwischen Reizeinwirkung und individueller Reaktion zu begreifen, kann er auch die anscheinend nicht klassifizierbare Krankheit des Patienten nicht verstehen.

Ein Patient mit einer langen Krankheitsgeschichte und einer umfangreichen Akte wird vom Arzt oft als „Neurotiker" angesehen, wobei dieses Urteil von einem Arzt zum nächsten weitergereicht wird. In einer solchen Atmosphäre kommt es dann vor, daß Ärzte angesichts der vielen Beschwerden eines Patienten zum Zynismus neigen, während sich die Patienten verbittert von der etablierten Medizin abwenden.

Ich bezeichne die traditionellen Methoden der Medizin gerne als das „A B C D der modernen Massenabfertigungsmedizin". Der Buchstabe A steht für *Analytical* (Analytisch): die Mediziner neigen eher dazu, Probleme in sauber getrennte Spezialgebiete zu zergliedern, als die allgemeinen Grundlinien in einer *Synthese* (Ganzheitsbetrachtung) zusammenzufassen. Die Buchstaben B und C stehen für *Body-Centered* (Körperzentriert). Der Arzt richtet seinen Blick auf den Körper und übersieht dabei die Umwelt (hauptsächlich die physische, außerhalb persönlicher Beziehungen existierende), die auf den betreffenden Körper bei jedem Schritt und Atemzug einwirkt. Der Buchstabe D steht für *Drug-oriented* (Medikamentenorientiert). Der traditionelle Mediziner setzt fast immer Medikamente ein, um Symptome zu verändern oder zu neutralisieren, deren grundlegende Ursache(n) er nicht begreift. Die Analytische, Körperzentrierte und Medikamentenorientierte Medizin kann viele Errungenschaften für sich verzeichnen, sie hat jedoch für die wachsende Zahl jener Patienten, die an chronischen, umweltbedingten Krankheiten leiden, wenig anzubieten.

Die Erforschung der Krankheitsvorgeschichte durch den Klinischen Ökologen ist völlig anders. In der traditionellen Medizin wird die Anamnese (einer der wichtigsten Bestandteile der Diagnose) gewöhnlich dem am *wenigsten* erfahrenen Mitglied des medizinischen Teams (dem Assistenzarzt oder Medizinstudenten) übertragen. Der Klinische Ökologe führt demgegenüber die Befragung des Patienten in aller Regel persönlich durch. Einige Leute sind der Auffassung, ein Arzt verschwende dadurch viel Zeit. Falls jedoch wichtige Anhaltspunkte entdeckt werden sollen, ist es erforderlich, daß eine erfahrene Person mit den Einzelheiten jedes individuellen Falles vertraut ist.

Aufgrund der im wesentlichen auf Suchtverhalten beruhenden umweltbedingten Probleme, insbesondere in der Anfangs- oder Stimulationsphase, können Krankheitsgeschichten paradoxerweise in die Irre führen. So ist es beispielsweise leicht möglich, daß unerfahrene Personen bei der Anamnese übersehen, wie bedeutsam die Bemerkung des Patienten ist, daß er eine „Vorliebe" für oder „ein starkes Verlangen" nach einem bestimmten Nahrungsmittel oder einer Chemikalie habe und daß er sich besser fühle, sobald er die betreffende Nahrung oder Substanz ißt, trinkt oder inhaliert. Ein konventionell ausgebildeter Arzt oder eine Krankenschwester wird wahrscheinlich den Patienten zum Gebrauch solch einer Substanz ermuntern, während der Klinische Ökologe diese sofort als eine mögliche Quelle von Allergie-/Suchtreaktionen in Betracht zieht.

Die Form der Befragung durch einen Klinischen Ökologen unterscheidet sich ebenso grundlegend von derjenigen der traditionellen A B C D-Medizin. Die Klinische Ökologie betont die Ganzheit des Individuums und die Einzigartigkeit seiner Erfahrung. Sie betrachtet den Körper nicht als eine bloße Ansammlung verschiedener Organe und Einzelteile, deren Erkrankungen von hierfür eigens etablierten wissenschaftlichen Teildisziplinen isoliert behandelt werden. Die Klinische Ökologie ist somit ein Bestandteil der größeren Bewegung für eine „holistische" Medizin, deren Bedeutung ständig zunimmt.

Auf die Erfassung der Ereignisse in chronologischer Reihenfolge wird großer Wert gelegt. Die Krankheit eines Patienten muß nicht nur bis zum erstmaligen Auftreten des gegenwärtigen Symptoms, sondern bis zum Beginn seiner schlechten gesundheitlichen Gesamtverfassung zurückverfolgt werden. Dies alles muß wiederum im Zusammenhang gesehen werden mit bedeutenden Ereignissen in der Lebensgeschichte des Patienten.

Für die Aufnahme der Vorgeschichte der jeweiligen Krankheit benötige ich ungefähr eine Stunde. Zuerst lasse ich im allgemeinen den Patienten mit seinen eigenen Worten erklären, wer ihn an mich überwiesen hat und aus welchen Gründen er gekommen ist. Falls er wegen eines genau umschriebenen Leidens, wie z. B. Kopfschmerzen, gekommen ist, frage ich ihn, wann diese zum ersten Mal auftraten, und lasse ihm Zeit, ausführlich darüber zu sprechen.

Falls der Patient kein besonders gravierendes Leiden benennen kann, sondern sich lediglich chronisch krank fühlt und über mehrere Beschwerden klagt, frage ich ihn, ab welchem Zeitpunkt er sich nicht mehr wohl fühlte und wann sein schlechter Gesundheitszustand begann. Ich mache, mit anderen Worten, den Versuch, die Krankheitsgeschichte (wie schon der Name sagt) an der *Entwicklung* der Erkrankung *im Zeitablauf* zu orientieren. Einige Patienten sind jedoch nicht in der Lage, die Ereignisse in eine chronologische Ordnung zu bringen. Entweder denken sie nicht in solchen Begriffen oder ihr Erinnerungsvermögen ist, krankheitsbedingt, zu sehr getrübt. In solchen Fällen bitte ich den Patienten einfach darum, alle seine Symptome entsprechend den in Kapitel 8 erläuterten Kategorien aufzuzählen. Diese Kategorien seien noch einmal kurz erwähnt: *physisch-lokalisierte Symptome:* 1) obere Luftwege, 2) untere Luftwege, 3) Magen-Darm-Bereich, 4) Geschlechtsorgane und Harnwege; *physisch-systemische Symptome:* 1) Müdigkeit, 2) Kopfschmerzen, 3) Myalgie (= Muskelschmerz), 3) Gelenkschmerzen; *psychische und Verhaltenssymptomie:* 1) zerebrale Erschöpfung, 2) Depression, mit oder ohne Bewußtseinsveränderung.

Ich sammle die Angaben, indem ich alles, was der Patient berichtet, in die Maschine tippe, ohne daraus voreilige Schlußfolgerungen zu ziehen. Nach ungefähr einer Stunde ergeben sich aus den Angaben des Patienten in der Regel gute Anhaltspunkte, obwohl die Ursache der Krankheit noch nicht sicher bestimmt werden kann, bevor die eigentlichen Tests durchgeführt worden sind.

Die Krankengeschichte wird durch Fragebögen und Tests ergänzt, wie z. B. durch den in Kapitel 19 abgedruckten Chemikalien-Fragebogen. Auf der Grundlage der Ergebnisse aus der Patientenbefragung, den Fragebögen und Tests wird dann der Patient einer von zwei Gruppen zugewiesen. Der einen Gruppe, die aus etwa der Hälfte der an mich überwiesenen Patienten besteht, gehören diejenigen an, die so schwer erkrankt sind, daß sie sich in stationäre Behandlung begeben und weiteren Untersuchungen und Behandlungen unterziehen müssen. Die Methode, mit der solchen Patienten geholfen werden kann, wird in den nächsten Kapiteln beschrieben. Bei den weniger schweren Fällen oder jenen, die aus bestimmten Gründen nicht stationär aufgenommen werden können, werden Diagnose und Behandlung ambulant durchgeführt.

Tests auf Nahrungsmittel-Allergien

In der Arztpraxis verwenden wir sogenannte Provokationstests, um Nahrungsmittel-Allergien aufzuspüren. Dies ist eine hervorragende Methode, obwohl nicht ganz so zuverlässig oder überzeugend wie die bei stationärer Behandlung angewandten Testmahlzeiten. Diese Provokationstests liefern sozusagen Reaktionen in kleinem Maßstab, zwischen 4 und 30 Minuten nach der Applikation.

Die Tests werden deswegen so bezeichnet, weil sie darauf abzielen, beim Patienten eine Reaktion auf solche Nahrungsmittel hervorzurufen, die in den Verdacht der allergenen Wirkung geraten sind. Klinische Ökologen halten eine große Anzahl von Extrakten verschiedener Substanzen bereit. Wenn der Patient in seiner Krankengeschichte Angaben darüber gemacht hat, irgendein Nahrungsmittel alle drei Tage oder öfter eingenommen zu haben, oder falls er einen konkreten Verdacht hat, wird er mit einem Tropfen Extrakt dieses Nahrungsmittels, der unter die Zunge verabreicht wird, getestet. In der Regel kann ein Patient zwei dieser Tests bei jedem Besuch unterzogen werden. Dies wird so lange wiederholt, bis alle Nahrungsmittel, die er am häufigsten zu sich nimmt, durchgetestet sind. Wenn eine Reaktion jedoch besonders heftig verläuft, wird nur ein Test durchgeführt.

Wie auch bei anderen Neuerungen auf diesem Gebiet der Medizin, wurde der Provokationstest von einem Arzt entwickelt, der selbst unter Allergien litt und diese in den Griff bekommen wollte. Dr. Carleton Lee aus St. Joseph in Missouri war gegen Kaffee überempfindlich. In den frühen sechziger Jahren fand Lee heraus, daß er seinen typischen Kaffee-„Kater" durch intradermale (in die Haut erfolgende) Injektion einer winzigen Menge Kaffee-Extrakts auslösen konnte. Mit anderen Worten, er „provozierte" das Symptom mit einer kleinen Dosis. Weitaus faszinierender war aber die Tatsache, daß mit einer noch kleineren Dosis die gleichen Symptome ganz verschwanden und somit für Stunden oder Tage beherrscht werden konnten, selbst wenn er anschließend Kaffee nach Belieben trank. Die letztgenannte Injektionsmenge bezeichnete er als „neutralisierende" Dosis.

Intrakutane (in die Haut erfolgende) Injektionen gegen Nahrungsmittelallergien wurden zwar schon früher versuchsweise angewandt, jedoch ohne durchschlagenden Erfolg. Bei Inhalationsallergenen wie Pollen und Staub sind diese Versuche zufriedenstellend verlaufen, während sie bei Nahrungsmitteln und Chemikalien noch nie besonders brauchbare Ergebnisse geliefert haben. Lee erläuterte seine Entdeckungen dem Pionier auf dem Gebiet der Nahrungsmittelallergien, Herbert Rinkel, und veröffentlichte im Januar 1962 mit ihm zusammen die erste wissenschaftliche Abhandlung über die Provokations- und Neutralisationstechnik [1].

Dr. Guy Pfeiffer und Dr. Lawrence D. Dickey verfeinerten bald darauf den Intrakutan-Test von Lee, indem sie den Extrakt sublingual applizierten (sog. Unterzungen-Tropftest). Die Venen unter der Zunge treten nahe an die Oberfläche und können Spuren von Nahrungsmitteln, Flüssigkeiten und Medikamenten leicht aufnehmen (aus diesem Grund werden auch Nitroglyzerin und einige andere Medikamente direkt unter die Zunge gegeben, weil sie dort unmittelbar absorbiert werden). Sublingual angewandte Extrakte brachten ebenso zufriedenstellende Ergebnisse wie intrakutane Injektionen; die als unangenehm empfundenen Injektionen werden dadurch vermieden. Beide Methoden werden gegenwärtig von Klinischen Ökologen nebeneinander verwendet, obwohl ich persönlich den sublingualen Provokationstest bevorzuge und in meiner Praxis auch anwende.

Warum die Provokations- und Neutralisationsmethode diese Wirkungen zeigt, wissen wir noch nicht. Daß sie wirkt, wurde in hunderten von Arztpraxen demonstriert. Dennoch bleiben einige orthodoxe Allergologen, die sich der immunologischen Theorie verschrieben haben, skeptisch. Die Provokations-/Neutralisationsmethode basiert in der Tat auf medizinischem Erfahrungswissen, und wir wenden sie an, weil sie sich als wirksam erwiesen hat. Wenn wir mit der Anwendung medizinischer Behandlungsverfahren jedesmal warten müßten, bis deren Wirkungsweise vollständig erforscht ist, könnten nur wenige Medikamente, alte wie neue, in der Medizin eingesetzt werden. Selbst dem Wirkungsmechanismus von Aspirin haftet immer noch etwas Rätselhaftes an; ebenso bleibt noch zu klären, warum Elektroschocks und trizyklische Antidepressiva die empirisch feststellbaren Wirkungen zeigen. Aus diesen Gründen ist die Anwendung der Provokations-/Neutralisationsmethode in der Erfahrungsmedizin legitim, obwohl ihre Wirkungsmechanismen erst erforscht werden.

Nach Anwendung des Provokationstests mit einem alltäglichen Nahrungsmittel ist es wahrscheinlich, daß eine positive Reaktion provoziert wird. In neun von zehn Fällen reagiert der Patient mit denselben Symptomen, die durch das getestete Nahrungsmittel unerkannt im täglichen Leben ausgelöst werden. Falls beispielsweise Weizen die verdeckte Ursache für respiratorische Symptome darstellt, kann es vorkommen, daß plötzlich bei dem Patienten Hustenreiz und das typische asthmatische Giemen und Pfeifen zu beobachten sind. In manchen Fällen sind die provozierten Symptome noch um einiges schlimmer, als sie normalerweise im täglichen Leben auftreten. So können bei einem Patienten, der unter normalen Umständen Kopfschmerzen (Minus-zwei-Symptom) nach Verzehr von Rohrzucker bekommt, durch einen Provokationstest mit Rohrzucker-Extrakt Depressionen (minus-drei) oder zerebrale Erschöpfung (minus-drei) ausgelöst werden.

Sobald auf diese Weise eine Beschwerden verursachende Reaktion provoziert wurde, versuchen wir, von der gleichen Substanz eine Dosis mit neutralisierender Wirkung zu finden. Der Zweck dieser Vorgehensweise in unserer Praxis liegt darin, den Patienten nicht mit verschlimmerten Symptomen nach Hause schicken zu müssen. Dies ist der einzige Grund, warum ich von der Neutralisationstechnik im allgemeinen Gebrauch mache. Einige Ärzte wenden diese Technik jedoch grundsätzlich als Behandlungsmethode bei Empfindlichkeit gegen Nahrungsmittel und Chemikalien an und geben dem Patienten ein Glasfläschchen des betreffenden Extrakts mit nach Hause, um davon täglich oder in bestimmten Abständen einen Tropfen zu nehmen.

In der Regel gehe ich nicht auf diese Weise vor, da die Mehrzahl meiner Patienten von außerhalb der Stadt in meine Praxis kommen. Die Dosis muß oft veränderten Bedingungen angepaßt werden, wie z. B. während der Heuschnupfen-Saison, wenn Virus-Infektionen grassieren, oder aus anderen Gründen. Es hat für einen Patienten wenig Sinn, bei mir anzurufen und zu sagen „Doktor, meine Dosis wirkt nicht mehr", wenn er 500 oder 1000 Meilen von Chicago entfernt wohnt. Ich helfe solchen Patienten meist dabei, in ihrer näheren Umgebung einen Arzt zu finden, der die erforderlichen Behandlungen durchführen kann. Eine Liste solcher Klinischen Ökologen kann bei der *Society for Clinical Ecology* angefordert werden, deren Anschrift im Anhang C zu finden ist.

Es ist erwähnenswert, daß Klinische Ökologen die von den meisten Allergologen traditioneller Schule angewendeten Scratch-Tests oder Hauttests nicht einsetzen, weil sie keine eindeutigen Ergebnisse liefern. Nach Dr. Albert Rowe „herrscht allgemeine Übereinstimmung darüber, daß klinische Allergie auch dann vorliegen kann, wenn keine positiven Hautreaktionen, insbesondere bei einem Scratch-Test, festgestellt werden können. Dies trifft vor allem auf Nahrungsmittelallergien und in geringerem Maße auch auf Inhalationsallergene zu" [2]. In einer statistischen Studie über Intrakutan-Tests fand Rinkel heraus, daß die Verläßlichkeit solcher Tests nur bei 40 % und oft noch darunter lag [3].

Chemikalienempfindlichkeit und deren Behandlung in der Arztpraxis
Ursprünglich hatten Lee und Rinkel die provozierende/neutralisierende Dosis zum Zwecke der Diagnose und Therapie von Nahrungsmittelallergien entwickelt. Aber es fehlte immer noch ein Testverfahren, das zur Diagnose und Behandlung der Chemikalienempfindlichkeit innerhalb der Arztpraxis geeignet war. Ein diesen Anforderungen genügender Test entstand als Nebenprodukt meiner Studien über Alkoholismus, wie sie in Kapitel 10 beschrieben wurden. Im Verlauf dieser Studien beschafften wir uns reinen, hundertprozentigen synthetischen Äthylalkohol, der aus der petrochemischen Substanz Äthylen hergestellt wird. Diesen Alkohol findet man, obwohl er zum Trinken nicht geeignet ist, in verschiedenen Nahrungsmitteln, wie z. B. Zitronen- und Orangenextrakten. Die Substanz ist im Grunde genommen nicht giftig.
Wird der Alkohol jedoch chemikalienempfindlichen Personen verabreicht, können dadurch ähnliche Reaktionen provoziert werden, wie sie bei ihnen nach Expositionen gegenüber Umweltchemikalien bereits aufgetreten sind. Von diesem synthetischen Alkohol wurden abgestufte Verdünnungen hergestellt. Verdünnung Nummer 1 bestand aus einer Mischung aus einem Teil Äthylalkohol und fünf Teilen Salzlösung; bei Nummer 2 war das Mischungsverhältnis 1 : 25 (d. h. fünfmal höher verdünnt als Nummer 1) usw.
Wenn ein Patient mindestens zwei Fragen aus dem Chemikalienfragebogen mit Ja beantwortete, wurde er mit einigen Tropfen der Verdünnung Nummer 2, entweder durch Intrakutan-Injektion oder sublinguale Applikation, getestet. Falls er drei bis fünf Fragen positiv beantwortete, wurde er mit Nummer 3 getestet; höhere Empfindlichkeitsgrade wurden mit noch schwächeren Verdünnungen behandelt.
So war es möglich, Patienten in der Sprechstunde auf diese Form der Chemikalienempfindlichkeit zu testen und schnell zu recht zuverlässigen Ergebnissen zu gelangen. Vorher mußten die Patienten ihre gewohnte Umgebung für einige Zeit verlassen, um zuverlässige Testresultate zu erreichen, während heute die aufschlußreichsten Tests im Krankenhaus durchgeführt werden (Kap. 17). Ich veröffentlichte die Ergebnisse dieses Tests vorab im Jahre 1964 [4].

Durch Verabreichung des synthetischen Äthylalkohols in einer neutralisierenden Dosis war es möglich, die Symptome einiger Patienten über längere Zeit hinweg zu lindern. Diese Behandlungsmethode wurde insbesondere bei denen angewandt, die entweder wegen ihres Berufs, der Lage ihrer Wohnungen oder aus anderen Gründen den Kontakt mit Chemikalien nicht vermeiden konnten.

Eine meiner Patientinnen, eine Hausangestellte, mußte z. B. an fünf Tagen in der Woche über fünf Meilen weit mit dem Bus zu ihrer Arbeitsstelle fahren. Jeden Tag bekam sie im Bus Kopfschmerzen, häufig bereits lange vor ihrer Ankunft. Es wurde ihr ein Fläschchen mit Äthylalkohol in einer Verdünnung mitgegeben, die sich zuvor in ihrem Fall als geeignet herausgestellt hatte. Indem sie einen Tropfen davon unter die Zunge gab, war es ihr möglich, ihre Kopfschmerzen zu lindern.

Eine andere Frau wohnte am Rande eines Golfplatzes. Da dort ständig Pestizide versprüht wurden, war sie chronisch krank. Nachdem sie jedoch gelernt hatte, eine neutralisierende Dosis synthetischen Alkohols anzuwenden, war sie nicht nur in der Lage, in ihrem Haus beschwerdefrei zu leben, sondern konnte auch ohne Beschwerden auf dem Platz Golf spielen. Weil sowohl Äthylalkohol als auch Pestizide im Endeffekt aus denselben Ausgangsstoffen, nämlich Petrochemikalien, gewonnen werden, kann eine neutralisierende Dosis aus einer Substanz die Linderung von Symptomen bewirken, die durch eine andere verwandte Substanz ausgelöst werden.

Das bedeutet aber nicht, daß solche Tropfen ein Allheilmittel für das Problem der Chemikalienempfindlichkeit darstellen würden. Ein solches Behandlungsverfahren kann keinen vollen Schutz gewähren, da die Menge an Chemikalien, die ein Individuum aufnimmt, je nach Ort und Zeit großen Schwankungen unterworfen ist.

Neben synthetischem Alkohol gibt es inzwischen andere chemische Extrakte, die bei der Behandlung von chemikalienempfindlichen Personen hilfreich sind. Einer der raffiniertesten Extrakte wurde von Dr. Harris Hosen aus Port Arthur in Texas aus Autoabgasen gewonnen und speziell für Klinische Ökologen entwickelt [5]. Dieser Extrakt ist manchmal zur Aufdeckung und Linderung jener Symptome gut geeignet, die bei empfindlichen Patienten durch die Luftverschmutzung und dichten Abgaswolken des Straßenverkehrs ausgelöst werden.

Die effektivste „Behandlung“ des chemikalienempfindlichen Patienten besteht im Grunde genommen immer noch in der Vorbeugung. Im Kapitel 20 werden einige Maßnahmen beschrieben, die der Leser ergreifen kann, um das Auftreten und die weitere Verbreitung dieser modernen Seuche zu verhindern.

Es sollte noch einmal betont werden, daß Patienten mit einer umweltbedingten Krankheit im fortgeschrittenen Stadium, bei der Nahrungsmittel und Chemikalien ursächlich beteiligt sind, in vielen Fällen auch auf Pollen, Schimmelpilzsporen, Staub, tierische Haarschuppen, Insektenstäube und andere Inhalationsallergene empfindlich reagieren. Die umweltbedingte Erkrankung beginnt in der Tat häufig mit lokalisierten allergischen Erscheinungen, die durch die soeben beschriebenen Stoffe ausgelöst werden. Wie Dr. Mandell jedoch hervorgehoben hat, können Pollen, Schimmelpilzsporen etc. auch in ursächlichem Zusammenhang mit fortgeschrittenen systemischen oder generalisierten Reaktionen stehen. Da mit Extrakten solcher Stoffe durchgeführte Hauttests zuverlässig sind, sollte diese Möglichkeit evaluiert werden, indem der Grad der Hautempfindlichkeit gemessen und dann als Grundlage für die optimale Anwendung der Injektionstherapie genommen wird.

17. Die umweltkontrollierte Abteilung *)

Die „umweltkontrollierte Abteilung“ (Ecology Unit) spielt bei der Diagnose und Therapie von Allergien eine ganz wesentliche Rolle. Diese Abteilung ist nach vielen Jahren der Entwicklung zu einer festen Einrichtung geworden.

Ich begann mit der Einweisung von Patienten in ein Krankenhaus zwecks Diagnose von Nahrungsmittelallergien im Jahre 1950. Ich wählte bewußt komplizierte Fälle aus, deren Leiden nicht durch die Testung eines einzelnen Nahrungsmittels bei jedem Behandlungstermin in der Arztpraxis behoben werden konnten. (In jenen Tagen führte ich noch ganze Testmahlzeiten in der Praxis durch, aber kaum Provokationstests wie heute.) Diese Patienten erreichten niemals vor der Anwendung eines bestimmten Tests ein gewisses „Grundniveau“ guter Gesundheit, an dem ihre Reaktionen hätten gemessen werden können. Es war

*) Spezialabteilung innerhalb eines Krankenhauses oder einer Klinik, deren charakteristisches Merkmal absolut kontrollierte, allergenfreie Umweltbedingungen sind (Anm. d. Übers.).

daher unmöglich, zu bestimmen, bis zu welchem Ausmaß ein bestimmtes Nahrungsmittel oder eine andere Umweltexposition für ihre Symptome verantwortlich war.
Genau zu dieser Zeit hatte ich die Gelegenheit, einige meiner ersten Patienten mit „psychischen" Symptomen den Psychiatern am Milwaukee Sanatorium vorzustellen. Dr. Josef Kindwall, Chefarzt an dieser hochgeachteten Institution, hörte sich meine Ausführungen an und machte dann den Vorschlag, ich solle solche Patienten fasten lassen, um sozusagen tabula rasa zu machen mit allen bereits vorher existierenden Symptomen.
Sechs Patienten wurden daher zur stationären Behandlung in separaten Räumen aufgenommen und mußten fasten. Jeder von ihnen klagte bald über sich verschlimmernde Symptome, und weil ich noch unerfahren war, brachte mich der verschlechterte Zustand meiner Patienten so in Verwirrung, daß ich mich entschloß, die Tests abzubrechen. Diese verschlimmerten Symptome zu Beginn einer Fastenkur sind jedoch, wie man heute weiß, normale Entzugserscheinungen, die sich einstellen, sobald süchtig machende Nahrungsmittel weggelassen werden. Auf diese Weise endete der erste Versuch, Patienten eine Fastenkur zu verordnen.
Im April 1951 beschrieb ich zum ersten Mal das Problem der Chemikalienempfindlichkeit; das gleiche geschah im Winter 1953 mit den Wirkungen von Erdgas auf empfindliche Personen (Kap. 6). In Anbetracht dieser unerwarteten Ursachen von Überempfindlichkeitsreaktionen war immer deutlicher zu erkennen, daß die Patienten in eine abgeschirmte Umgebung gebracht werden müßten, in der die Expositionen gegenüber Nahrungsmitteln und Chemikalien vollständig kontrollierbar sind, so daß man ein „Grundniveau" der Gesundheit erreichen konnte. Diese Annahme bestätigte sich, als ich gelegentlich einen Patienten besuchte, der sich in der durch Chemikalien geringer belasteten Umgebung eines Krankenhauses deutlich besser fühlte. Einige Ärzte bezeichneten dieses Phänomen als „Hospitalitis", eine angebliche „Krankheit", bei der ein Patient heftiges Verlangen nach einer schützenden Umwelt zeigt. Meiner Meinung nach lag die Ursache dieser rätselhaften Erscheinung jedoch in den Einwirkungen der physikalischen und nicht der sozialen Umwelt auf die Gesundheit des Patienten.
In der Zwischenzeit berichtete ich Dr. Donald S. Mitchell aus Montreal von meinen Schwierigkeiten, Patienten fasten zu lassen, und von der

Notwendigkeit, angesichts der Vielschichtigkeit ihrer Probleme auf diese Weise vorzugehen. Dr. Mitchell versuchte aus eigener Initiative, die Richtigkeit dieser Vorgehensweise unter Beweis zu stellen, und es gelang ihm, Patienten über einen längeren Zeitraum fasten zu lassen. Er entdeckte, daß sich die Entzugserscheinungen nach drei bis vier Tagen abschwächten und die Patienten sich danach so wohl fühlten, wie seit langem nicht mehr.

Im Jahre 1956 entschloß ich mich daher, noch einmal ein Fastenprogramm im Krankenhaus durchzuführen. Dieses Mal war das Experiment erfolgreich, und es konnten bestimmte Nahrungsmittel- und Chemikalienallergien diagnostiziert werden, die zu dieser Zeit mit keinem der in der Arztpraxis üblichen Verfahren feststellbar waren.

Dieser Erfolg führte zu einem neuen Verfahren der Diagnose allergiebedingter Krankheiten. Seit dieser Zeit habe ich über 10 000 Personen auf diese Weise in ein Krankenhaus eingewiesen, getestet und ihnen eine Fastenkur verordnet. Bis zum Jahre 1975 wurden solche Tests in separaten Räumen eines allgemeinen Krankenhauses durchgeführt. Die Gesundung der Patienten machte in dieser Umgebung recht gute Fortschritte. Ein Problem bestand jedoch darin, daß Patienten mit einer Chemikalienempfindlichkeit immer noch Tabakrauch, Parfüms und anderen Krankenhausdämpfen und -gerüchen ausgesetzt waren, die der Exaktheit und Stichhaltigkeit der Testresultate abträglich waren. Manchmal kam es vor, daß Nachtschwestern auf ihren Krankenstationen rauchten. Ein andermal wurden Räume chemisch desinfiziert und konnten wegen der Rückstände dieser Mittel nicht mehr genutzt werden.

Deshalb wurde im Jahre 1975 in einem Krankenhaus einer Vorstadt von Chicago eine eigene Abteilung, die „umweltkontrollierte Abteilung“, als feste Einrichtung geschaffen, die weitaus größerer Kontrolle unterliegt, als dies in irgendeinem Raum oder einer Station eines Krankenhauses möglich wäre [1].

Die Methoden, nach denen in der umweltkontrollierten Abteilung vorgegangen wird, sind ein unverzichtbarer Bestandteil der Therapie von Allergien. Traditionelle Diagnoseverfahren sind einem Tisch mit drei Beinen vergleichbar. Das erste Bein stellt die Krankheitsgeschichte des Patienten dar, das zweite seine physische Untersuchung und das dritte seine diagnostischen Tests. In der umweltkontrollierten Station werden diese drei Standardmethoden zwar auch angewandt; es gibt jedoch noch ein viertes Tischbein. Es ist in vielen Fällen dieses vierte diagnostische Bein, das die verläßliche Grundlage für das Erkennen einer Krankheitsursache liefert. Sein Wert wurde von vielen Ärzten untermauert und ungefähr ein Dutzend von ihnen machen von dieser Art der stationären Behandlung in ihrer täglichen Arbeit Gebrauch. In den vergangenen drei Jahrzehnten wurden in der Praxis aller Klinischen Ökologen, die solche Methoden in einem Krankenhaus oder einer anderen kontrollierten, allergenfreien Umgebung anwenden, insgesamt ungefähr 20 000 Patienten unter kontrollierten Bedingungen beobachtet (in Anhang B findet man eine Liste von Klinischen Ökologen, die in einem Krankenhaus unter kontrollierten Umweltbedingungen praktizieren).

Die Grundidee der umweltkontrollierten Abteilung besteht in der *Kontrolle*. Mehrere Wochen lang werden alle Aspekte der physikalischen Umwelt eines Patienten wissenschaftlicher Kontrolle unterworfen. Die Luft, die er einatmet, die Nahrung und das Wasser, das er zu sich nimmt und alles was mit seinem Körper in Berührung kommen oder in diesen eindringen könnte, wird aufs gründlichste überwacht.

Dieses planmäßige Vorgehen könnte in der Tat aus einem Lehrbuch der experimentellen Wissenschaft entlehnt worden sein. „Es ist nichts anderes als ein klinisches Experiment", schrieb einmal Dr. Lawrence Dickey über die umweltkontrollierte Abteilung, „dessen Forschungsgegenstand der individuelle Patient ist und das die Zuverlässigkeit eines kontrollierten Laborexperiments aufweist" [2].

Dies sieht nach einer gewaltigen Aufgabe aus, und das trifft auch tatsächlich zu. Vor allen Dingen muß kontrolliert werden, was der Patient ins Krankenhaus mitbringt. Plastikkoffer, synthetische Stoffe, Kosmetika usw. müssen zurückgelassen werden. Es sind nur solche Kleidungsstücke erlaubt, die aus Naturfasern, wie Wolle oder Baumwolle, hergestellt sind und die viele Male gewaschen oder ursprünglich nicht mit Chemikalien behandelt worden sind.

Die Patienten können während ihres durchschnittlich dreiwöchigen Aufenthalts *durchaus* Besucher empfangen. Die Besucher werden aber schon an der Eingangstür darauf hingewiesen, draußen zu bleiben, falls sie irgendwelche Kosmetika oder Duftwässer benutzt haben. Auch ist es nicht erlaubt, Süßigkeiten oder andere Stoffe mitzubringen, von denen einige Patienten krank werden oder welche die Aussagekraft der Test-

reaktionen beeinträchtigen könnten. Mitarbeitern ist es ebenso wie Patienten und deren Besuchern untersagt, irgendwelche Parfüms oder Duftwässer zu verwenden.
Die Behandlung der Patienten beginnt mit einer durchschnittlich fünf Tage dauernden Fastenkur, während der sie nur Quellwasser zu trinken bekommen. Der Zweck des Fastens besteht darin, den Verdauungstrakt vollständig zu entleeren, ein Prozeß, der durch die Verabreichung von Magnesiamilch (Aufschwemmung von Magnesiumhydroxid in Wasser) und Alkalisalzen in vielen Fällen erleichtert wird.
Beim Fasten kann es beim Patienten zu Entzugserscheinungen kommen, wobei sich seine üblichen Symptome einige Tage lang verschlechtern, um sich dann jedoch zu bessern. Entzündungen der Gelenke bei Arthritis-Patienten können aufflackern. Personen mit chronischen Kopfschmerzen werden vielleicht einen besonders schlimmen Migräneanfall bekommen, und bei einem leicht depressiven Patienten werden möglicherweise besonders schwere Depressionen die Folge sein.
Wenn jedoch die schwersten Entzugsreaktionen vorüber sind, werden dem Patienten im Blindversuch mehrere verschiedene Trinkwässer verabreicht. Eines davon ist das örtliche Leitungswasser, während der Rest aus handelsüblichen, in Glasflaschen (niemals in Plastikflaschen) abgefüllten Tafelwässern besteht. Alle drei Stunden wird ein anderes Wasser getestet, falls bei der vorhergehenden Testung keine negativen Reaktionen zu beobachten waren. Der Patient ordnet die Wässer in einer Rangskala von 0 bis 10 ein, ohne zu wissen, welches Wasser er gerade trinkt. Er führt über seine Reaktionen auf die verschiedenen Wasserproben selbst Buch und dasjenige Wasser, welches er am besten verträgt, wird für den Rest seines Aufenthalts in der Abteilung beibehalten. Das verträgliche Wasser wird auch nach seiner Entlassung weiterverwendet.
Nach vier bis fünf Tagen fühlt sich der Patient in der Regel besser, mitunter sogar so gut, wie seit Monaten oder Jahren nicht mehr. So können beispielsweise Patienten, die völlig erschöpft und entkräftet gewesen waren, wieder aufstehen und gesund und munter umherlaufen. Andere wiederum, die Schmerzen hatten, stellen fest, daß sie praktisch schmerzfrei sind. Falls die Symptome nicht verschwinden, was manchmal vorkommen kann, wird das Fasten fortgesetzt. Daraus ergibt sich normalerweise keine Gefahr für die Gesundheit, vorausgesetzt der Zustand des Patienten ist nicht so schlecht, daß weiteres Fasten gefährlich werden

könnte. Das Fasten wird selbstverständlich zu jedem Zeitpunkt von den Ärzten und dem Pflegepersoal sorgfältig überwacht.

Einige Fastenkuren dauerten zehn Tage und länger. Es gibt natürlich auch Patienten, deren Symptome offensichtlich nicht auf Umweltexpositionen zurückgeführt werden können oder bei denen selbst die minimalen Expositionen in der umweltkontrollierten Abteilung zu Beschwerden führen. Bei solchen Fällen kann eine Besserung ausbleiben. In der großen Mehrzahl der Fälle werden jedoch durch das Fasten langwierige und unangenehme Symptome schließlich vollständig zum Verschwinden gebracht. Oft stellt sich auch ein neues Gefühl des Wohlbehagens ein, das in manchen Fällen an Euphorie grenzt. Durch das Fasten wird der Teufelskreis der Sucht nach bestimmten Nahrungsmitteln und anderen Umweltsubstanzen, die zur Erkrankung führten, durchbrochen.

Die Exposition gegenüber Chemikalien unterliegt in der umweltkontrollierten Abteilung ganz besonderer Kontrolle. Ebenso wie versucht wird, potentiell gefährliche Stoffe nicht in die Abteilung gelangen zu lassen, wird auch größter Wert darauf gelegt, alle von innen ausgehenden Einflüsse so unschädlich wie möglich zu halten. Aus diesem Grund hat die Abteilung ein etwas altmodisches Aussehen. Die Couch im Aufenthaltsraum ist beispielsweise aus abgenutztem Leder. Die Stühle sind aus Holz und Metall gefertigt, mit Polsterungen aus Baumwolle und Filz und Bezugsstoffen aus natürlichem Material. Die gesamte Bettwäsche besteht aus einfacher, unbehandelter Baumwolle und solche Dinge wie Kissen, Matratzen, Unterziehtücher und Möbelpolster aus Schaumstoff, mit Schaumstoffpolstern unterlegte Teppiche und Läufer, sogar Gummischläuche, sind nicht erlaubt.

Kunststoffe sind ebenfalls aus der umweltkontrollierten Abteilung verbannt. Es gibt hier keine Matratzen mit Plastikbeschichtung, keine Kunststoffüberzüge auf Kissen, keine Möbel, Vorhänge, Duschvorhänge, Slipper oder Handtaschen aus Plastik.

Anfänglich gab es ein Problem mit den Fußböden. Bei einigen Patienten wollten die Symptome einfach nicht verschwinden, selbst nicht nach langem Fasten. Wir erfuhren schließlich, daß in den Räumen des Krankenhauses, in denen sich nun die umweltkontrollierte Abteilung befindet, vor deren Übernahme die Sockelleisten mit einem synthetischen Pestizid besprüht worden waren. Es ist praktisch unmöglich, solche Stoffe wieder vollständig zu entfernen. Die Sockelleisten und der alte

Fußboden mußten deshalb herausgerissen werden und wurden durch neue Materialien aus Keramik ersetzt. Seit dieser Zeit haben viel weniger Patienten erfolglos gefastet, um ihre Symptome los zu werden.
Darüber hinaus verfügt die umweltkontrollierte Abteilung über eine eigene Besenkammer; das Reinigungspersonal verwendet nur Seife und Wasser. Da Dämpfe und Gerüche aus anderen Teilen des Krankenhauses einströmten, mußten die Treppenhäuser, Aufzugsschächte, Waschküchen-Entlüftungsschächte und Belüftungssysteme hermetisch abgedichtet werden. Sogar die Schlüssellöcher wurden verstopft, damit kein Zigarettenrauch eindringen konnte. Wenn neue Anstriche fällig sind, wird das gesamte Stockwerk eine Woche lang evakuiert. Zusätzlich sind noch die meiste Zeit über große und wirkungsvolle Luftreinigungsgeräte in Betrieb, obwohl die umweltkontrollierte Abteilung in einer der am wenigsten verschmutzten Vorstädte Chicagos gelegen ist.
Trotz diesen Vorsichtsmaßnahmen gelangen manchmal chemische Schadstoffe in die Abteilung. Vor kurzem wurde beispielsweise während einer Filmaufnahme ein Filzschreiber (mit Lösungsmittel) versehentlich geöffnet. Obwohl dieser Stift nicht länger als eine Minute offen blieb, berichtete eine der Krankenschwestern der Mitarbeiterversammlung am Morgen danach, daß während der Filmaufnahmen mehrere chemikalienempfindliche Patienten plötzlich Beschwerden bekamen. Die Ursache hierfür war mit an Sicherheit grenzender Wahrscheinlichkeit dieser Markierungsstift. Als man die Unachtsamkeit entdeckt hatte, riß jemand dummerweise die Tür und das Fenster des Raumes, wo der Stift lag, auf und ließ die Dämpfe durch den Flur in den gegenüberliegenden Raum wehen. Die Patienten, die erkrankten, befanden sich in diesem Raum. Wegen solcher Reaktionen wird mit größter Sorgfalt darauf geachtet, daß in der ökologischen Abteilung keine Belastungen mit chemischen Schadstoffen auftreten.

Nahrungsmittel-Tests

Sobald alle Umweltvariablen unter Kontrolle sind, es dem Patienten besser geht und er ein verträgliches Wasser gefunden hat, kann er mit seinen Nahrungsmittel-Tests beginnen. Im allgemeinen besteht die erste Mahlzeit des Patienten nach Beendigung des Fastens aus Fisch, sofern dagegen keine Überempfindlichkeitsreaktionen bekannt sind. Es kann sich dabei entweder um frischen Fisch oder um Lachs handeln, der

speziell für die umweltkontrollierte Abteilung in Glasbehältern konserviert wurde.
Wenn auf diesen Fisch keine Unverträglichkeitsreaktionen auftreten, beginnt der Patient damit, solche Nahrungsmittel zu verzehren, die er früher in irgendeiner Form mindestens einmal innerhalb von drei Tagen konsumiert hat. In dieser Testphase bekommen die Patienten nur Nahrungsmittel aus biologischem Anbau, die geringer mit chemischen Schadstoffen belastet sind und von zuverlässigen „Naturkost"-Läden bezogen werden. Jede Testmahlzeit besteht aus nur einem Nahrungsmittel, wobei die Portionen nach den Wünschen der Patienten bemessen werden. Diese Mahlzeiten werden in Geschirr aus rostfreiem Stahl oder aus Glas zubereitet.
Der so getestete Patient wird dann auf Anzeichen für eine Reaktion beobachtet. Einige Nahrungsmittel, selbst die normalerweise sehr häufig verzehrten, werden beschwerdefrei vertragen. Andere dagegen können ein Wiederauftreten der Symptome bewirken. Der Patient wird darin unterrichtet, wie er seine Reaktionen auf die getesteten Nahrungsmittel beobachten und sie dokumentieren kann. Er benutzt dabei einen Code, bei dem die beobachteten Reaktionen entweder mit „OK" (was gute Verträglichkeit bedeutet), bzw. mit „Stufe 1, 2, 3 oder 4" bewertet werden, je nachdem wie heftig oder wie rasch diese verlaufen.
Ein Nahrungsmittel der Stufe 1 löst schwächere, lokalisierte und vorübergehende Reaktionen wie tropfende Nase, Hautjucken, leichten Hautausschlag usw. aus. Diese Symptome sind gewöhnlich von kurzer Dauer und bedürfen keiner speziellen Behandlung.
Nahrungsmittel der Stufe 2 verursachen eine größere Anzahl von Symptomen oder etwas stärkere Symptome oder auch beides zugleich. Sie sind entweder lokalisiert oder generalisiert, verlaufen aber in der Regel nicht besonders heftig. Diese Symptome sind häufig durch Behandlung mit Alkalisalzen beeinflußbar. Alkalisalze bestehen aus einem Teil Kaliumbikarbonat und zwei Teilen doppeltkohlensaurem Natron und sind annähernd das gleiche wie das Präparat, das rezeptfrei unter der Bezeichnung „aspirinfreies Alka Seltzer Gold" zu kaufen ist. Aus Gründen, die an anderer Stelle erläutert sind [3], haben diese Salze oft eine günstige, ja sogar höchst eindrucksvolle Wirkung auf allergieartige Reaktionen. Dieser Linderungseffekt kann ein paar Stunden andauern.

Ebenso hilfreich kann Magnesiamilch sein, die den Verdauungstrakt von schädlichen Substanzen reinigt.

Nahrungsmittel der Stufe 3 rufen eine Vielzahl von Symptomen oder stärkere Reaktionen hervor. Falls nur ein Symptom auftritt, aber besonders stark ist oder den Betreffenden handlungsunfähig macht, wird es ebenfalls als eine Reaktion der Stufe 3 klassifiziert. So wird z. B. jedes Nahrungsmittel, das bei einem Patienten einen Schlafanfall auslöst, automatisch der Stufe 3 zugeordnet, insbesondere dann, wenn er vergeblich gegen das Einschlafen ankämpft.

Reaktionen, welche die Konzentrationsfähigkeit herabsetzen oder die Merkfähigkeit beeinträchtigen, werden in Stufe 3 eingeordnet, weil diesen Gehirnfunktionen im täglichen Leben große Bedeutung zukommt. Reaktionen der Stufe 3 sind im allgemeinen heftiger, treten mehr generalisiert in Erscheinung und führen eher zur Handlungsunfähigkeit als alle anderen Reaktionskategorien.

Ein Symptom der Stufe 4 stellt natürlich die denkbar schlimmste Form einer allergischen Reaktion dar und tritt entweder besonders heftig auf oder verläuft sehr rasch oder verursacht totale Handlungsunfähigkeit. Eine weitere Möglichkeit besteht noch darin, daß alle drei genannten Reaktionen gleichzeitig auftreten. Manie und Krämpfe sind typische Plus-vier(+ + + +)-Symptome. Die Behandlungsweise von Reaktionen vierten Grades ist im Grunde dieselbe wie bei Stufe 3, obwohl größere Anstrengungen damit verbunden sein können, den Magen-Darm-Trakt zu entleeren. Die Verabreichung von Sauerstoff, der sich in solchen Fällen als günstig erwiesen hat, kann ebenfalls in Betracht kommen.

Wie in den Kapiteln des Abschnitts II „Stadien und Symptome umweltbedingter Krankheiten“ bereits kurz erläutert wurde, können schadstoffhaltige Nahrungsmittel auch dazu benutzt werden, das Problem der Chemikalienempfindlichkeit aufzudecken. Nachdem der Patient mit biologisch angebauten Nahrungsmitteln getestet ist, wird ihm „normale“, handelsübliche Nahrung aus dem Supermarkt verabreicht. Für diese Vorgehensweise besteht ein doppelter Grund. Zum einen benötigt der durchschnittliche Patient ungefähr zehn Tage, um sich von seiner früher nahezu kontinuierlichen Exposition gegenüber schadstoffhaltiger Nahrung zu erholen. Es wäre daher wenig aufschlußreich, schon zu Beginn seines Aufenthalts in der Abteilung einen Test mit chemikalienbelasteter Nahrung durchzuführen. Zum anderen muß sichergestellt

werden, daß die Reaktionen eines Patienten, der gegen chemische Rückstände in der Nahrung empfindlich ist, durch die chemischen Schadstoffe und nicht durch das Nahrungsmittel selbst ausgelöst werden. Aus diesem Grund werden Nahrungsmittel aus biologischem Anbau, die beim ersten Test als „OK“ eingestuft wurden, als Vergleichsmaßstab genommen für die Reaktionen eines Patienten auf Proben der gleichen, aber handelsüblichen Nahrungsmittel.
Ungefähr 5 % der Patienten mit einer Chemikalienempfindlichkeit zeigen nach ihrer ersten Testmahlzeit mit schadstoffbelasteter („Supermarkt“-)Nahrung Reaktionen; ungefähr 10 % reagieren bei der zweiten Mahlzeit; 20 % reagieren bei der dritten; bei der vierten zeigen 40 % der Probanden Reaktionen und bei der fünften und sechsten Testmahlzeit sind es 25 %.
Folgende handelsübliche Nahrungsmittel werden für die Tests herangezogen: rohe Äpfel, Sellerie und Kopfsalat; Diät-Pfirsiche (zuckerfrei) in Dosen, Kirschen, Heidelbeeren und Birnen; tiefgefrorener Brokkoli, Blumenkohl, Rosenkohl und Spinat; Lachs, Thunfisch und Hühnerfleisch aus Konservendosen mit Innenbeschichtung.
Diese Nahrungsmittel werden deshalb ausgewählt, weil sie mit Rückständen von Schädlingsbekämpfungsmitteln und der goldfarbenen Phenolharze aus der Innenbeschichtung der Blechdosen verseucht sind. Meiner Erfahrung nach sind neben den Pestizidrückständen die Phenolharze die Hauptquellen der Verseuchung unserer Nahrung mit chemischen Schadstoffen.

Chemikalien-Tests

Eine mehr direkte Form des Chemikalien-Tests wird mit bestimmten, in unserer Umwelt häufig anzutreffenden Petrochemikalien durchgeführt, die oft chronische Krankheiten verursachen. Außerhalb der Doppelschwingtüren der umweltkontrollierten Abteilung befindet sich ein kleiner Raum, in dem die Chemikalien-Tests durchgeführt werden. Hier werden Patienten dem Geruch von Erdgas ausgesetzt, wie er ihnen auch in einer geschlossenen Küche begegnet. Der Patient inhaliert etwa eine Minute lang die gashaltige Luft und stellt dann selbst fest (wofür er eigens Instruktionen erhält), ob sich der Puls verändert und Reaktionen auftreten.

Bei verschiedenen Gelegenheiten testen wir die Reaktionen, die Patienten auf den Geruch von frischem Teppichstoff zeigen, der in Einmachgläsern aufbewahrt wird. Auf die gleiche Weise werden Schnitzel aus selbstdurchschreibendem Kohlepapier getestet, das gewöhnlich stark nach Petrochemikalien riecht und in zunehmendem Maße bei Quittungen im Geschäftsverkehr Verwendung findet. Die Patienten beobachten die Reaktionen auf diese mit Chemikalien behandelten Stoffe und führen wie bei den Nahrungsmittel-Tests darüber genau Buch.
Es stellte sich heraus, daß ein Patient, der auf eine der gebräuchlichen Chemikalien empfindlich reagiert, wahrscheinlich auf eine breite Palette petrochemischer Produkte Reaktionen zeigt. Der Prozentsatz der auf Chemikalien reagierenden Patienten nimmt von Jahr zu Jahr in dem Maße zu, wie sich die Qualität unserer Umwelt verschlechtert.

Mitarbeit der Patienten

Der Patient selbst ist verantwortlich für die Aufzeichnung seiner Reaktionen auf die verschiedenen Nahrungsmittel und Chemikalien nach den ihm gegebenen Anweisungen. Auch für andere Aspekte seiner Diagnose und Behandlung trägt er in einem Ausmaß Mitverantwortung, das in den meisten Krankenhäusern ganz unüblich ist.
So erhält er beispielsweise genaue Instruktionen, wie er seinen Puls zu fühlen hat: jeweils 5 Minuten vor, und 20, 40 und 60 Minuten nach jeder Mahlzeit. Die Anzahl der Pulsschläge muß über eine volle Minute gemessen werden, wobei der Patient unmittelbar davor sich nicht bewegen oder etwa zur Toilette gehen darf. Jede Form der physischen Anstrengung würde die Messungen wertlos machen.
Der Patient muß soviel Disziplin aufbringen, die Abteilung mehrere Wochen lang nicht zu verlassen und keine andere Nahrung als die ihm vom Arzt verordnete zu sich zu nehmen. Auch darf er während der Behandlung zu keinem Zeitpunkt rauchen.
Vor allen Dingen muß der Patient bei seinem Lernprozeß zur Zusammenarbeit bereit sein. Es gibt eine ganze Menge zu lernen: neue Begriffe, zum Beispiel, von denen viele im krassen Gegensatz zum traditionellen Wissen über Gesundheit und Ernährung stehen. Dies stellt für viele Patienten keine leichte Aufgabe dar, die im Krankenhaus ziemlich konfus oder sogar in völlig verstörtem Zustand ankommen. Ihre Leiden erstrecken sich oft schon über Jahre, und sie haben in der Regel bereits

die ganze Skala vergeblicher medizinischer Behandlungsversuche durchlaufen. Plötzlich werden sie mit Begriffen und Verfahrensweisen konfrontiert, die ihnen im Vergleich zu ihren bisherigen Erfahrungen völlig fremdartig erscheinen.
Sofern deshalb der Patient keine gewisse intellektuelle Neugier mitbringt, wird es schwierig für ihn, aus diesem Behandlungsprogramm den größtmöglichen Nutzen zu ziehen. Einige Patienten sind durch ihre Krankheit so verwirrt, daß sie glauben, dies alles ginge über ihre Kräfte. Die meisten Patienten sind jedoch ganz begierig darauf, etwas ganz anderes zu versuchen und einen alternativen Weg der Behandlung ihrer Leiden einzuschlagen.

Komplikationen bei der Behandlung

Komplikationen treten bei diesem Behandlungsprogramm außergewöhnlich selten auf. Hin und wieder kommt es vor, daß ein Patient aus freiem Entschluß das Fasten abbricht und das Krankenhaus verläßt. Er hat vielleicht übermäßige Furcht vor dem Fasten; er kann sich nicht aus dem eisernen Griff einer Sucht befreien oder er ist nicht fähig, mit den Entzugserscheinungen fertig zu werden. Es hat einige wenige Fälle gegeben, in denen Patienten, inmitten akuter Reaktionen auf eine Testmahlzeit mit einem verdächtigen Nahrungsmittel, die Behandlung abbrachen.
Selbst eine Schwangerschaft stellt kein Hindernis für eine Teilnahme am Behandlungsprogramm dar. Schwangere Frauen haben schon mehrere Tage lang erfolgreich gefastet. Auch Diabetiker können daran teilnehmen, obwohl bei fortgeschrittener Krankheit nicht die gesamte Fastenkur durchlaufen werden kann.
Alles in allem waren unter den Patienten, die an unserem Fastenprogramm teilgenommen gaben, von kleinen Kindern bis hin zu älteren Menschen, schon alle Altersgruppen vertreten. Obwohl Überempfindlichkeitsreaktionen auf Nahrungsmittel sehr unangenehme Auswirkungen haben können, muß nachdrücklich betont werden, daß noch niemals irreversible Komplikationen oder Todesfälle bei dieser Behandlung aufgetreten sind. Man stelle dem einmal die Bilanz der traditionellen Schulmedizin, mit ihrer Betonung der operativen Eingriffe, Bestrahlung, Elektroschock- und Medikamententherapie gegenüber! Der Weg, den die Klinische Ökologie zur Therapie chronischer Erkrankungen

gewählt hat, ist folgerichtig, in vielen Fällen wirksam und — was das wichtigste ist — ungefährlich.

Der Placebo-Effekt

Das sei alles schön und gut, wenden die Skeptiker aus dem Bereich der Schulmedizin ein, aber die sogenannten Testergebnisse in der umweltkontrollierten Abteilung, und der Klinischen Ökologie überhaupt, basieren im Grunde genommen auf Suggestion. In diesem Zusammenhang wird dann der sogenannte Placebo-Effekt genannt (vom Lateinischen placebo = „ich werde gefallen"), wobei sozusagen eine „Zuckerpille", also ein Leerpräparat, das überhaupt keine pharmakologisch wirksamen Stoffe enthält, manchmal eine Heilwirkung erzielen kann. In der Klinischen Ökologie, so argumentieren diese Kritiker, sei der Patient so stark von dem Wunsch beseelt, wieder gesund zu werden, daß er schließlich die Vorstellung des Arztes, Weizen, Schweinefleisch oder eine andere Substanz sei schuld an seiner Krankheit, kritiklos übernimmt.

Solche Argumente werden zwar manchmal von Kritikern dieser neuen Richtung in der Medizin vorgebracht; noch kein einziger Arzt, der sich von unseren Methoden aus eigener, unmittelbarer Anschauung ein Urteil gebildet hat und auch kein in unserer Abteilung behandelter Patient hat bisher diese Einwände bestätigen können. Die Türen der umweltkontrollierten Abteilung stehen immer entsprechend qualifizierten Personen offen, die unsere Methoden aus erster Hand studieren wollen.

Der Eindruck, den diejenigen gewonnen haben, die die Reaktionen von Patienten in unserer Klinik beobachten konnten, steht häufig in krassem Widerspruch zu den obengenannten Spekulationen über den „Placebo-Effekt": in Wirklichkeit besteht nämlich eine viel größere Wahrscheinlichkeit, daß Patienten nicht positiv, sondern *negativ* auf Versuche reagieren, sie durch Suggestion zu dem Glauben zu veranlassen, ihre Krankheit sei durch ein alltägliches Lebensmittel verursacht. Es sei daran erinnert, daß es sich hierbei nicht nur um häufig konsumierte Nahrungsmittel, nämlich um Grundpfeiler unserer Ernährung, sondern auch um solche handelt, die mit besonderer Vorliebe gegessen werden und nach denen man regelrecht süchtig werden kann. Patienten ermutigen normalerweise ihre Ärzte nicht dazu, ihnen von liebgewordenen Genüssen abzuraten. Sie pflegen auch keine Freudensprünge zu machen, wenn eine Interpretation ihrer Krankheitssymptome aus neuer Perspektive zu Einschränkungen ihrer Freiheit führt.

Die Aufdeckung einer Nahrungsmittelsucht kann sehr unangenehm sein, da dies die Zubereitung ungewohnter Mahlzeiten bedeuten und daher in bestimmten sozialen Situationen als peinlich empfunden werden kann. Jeder, der glaubt, es sei einfach, einen Patienten dazu zu bewegen, seine bevorzugten Nahrungs-Suchtmittel aufzugeben, sollte einmal versuchen, einen Weizensüchtigen (wheat-a-holic) von seiner Schüssel Nudeln oder täglichen Portion Brot zu trennen!

Aus ganz ähnlichen Gründen wird auch die Diagnose einer Chemikalienempfindlichkeit von einem Patienten wohl kaum mit überschäumender Freude aufgenommen, da dies eine grundlegende Änderung des Lebensstils zur Folge hat. Es gibt auch nicht gerade viele Patienten, die auf eine Gelegenheit warten, endlich ihre Heizungssysteme ändern oder umstellen zu können. Sie neigen eher dazu, die Probleme zu verleugnen, als sie, wie im Falle eines Placebo, bereitwillig zu akzeptieren. Sobald jedoch eine korrekte Diagnose gestellt ist und der Patient eine Besserung seines Gesamtzustands feststellen kann, wird er häufig die neue, geregelte Ernährungsweise enthusiastisch — aber auch nicht ohne gründliche Überlegung — begrüßen.

Es gibt noch weitere Belege für die Behauptung, daß die während unserer Testprogramme bei den Patienten auftretenden Empfindlichkeitsreaktionen nicht auf eine suggestiv-psychische Beeinflussung zurückzuführen sind: es sind bereits Blindversuche in genügender Zahl durchgeführt worden, um den Beweis zu erbringen, daß solche Reaktionen nicht von einem Vorwissen seitens des Patienten abhängig sind. Einige der eindrucksvollsten Versuche dieser Art wurden in einem Film festgehalten und schon zum wiederholten Male auf medizinischen Kongressen gezeigt.

Wir haben auch schon einigen Patienten durch eine Schlundsonde Nahrungsmittel, auf die sie nicht allergisch reagierten, entweder tatsächlich verabreicht oder nur so getan, als ob diese die Sonde passieren würden. Gleichzeitig sagten wir ihnen, daß es ein Nahrungsmittel sei, gegen das sie allergisch waren. Ich habe bei diesen simulierten Tests noch nie einem Patienten so etwas wie eine psychologische Reaktion entlocken können. Ohne Ausnahme zeigen sie unter solchen Bedingungen keinerlei Reaktionen, ganz gleich wie groß die Anstrengungen, eine suggestive

Beeinflussung zu erreichen, auch gewesen sein mögen. In einem Versuch, der an anderer Stelle bereits ausführlich dargestellt wurde, ließ ich eine gegen Rote Bete allergische Patientin, nachdem ihr durch eine Sonde Nahrung verabreicht worden war, einen kurzen Blick auf eine Schale mit rotem Saft werfen. Diese Schale wurde dann schnell aus ihrem Blickfeld entfernt und versteckt. Bei der Patientin waren jedoch keine Reaktionen festzustellen. Als sie danach gefragt wurde, ob sie geglaubt habe, es würde sich bei der Nahrung um Rote Rüben handeln, gab sie zu, die rote Flüssigkeit in der Schale gesehen zu haben. In Wirklichkeit stammte der rote Saft vom Granatapfel und wurde absichtlich gezeigt, um eine eventuelle psychische Reaktion auszulösen.

Andere Patienten haben durch Zufall und unwissentlich Nahrungsmittel gegessen, gegen die sie bekanntermaßen allergisch reagierten. In diesen Fällen setzten die gleichen Reaktionen ein, wie bei einer absichtlichen Nahrungsaufnahme, obwohl sie ihre Handlungen zurückverfolgen mußten, um die Ursache der Symptome zu entdecken. Joan Kowan, die Schwesternschülerin mit den Kopfschmerzen, hatte einen Migräneanfall, nachdem sie, ohne es zu wissen, etwas Butter gegessen hatte (Kap. 12).

Als weiteres Beispiel sei der Fall eines Arztes genannt, der unter Durchfall litt, sobald er Milch oder Milchprodukte zu sich genommen hatte. Eines Tages ging er in eine Imbißstube, bestellte einen Hamburger und zeigte darauf prompt eine Überempfindlichkeitsreaktion. Als es ihm besser ging, setzte er sich wieder an einen Tisch und sah zu, wie der Koch einen weiteren Hamburger auf die Bratplatte legte. Der Hamburger selbst enthielt zwar keine Milchprodukte, auf der Platte brutzelte aber immer noch die Butter von der letzten Bestellung. Selbst diese kleine Menge eines Milchprodukts hatte genügt, um bei ihm eine Reaktion auszulösen.

Bei vielen Patienten traten ähnliche Reaktionen auf, nachdem Kaffee, Schweinefleisch, Mais oder andere Nahrungsmittel konsumiert wurden. Umweltschadstoffe können als verdeckte Ursache für solche Reaktionen ebenfalls in Frage kommen. Ellen Sanders (Kap. 3) litt an Herzrhythmusstörungen (Pulsarrhythmie), nachdem über die Klimaanlage Schädlingsbekämpfungsmittel in ihr Apartment angesaugt worden waren. Sie erkrankte schwer und war dem Tod nahe. Erst als sie ins Krankenhaus

gebracht wurde, fand man heraus, daß diese Pestizide in ihrer Nachbarschaft in großen Mengen versprüht worden waren.
Es ist leicht, über psychologische Wirkungen und Placebo-Reaktionen zu theoretisieren. Unsere Hauptaufgabe in der umweltkontrollierten Abteilung besteht darin, dem Patienten zu helfen, und nicht in der Durchführung von Doppelblindversuchen, für die wir weder die Einrichtungen noch die notwendigen Finanzmittel besitzen. Es ist durchaus möglich, daß psychologische Faktoren eine noch unbekannte Rolle bei *allen* Heilungsprozessen spielen. Zahllose Fakten sprechen jedoch für die Annahme, daß die chronischen Leiden von Patienten in der Regel ihre wahren Ursachen in den Bedingungen der physikalisch-chemischen Umwelt haben, von denen viele durch die Methoden der Klinischen Ökologie demaskiert werden können.
Zusammenfassend kann festgestellt werden, daß das Verfahren der umfassenden Kontrolle von Umweltbedingungen innerhalb einer isolierten Krankenhaus-Spezialabteilung sich als überaus nützlich erwiesen hat. Insbesondere für komplizierte Problemfälle, bei denen eine ambulante Behandlungsweise versagt hat, kann wirksame Hilfe angeboten werden.
Bei fortgeschrittenen und komplizierten Fällen umweltbedingter Krankheiten scheint es eine Tendenz zu stetiger Verschlimmerung zu geben, die auf der Basis ambulanter Behandlung nur schwer zu beeinflussen ist. Diesen Verlauf der kontinuierlichen Verschlechterung des Gesundheitszustandes kann man oft, aber nicht immer, durch mehr detaillierte Beobachtungen umkehren, wie sie in diesem Kapitel geschildert werden. Das ist besonders in den Fällen angezeigt, wo man Expositionen in der Wohnung und am Arbeitsplatz verdächtigen muß, chronische Krankheiten aufrechtzuerhalten. Sobald solche chronischen Krankheitserscheinungen zum Verschwinden gebracht wurden und man dann im klinischen Versuch die alten Expositionsbedingungen wiederherstellt — sei es im Krankenhaus selbst oder nach Rückkehr an den Arbeitsplatz bzw. in die Wohnung —, zeigt der Patient akute und überzeugende Testreaktionen.

18. Nahrungsmittelallergien unschädlich gemacht: Die abwechslungsreiche Rotationsdiät

Der Schlüssel zur therapeutischen Beherrschung der Nahrungsmittelallergien ist die abwechslungsreiche Rotationsdiät. Diese Diät hat drei Vorteile: sie ist ein diagnostisches Hilfsmittel, mit dem im täglichen Leben unerkannt bleibende Nahrungsmittelallergien demaskiert werden können; sie beschränkt das Entstehen neuer Allergien auf ein Minimum und ist insofern eine vorbeugende Maßnahme; schließlich hilft sie dem Patienten dabei, die Verträglichkeit gegenüber Nahrungsmitteln, die er bereits wieder essen kann, zu behalten. Für jeden Patienten kann ein individueller Diätplan aufgestellt werden, der ihn dabei unterstützt, den Grad und das Ausmaß seiner Nahrungsmittelallergie unter Kontrolle zu halten. Die abwechslungsreiche Rotationsdiät ist mehr als ein bloßer medizinischer Kunstgriff: sie ist ein „Lebensplan" für alle diejenigen, die gesund bleiben wollen.

Diese Diät wurde zuerst von Dr. Herbert J. Rinkel im Jahre 1934 entwickelt. Wie schon der Name sagt, setzt sich diese Diät aus einer äußerst vielfältigen Auswahl an Nahrungsmitteln zusammen. Diese werden aber gemäß einer festgelegten *Rotation* oder Reihenfolge gegessen, um die Entstehung neuer Allergien zu verhindern und die bereits existierenden unter Kontrolle zu halten.

Auf den ersten Blick wird diese Diätform all denen, die sich daran gewöhnt haben, zu essen was sie wollen und wann sie wollen, etwas sonderbar erscheinen. Sie setzt gewisse Grenzen für das, was man ißt und wann man es ißt. Man sollte sie jedoch nicht verwechseln mit anderen heutzutage populären Diätlehren, die für die Masse der Bevölkerung verallgemeinerte Rezepte anbieten, wie „essen Sie weniger Fleisch", „essen Sie mehr Kohlenhydrate" oder „verzichten Sie auf Zucker". Es handelt sich hierbei vielmehr um einen ganz individuellen, für den Patienten maßgeschneiderten Plan, der in seinem speziellen Fall gut funktioniert, aber auf seinen Nachbarn vielleicht schon nicht mehr übertragbar ist.

Als Allergien auf die gebräuchlichsten Nahrungsmittel zum ersten Mal entdeckt wurden, war es für die Ärzte naheliegend zu versuchen, diesem Problem mit einer Diät beizukommen. Die zu Beginn dieses Jahrhunderts angewandten Diätformen waren entweder hauptsächlich Diagnoseverfahren, die darauf ausgerichtet waren, eine verdeckte Allergie aufzuspüren, oder Therapieverfahren, die für Patienten verallgemeinerte Verbote von bestimmten Nahrungsmitteln wie „Nüsse", „Fisch" oder „Süßigkeiten" bereithielten. Die Patienten erhielten keine Ratschläge darüber, wann oder wie sie solche Nahrungsmittel wieder in ihren Speiseplan einführen könnten.

Dr. Rinkel entwickelte die abwechslungsreiche Rotationsdiät, um die Lücken zu füllen, die diese frühen Diätlehren hinterlassen haben. Seine ursprüngliche Zielsetzung dabei war es, alle kumulativen Reaktionen auszuschließen. Dies ist ein Reaktionsmuster, das dann auftritt, wenn die betreffende Person dasselbe Nahrungsmittel immer wieder, von Mahlzeit zu Mahlzeit, zu sich nimmt. Die ununterbrochene und monotone Aufnahme irgendeines Nahrungsmittels fördert die Entwicklung einer Nahrungsmittelallergie bei empfindlichen Personen. Dr. Rinkel war der Meinung, daß man die Wahrscheinlichkeit des Auftretens solcher Probleme dadurch minimieren könne, daß man die Nahrungsfolge sehr abwechslungsreich gestaltet und dabei einzelne Nahrungsmittel zyklisch wiederkehren läßt.

Da Rinkel diese Diät selbst anwandte und ihren Wert erkannte, begann er bald, sie auch bei Patienten einzusetzen, bei denen sich leicht *neue* Nahrungsmittelallergien entwickelten. Mitte 1934 verordnete er diese Diät einer Frau, die fast ununterbrochen an Migräne zu leiden hatte. Sie berichtete, daß sie an keinem einzigen Tag in den zurückliegenden zehn Jahren frei von Kopfschmerzen war. Rinkel konnte die Schwere ihrer Krankheit bestätigen, indem er sie über einen Zeitraum von mehreren Monaten beobachtete [1, 2].

Einen Teilerfolg bei der Behandlung dieser Patientin erreichte Rinkel dadurch, daß er ein Nahrungsmittel nach dem andern aus dem Speiseplan eliminierte und durch ein anderes ersetzte. Fünf bis zehn Tage aber, nachdem ein verdächtigtes Nahrungsmittel eliminiert worden war, erreichten ihre Symptome wieder die ursprüngliche Intensität. Jeder zeitweiligen, teilweisen „Heilung" folgte prompt ein sehr enttäuschender Rückfall. Die Erklärung für dieses Phänomen schien darin zu liegen, daß, sobald die Frau ein Nahrungsmittel wegließ — zum Beispiel Weizen — sich innerhalb der folgenden Woche eine neue Allergie gegen das Ersatznahrungsmittel, in ihrem Falle Hafer, herausbildete. Mit der neuen Allergie kamen auch die ursprünglichen Kopfschmerzen wieder.

Um dies zu verhindern, schlug Rinkel ihr vor, anders vorzugehen. Er riet ihr insbesondere, ihren Speisezettel abwechslungsreich zu gestalten und die verschiedensten Nahrungsmittel einzubeziehen. Er gab ihr auch Anleitungen, wie sie die Rotation der Nahrungsmittel gestalten solle, d. h. in welchen zeitlichen Abständen diese wieder gegessen werden dürfen. Wenn sie zu einer Mahlzeit Mais aß, mußte sie ihrem Körper praktisch eine Pause gönnen und noch mehrere Tage auf Mais in jedweder Form verzichten. (Ursprünglich lag diese Zeitspanne zwischen einem und drei Tagen, während sie heute im allgemeinen länger bemessen ist.)

Innerhalb weniger Jahre bildete sich um Rinkel ein zwar kleiner, aber voll engagierter Kreis von Allergologen, die ebenfalls diese neue Methode anwendeten. Ich selbst begann in den frühen vierziger Jahren damit, meinen Patienten diese Diät zu verordnen. Ich habe selbst schon Tausende von Patienten auf diese Weise behandelt und in den allermeisten Fällen die wohltuende Wirkung dieser Diät festgestellt.

Beim Erstellen eines Rotationsplans gehe ich nach bestimmten Grundregeln vor. Die Patienten werden im Befolgen dieser Regeln unterrichtet und darin beraten, wie sie diese nach ihrer Entlassung am besten praktisch umsetzen können.

Regel 1: Essen Sie vollwertige und naturbelassene Nahrungsmittel. Unsere Vorfahren nahmen ihre Nahrung in einfacher Form zu sich, ohne komplizierte Beigaben, Soßen, würzende Zutaten und dergleichen mehr. Solch eine Nahrung ist billiger, leichter zu bekommen, einfacher zuzubereiten und bekömmlicher als „raffiniertere" Kost.

Heute haben die meisten von uns die Möglichkeit, sowohl *einfach* als auch *abwechslungsreich* zu essen. Kulinarisches Raffinement kitzelt zwar den Gaumen, kann aber auch manchmal der Gesundheit schaden, wenn so zubereitete Nahrung von empfindlichen Personen regelmäßig gegessen wird. Denaturierung und Produktion abgepackter Fertigprodukte, die für lange Lagerung konserviert werden müssen, haben zu ausgesprochenen Mißständen geführt. Viele Leute wissen nicht, wie eine aus einfachen und unverfälschten Nahrungsmitteln zusammengesetzte Kost schmeckt und wie gesund sie sein kann. Wenn jemand Rindfleisch gut verträgt, kann und sollte er auch ein Steak, einen Hamburger (aus Rinderhackfleisch!) oder ein Stück gekochtes Rindfleisch genießen, anstatt zum Beispiel ein Frikadellen-Sandwich (meatball). Wenn er ein

Steak ißt, hat er *ein einziges* Nahrungsmittel konsumiert, nämlich Rindfleisch. Seine nächste Mahlzeit kann er dann aus einem oder mehreren anderen Nahrungsmitteln zusammenstellen. In einer Frikadelle können jedoch enthalten sein: Rindfleisch, Soja, Schweinefleisch, Zwiebeln, Öl, Butter, Milch, Eier, schwarzer Pfeffer und Weizenmehl als „Füllmittel" zum Strecken. Das Brötchen unter der Frikadelle enthält noch mehr Weizen sowie Roggen, Maisöl, Backhefe, irgendeine Art Zucker, Karamel (gebrannten Zucker), Milchsäurebakterien und verschiedene Chemikalien. Wenn sich oben auf dem Sandwich noch Ketchup befindet, sind darin enthalten: Tomaten, Essig (Branntweinessig, Obstessig oder Weinessig), Maisdextrose, Zwiebelpulver, Gewürze und Aromastoffe. Bei Mayonaise kämen noch hinzu: Eier und Essig sowie Sojaöl und Zucker (Rohr- bzw. Rübenzucker).

Demnach kann ein Frikadellen-Sandwich — gemeinhin als recht einfache Mahlzeit bezeichnet —, wie es in vielen Gaststätten und zum Mitnehmen („take out") in Schnellrestaurants angeboten wird, tatsächlich *mehr als zwei Dutzend verschiedene Nahrungsmittel* enthalten, inklusive einiger der häufigsten allergieauslösenden Substanzen: Weizen, Mais, Rindfleisch, Rübenzucker, Milch, Rohrzucker, Backhefe, Soja oder Eier. Dazu kommt noch sehr wahrscheinlich ein ganzes Sortiment an Chemikalien.

Falls Sie gegen eines dieser gebräuchlichen Nahrungsmittel allergisch sind (und dies trifft auf fast alle Allergie-Patienten zu) und die übliche amerikanische Ernährungsweise nicht ablegen, wird es Ihnen nicht gelingen, Ihre Allergie aufzudecken. Der Grund hierfür liegt darin, daß Sie immer wieder und fast ohne Unterbrechung diese gebräuchlichen Nahrungsmittel täglich zu sich nehmen. Die durch eines oder mehrere dieser Nahrungsmittel ausgelösten Symptome können sich zwar ständig ändern, werden aber niemals für längere Zeit wirklich verschwinden, weil auch ihre Ursachen nie völlig ausgeschaltet sind. Wenn es sich herausstellt, daß eine „normale" Mahlzeit bei Ihnen Reaktionen auslöst, wird es praktisch unmöglich sein, die Ursache hierfür aufzuspüren, wenn Sie bei einer Mahlzeit zwei Dutzend verschiedene Nahrungsmittel zu sich nehmen.

Regel 2: Gestalten Sie Ihren Speisezettel so abwechslungsreich wie möglich. Neben dem Verzehr vollwertiger und unverfälschter, nicht denaturierter Nahrung muß der Patient lernen, seinen Diätplan vielseitig zu gestalten. Heutzutage wird im Handel eine breite Palette verschiedener Nahrungsmittel aus vielen Ländern und Klimazonen angeboten. Von dieser Vielfalt sollten wir Gebrauch machen. Dennoch essen die meisten Menschen tagaus, tagein die gleichen Nahrungsmittel, manchmal buchstäblich *bis zum Erbrechen*. Weizen, Milch, Rindfleisch, Mais, Rüben- oder Rohrzucker und Eier bilden in ihren vielen Erscheinungsformen und Maskierungen die eintönige Grundlage der amerikanischen Ernährung. Einige Leute prahlen sogar damit, „auf Fleisch und Kartoffeln geeicht" zu sein und ohne diese beiden Nahrungsmittel sich nicht satt zu fühlen (ein untrügliches Anzeichen für Nahrungsmittelsucht).

Patienten können lernen, bei der Auswahl ihrer Nahrungsmittel Einseitigkeiten zu vermeiden. Es gibt auf der Welt eine verlockende Vielfalt an Nahrungsmitteln, die wohlschmeckend und zugleich gesund sind. Nur wenige Leute haben schon an all den Früchten und Gemüsen in einem reichhaltig sortierten Obst- und Gemüseladen Geschmack gefunden, wenn sie sie überhaupt probiert haben. Die überwiegende Mehrheit der Konsumenten behält stur bestimmte beliebte Sorten bei, wie z. B. Karotten, Sellerie und Kopfsalat, und schenkt den weniger bekannten Sorten überhaupt keine Beachtung. Weiße Rüben und Pastinaken werden nur selten als Gemüse gegessen, obwohl sie ausgezeichnet schmecken. Es gibt Leute, die noch nie Artischocken, Avocados, Mangos oder Papayas probiert haben. Jedes dieser Nahrungsmittel kann als Grundlage einer sättigenden Mahlzeit dienen.

Einige Nahrungsmittel werden nur zu besonderen Anlässen bzw. nur in Verbindung mit bestimmten anderen Sorten gegessen. Preiselbeeren (Moosbeeren) sind in Amerika zum Erntedankfest sehr beliebt, werden aber kaum je zu anderen Zeiten gegessen. Sie passen aber sehr gut auf den Speisezettel und sind den ganzen Herbst hindurch frisch zu kaufen.

Die Nahrungsmittel aus fremden Ländern bieten interessante Verwendungsmöglichkeiten. Viele Geschäfte führen heute Keimlinge von Mungo- bzw. Sojabohnen oder Luzerne (Alfalfa) und Sojaquark (Tofu). Sojabohnen kann man leicht selbst in einem Einmachglas in der Küche ankeimen, falls die Keimlinge im Handel nicht erhältlich sind. Naturkostläden (health food stores) haben gewöhnlich ein reiches Sortiment an japanischen Nahrungsmitteln anzubieten. In größeren Städten gibt es Geschäfte, die Nahrungsmittel-Spezialitäten aus anderen Ländern führen und deren Adressen in den Gelben Seiten der Telefonbücher zu finden sind. Es kann sehr nutzbringend sein, die Kochkunst fremder Kulturen kennen und lieben zu lernen.

Die Möglichkeiten der abwechslungsreichen Rotationsdiät sind in gewisser Hinsicht vielfältiger und genußreicher als die vermeintlich „uneingeschränkte“, aber eintönige amerikanische Kost. Die Rotationsdiät erfordert zwar ein kontrolliertes und vernünftiges Eßverhalten, bietet aber innerhalb dieses Rahmens jedem die Möglichkeit zur freien Entfaltung und zum Experimentieren mit Nahrungsmitteln.

Regel 3: Stellen Sie für Ihre Nahrungsmittel einen Rotationsplan auf.

Den Patienten wird deutlich gemacht, daß sie gegen jedes Nahrungsmittel eine Allergie entwickeln können, wenn dieses Tag für Tag gegessen wird und sie dagegen empfindlich sind. Dies gilt sowohl für die exotischen Nahrungsmittel, wie auch für Rindfleisch, Kartoffeln oder Eier. Einer meiner Kollegen versuchte einmal, auf Taiwan Klinische Ökologie zu praktizieren. Er entdeckte bald unter der chinesischen Bevölkerung dieser Insel weitverbreitete Allergien gegen die dort üblichen Nahrungsmittel, insbesondere gegen Reis und Sojabohnen, aber auch gegen andere, von denen einige nach amerikanischen Maßstäben wenig gebräuchlich sind.

Die Grundidee der hier vorgestellten Diätform ist es, den Körper sich von den Wirkungen eines Nahrungsmittels erholen zu lassen, bevor es erneut gegessen wird. Es dauert in der Regel bis zu drei Tagen, bevor eine Mahlzeit das menschliche Verdauungssystem durchlaufen hat. Um ganz sicher zu gehen, legen wir eine Zeitspanne von vier Tagen fest, nach der ein bestimmtes Nahrungsmittel wieder gegessen werden darf.

Die Patienten werden im allgemeinen angewiesen, pro Tag nur drei Mahlzeiten zu sich zu nehmen. Es steht ihnen frei, so viel zu essen, wie sie wollen, obwohl ihnen nahegelegt wird, normale Portionen zu verzehren (die Diät eignet sich übrigens auch ausgezeichnet zum Abnehmen).

Wenn ein Patient eine Vier-Tage-Rotation einhält und beispielsweise am Montag ein bestimmtes Nahrungsmittel ißt, kann er es erst wieder am Freitag zu sich nehmen. Steht demnach am Montag Weizen auf dem Speiseplan, muß er vier Tage auf dem Kalender weiterzählen, um das Datum zu errechnen, zu dem er erstmalig wieder Weizen essen darf.

Man beachte, daß hierunter Weizen *in jeder Form* zu verstehen ist: Spaghetti, Lasagne, Weizenflocken, sogar die Panierung auf einem Schweineschnitzel fallen unter diesen Begriff. Es ist wichtig, zu wissen, daß speziell bei dieser Diätform Weizen gleichbedeutend mit Roggen, Gerste, Malz und Hirse ist. Falls der Patient weiterhin die Ernährungsweise des Durchschnittsamerikaners beibehält, wird ihm eine wirkliche Rotation natürlich nicht gelingen, da Weizen (oder verwandtes Getreide) in fast jeder typischen Mahlzeit enthalten ist. Bei der abwechslungsreichen Rotationsdiät ist es hingegen nicht schwierig, solche Nahrungsmittel zu meiden, denen man nicht ansieht, welche Substanzen darin enthalten sind.

Während vier Tage die Untergrenze für einen Nahrungsmittel-Zyklus darstellt, gehen viele Patienten nach einer Sieben-Tage-Rotation vor. Das erlaubt ihnen, die gleiche Grundnahrung jede Woche zu essen. Der Diätplan kann z. B. an den Kühlschrank geheftet werden und ist leicht zu befolgen. Alles, was der Patient braucht, um einen Sieben-Tage-Zyklus einzuhalten, sind 21 Nahrungsmittel, gegen die er nicht allergisch ist.

Regel 4: Wechseln Sie die Nahrungsmittel-Familien. Sowohl tierische wie pflanzliche Nahrungsmittel lassen sich in Familien einordnen. Einige davon sind ziemlich bekannt: Kopfkohl, Grünkohl, Brokkoli und Blumenkohl schmecken beispielsweise alle ähnlich und sind eng miteinander verwandt. Sie würden aber wahrscheinlich nicht erraten, daß diese Gemüse alle Mitglieder der Familie der Kreuzblütler (Cruciferae) sind, der auch Meerrettich und Brunnenkresse angehören. Auch weiß nicht jeder, daß Cashewnüsse, Pistazien und Mangos Vertreter derselben Gruppe sind oder daß Rind- und Lammfleisch der gleichen, Hirsch- und Elchfleisch wieder einer anderen Nahrungsmittel-Familie angehören.

Diese Familien spielen beim Erstellen der abwechslungsreichen Rotationsdiät eine wesentliche Rolle. Eine Liste gebräuchlicher Nahrungsmittel, nach ihren Familien geordnet, findet man im Anhang A, um eine Vorstellung davon zu vermitteln, welche Zusammenhänge zwischen verschiedenen Nahrungsmittel bestehen.

Der Grund, warum Nahrungsmittel-Familien so bedeutsam sind, liegt darin, daß bei Patienten mit Empfindlichkeit gegen bestimmte Nahrungsmittel eine Übertragung der Reaktionen auf deren nahe „Verwandte" stattfinden kann. Wer demnach gegen Rindfleisch allergisch ist, muß auch bei Ziegenfleisch eine allergene Wirkung vermuten (ganz zu schweigen von Kalbfleisch und Milch, die beide vom Körper als gleichartig aufgefaßt werden, da ja ein Kalb ein junges Rind und Milch ein Produkt des weiblichen Tieres dieser Art ist). Personen, die auf Kartoffeln allergisch reagieren, müssen sich auch vor anderen Mitgliedern derselben Familie hüten, worunter Tomaten, grüner und roter Paprika, Chili, Aubergine sowie Tabak fallen. (Tabak sollte nicht nur von Allergikern gemieden werden!).

Ein weiterer Grund, warum man unbedingt die Zugehörigkeit zu Nahrungsmittel-Familien beachten sollte, ergibt sich aus der Gefahr, durch ständigen Konsum von Nahrungsmitteln der gleichen Familie die Bildung von Nahrungsmittelallergien heraufzubeschwören. Wer am Montag Tomaten, am Dienstag Auberginen, Kartoffeln am Mittwoch, grünen Paprika am Donnerstag und am Freitag wieder Tomaten ißt, führt in Wirklichkeit keine Nahrungsmittel-Rotation durch, sondern hat jeden Tag Mitglieder derselben Familie auf dem Teller und könnte sich in eine Sucht nach einigen oder allen dieser Nahrungsmittel hineinbegeben.

Aus diesem Grund muß zwischen der Aufnahme von zwei Nahrungsmitteln der gleichen Familie eine bestimmte Zeitspanne liegen, die allerdings nicht so eng bemessen ist wie bei identischen Nahrungsmitteln. Die Regel hierfür schreibt vor, daß der Patient *bei Nahrungsmitteln derselben Familie eine Zwei-Tage-Rotation einhalten* muß. In unserem obigen Beispiel wäre also ohne weiteres ein Speiseplan denkbar, der am Montag Tomaten, Auberginen am Mittwoch und erneut Tomaten am Freitag vorsieht, vorausgesetzt daß dazwischen keine anderen Nahrungsmittel dieser Familie gegessen werden.

Ist bei einem Patienten eine Allergie gegen ein bestimmtes Nahrungsmittel bekannt, muß er — zumindest für einige Zeit — auch alle anderen Mitglieder dieser Familie meiden. Überempfindlichkeit gegen Rindfleisch hat demnach zur Folge, daß nicht nur Rindfleisch, sondern auch Rindfleisch-Nebenprodukte wie Gelatine, Nierenfett, Milchprodukte, Kalb-, Büffel-, Ziegen-, Lamm- und Schaffleisch gemieden werden müssen.

Regel 5: Beginnen Sie mit solchen Nahrungsmitteln, gegen die Sie nicht allergisch sind. Nach ihrer Entlassung aus der umweltkontrollierten

Abteilung (Kap. 17) erhalten die Patienten eine Zusammenfassung ihrer Reaktionen während der Nahrungsmittel-Tests. Sie wissen daher genau, welche der gebräuchlichsten Nahrungsmittel bei ihnen Reaktionen auslösen und welche nicht.

Wenn sie wieder zu Hause sind, besteht eines ihrer Ziele darin, noch andere Nahrungsmittel als die während ihres Aufenthalts im Krankenhaus überprüften zu testen. Wenn auf ein neues Nahrungsmittel keine Empfindlichkeitsreaktionen auftreten, kann es in die abwechslungsreiche Rotationsdiät einbezogen werden, um den Speiseplan variabler zu gestalten.

Andererseits stellt diese Diätform auch ein stets vorhandenes diagnostisches Instrument dar, das dem Patienten dabei hilft, unverdächtigen und unerkannten Ursachen von psychischen und physischen Beschwerden aus dem Wege zu gehen. Mit dieser Diät ist es leicht möglich, schon die ersten Anzeichen einer unerwünschten Reaktion auf ein bestimmtes Nahrungsmittel zu entdecken, da sich dieses ja zur Zeit der Nahrungsaufnahme nicht im Verdauungssystem befindet.

Es gibt im wesentlichen zwei Arten von Nahrungsmittelallergien — unveränderliche und veränderliche bzw. temporäre. Eine unveränderliche Allergie ist wahrscheinlich anlagebedingt und wird nicht mit der Zeit von selbst verschwinden. Diese Fälle treten relativ seltener auf. Häufiger kommt es hingegen vor, daß Patienten durch konsequentes Weglassen des Beschwerden auslösenden Nahrungsmittels über mehrere Monate hinweg dieses wieder beschwerdefrei vertragen können. Je heftiger die Reaktion auf ein Nahrungsmittel, desto länger dauert es in aller Regel, bis die Verträglichkeit (Toleranz) wieder hergestellt ist. Dieser Prozeß benötigt zwischen zwei und acht Monaten, bevor das Nahrungsmittel wieder gegessen werden kann, immer vorausgesetzt, dieses wird in eine Rotation integriert. Das verdächtige Nahrungsmittel ist meist in einem Leibgericht enthalten und die Betroffenen zeigen danach oft ein suchtartiges Verlangen. Daher besteht für solche Patienten, die darauf vorübergehend verzichten müssen, ein Trost in der Hoffnung, bald wieder die alte Verträglichkeit zurückzugewinnen. Solange diese aber nicht erreicht ist, kann der Patient das allergene Nahrungsmittel nicht ohne Schaden verzehren. Auch wenn die Verträglichkeit wieder hergestellt ist, darf sich der Patient nicht zu einem Mißbrauch durch kumulative Auf-

nahme dieses Nahrungsmittels hinreißen lassen. Eine Resensibilisierung kann nämlich sehr leicht und fast unmerklich eintreten [2].
Eine Ausnahme von dieser Regel stellt der sogenannte universelle Allergiker (universal reactor) dar. Wie bereits an anderer Stelle erwähnt, reagiert ein solcher Patient auf *alle* oder die meisten Nahrungsmittel allergisch und wird krank, ganz gleich was er auch ißt, während er durch Fasten seinen Zustand spürbar verbessern kann. Natürlich kann er nicht alle Nahrungsmittel eliminieren, auf die er allergisch reagiert, sonst müßte er ja verhungern. In diesem Fall finden wir eine pragmatische Lösung und leiten ihn dazu an, nur solche Nahrungsmittel zu essen, auf die er schwächere Reaktionen zeigt.
Daneben können noch andere Verfahren zur Anwendung kommen, um solchen Patienten zu helfen. Einige Klinische Ökologen setzen „neutralisierende Dosen" ein, um das Krankheitsbild eines universellen Allergikers therapeutisch zu beeinflussen. Wie bereits erwähnt, verstehen wir unter einer „neutralisierenden Dosis" eine sehr kleine Menge der allergenen Substanz. Falls diese Dosis genau in der für den betreffenden Fall richtigen Verdünnung unter die Zunge gegeben wird, kann man damit eine bestimmte Reaktion ausschalten. Wird die gleiche Substanz in einer stärkeren Dosis verabreicht, kehren die Reaktionen wieder zurück. Dies scheint ein Widerspruch zu sein. Die Wirksamkeit der neutralisierenden Dosis wurde jedoch von vielen Klinischen Ökologen unter Beweis gestellt (vgl. Kap. 16).
Mit Ausnahme von universellen Allergikern werden alle Patienten angewiesen, solange auf allergene Nahrungsmittel zu verzichten, bis diese wieder gefahrlos in den Speiseplan aufgenommen werden können.
An Hand der genannten fünf Regeln werden die Patienten darin unterrichtet, wie man eine abwechslungsreiche Rotationsdiät aufstellt, die den eigenen Bedürfnissen Rechnung trägt. Diese Diät ist zentraler Bestandteil ihrer Behandlung. Der Aufstellung eines Diätplans für solche Patienten kommt daher eine wesentliche Bedeutung zu, weshalb ich auch einige gut ausgebildete, staatlich geprüfte Krankenschwestern beschäftige, deren Aufgabe es ist, die Patienten bei der Aufstellung ihres Diätplans anzuleiten.
Es wurde bereits dargelegt, daß ein Intervall von vier Tagen zwischen zwei Einnahmen des gleichen Nahrungsmittels genügt und daß ein Patient jedes beliebige Nahrungsmittel essen darf, sofern er dagegen

nicht allergisch ist und sich strikt an die zur Durchführung einer ordnungsgemäßen Rotation aufgestellten Regeln hält. Demnach kann ein Patient, wenn er dies wünscht, zu einer Mahlzeit eine ganze Reihe Nahrungsmittel verzehren und dann vier Tage später die gleiche Mahlzeit wiederholen, wobei *vorausgesetzt* wird, daß in der Zwischenzeit keines dieser Nahrungsmittel gegessen wird.

Zum Zwecke der Vereinfachung sei im folgenden Beispiel ein Zeitintervall von sieben Tagen angenommen. Nehmen wir, zur besseren Übersicht, weiter an, daß der Patient pro Mahlzeit nur ein Nahrungsmittel zu sich nimmt. Dies ist natürlich nicht unbedingt erforderlich. Sofern Verträglichkeit besteht, kann eine Mahlzeit aus mehreren Nahrungsmitteln bestehen.

Bei Beachtung der oben genannten Regeln kann ein Patient mit mindestens 21 tolerierten Nahrungsmitteln seinen eigenen Rotationsplan zusammenstellen. Im folgenden ist ein Beispiel für solch einen Diätplan aufgeführt:

	Frühstück	Mittagessen	Abendessen (als Hauptmahlzeit)
Sonntag	frische oder gefrorene Melone	gedünsteter Brokkoli	gekochte Garnelen (Shrimps)
Montag	verlorene/ pochierte Eier	Weizenschrot-Porridge	gegrilltes Steak
Dienstag	rohes Apfelmus (ungezuckert)	gekochte Limabohnen	Schweineschnitzel
Mittwoch	warmer Haferbrei	gedünstete Zucchini (Kürbis)-Scheiben	Huhn
Donnerstag	Orangen und Orangensaft	Augenbohnen	Lachsfilet
Freitag	frische Weintrauben und Traubensaft	gekochter brauner Reis	Lammkotelett
Samstag	Grapefruit und Grapefruitsaft	gebackene Flunder	frische Putenkeule

Sie werden bemerkt habe, daß kein Nahrungsmittel innerhalb der sieben Tage zum zweiten Mal auf dem Speiseplan erscheint. Ebenso wird vermieden, daß Nahrungsmittel, die der gleichen Familie angehören, an zwei aufeinanderfolgenden Tagen verzehrt werden. Eier und Hühnerfleisch gehören beispielsweise in ein und dieselbe Nahrungsmittelfamilie, werden aber am Montag bzw. am Mittwoch gegessen. Auch Kürbis und Melone sind verwandt; es liegt jedoch wie auch im Falle von Weizen und Haferbrei, immer jeweils ein Tag dazwischen.
Es sei auch daran erinnert, daß unter „Äpfel" *jede Form* dieses Nahrungsmittels verstanden wird. Eine solche Mahlzeit kann also aus ganzen Äpfeln, Apfelsaft, Apfelmus usw. bestehen, vorausgesetzt es kommt *kein weiteres* Nahrungsmittel dazu. Ist dies der Fall, muß es als eigenständiges Nahrungsmittel gewertet werden. Das heißt mit anderen Worten, daß sobald auf das Apfelmus eine Prise Zimt gestreut wird, letzterer innerhalb der Rotationsdiät separat aufgeführt werden muß und nur in Übereinstimmung mit den Regeln gegessen werden darf. Das würde, um ein Beispiel zu geben, bedeuten, daß erst nach einem Intervall von vier Tagen wieder Zimt auf dem Speiseplan erscheinen darf, während dieser Zeitraum bei weiteren Mitgliedern dieser Familie der Lorbeergewächse (Lauraceae) wie Avocado, Lorbeerblatt und Sassafras, lediglich zwei Tage beträgt. Wird dem Apfelmus Zucker hinzugefügt, wird die betreffende Zuckerart für vier Tage aus dem Rotationsplan eliminiert. Eine der Gefahren beim Verzehr von industriell verarbeiteten Nahrungsmitteln besteht darin, daß keine Verpflichtung besteht, auf dem Etikett anzugeben, *welche Art* von Zucker dem Nahrungsmittel zugesetzt wurde. Es ist aus diesem Grund den Konsumenten anzuraten, auf solche Nahrungsmittel zu verzichten, denen Zucker beigegeben wurde. Es muß betont werden, daß es sich bei Rohrzucker, Rübenzucker und Stärkezucker (Traubenzucker) um nicht identische Nahrungsmittel handelt [3], obwohl Rohr- und Rübenzucker chemisch nicht unterschieden werden können und beide als Saccharose bezeichnet werden. Im Gegensatz zu diesen Disacchariden ist das Molekül von Stärkezucker (Traubenzucker) nur halb so groß; man findet hierfür häufig die Bezeichnungen Dextrose, Glucose, Maisdextrose oder auch Fructose (obwohl Fructose für intravenöse Verabreichung meist aus Saccharose hergestellt wird). Um die Vielfalt zu gewährleisten, ist es keine schlechte Idee, zu jeder Einzelmahlzeit verschiedene Formen des-

selben Nahrungsmittels zu verzehren. Wenn der Patient sein Fleisch mit einem tolerierten Wasser zubereitet, kann er auch das dabei anfallende Kochwasser als warme, sehr wohlschmeckende Suppe verwenden. Salz kann nach Belieben hinzugefügt werden, da ganz selten Allergien gegen dieses Nahrungsmittel auftreten. Das soll aber nicht heißen, daß Salz im Übermaß konsumiert werden sollte.

In dem soeben erläuterten, einfach gehaltenen Diätplan habe ich ziemlich „normale" Nahrungsmittel für die verschiedenen Mahlzeiten des Tages ausgewählt. So essen z. B. die meisten Leute bereits solche Dinge wie Eier, Melonen und Orangen zu ihrem Frühstück. Bei Amerikanern ist es auch üblich, die schwereren, fleischhaltigen Mahlzeiten am Abend einzunehmen. Es sei aber daran erinnert, daß dies lediglich eine Konvention ist. Es gibt keinen physiologischen Grund für solch einen Brauch, und es gibt in der Tat in anderen Kulturen auch unterschiedliche Auffassungen darüber, wie ein angemessenes Frühstück zusammengesetzt oder zu welcher Tageszeit die Hauptmahlzeit eingenommen werden sollte.

Den Patienten wird deshalb dringend angeraten, mit stereotypen Wiederholungen bei der Zubereitung ihrer Mahlzeiten Schluß zu machen. Man kann beispielsweise auch einmal reinen, gedünsteten Fisch, wie Flunder und Kabeljau oder gelegentlich Fleisch bzw. Gemüse zum Frühstück essen. Flexibilität in dieser Hinsicht hilft dem Patienten dabei, das Diätprogramm erfolgreich durchzuhalten.

Der oben angegebene Diätplan setzt voraus, daß der Patient gegen keines der aufgelisteten Nahrungsmittel allergisch ist. Was ist jedoch zu tun, wenn gegen einige von ihnen eine Allergie besteht, was deshalb wahrscheinlich ist, weil einige Nahrungsmittel auf dieser Liste dafür bekannt sind, häufig Überempfindlichkeitsreaktionen auszulösen? In diesem Falle muß der Patient Ersatznahrungsmittel finden, die in dieser Hinsicht als sicher eingestuft werden, oder solche Nahrungsmittel in den Diätplan einbauen, die ohnehin auf Verträglichkeit getestet werden sollen. Nehmen wir einmal als Beispiel an, daß ein Patient eine Allergie gegen alle Getreidearten und gegen Schweinefleisch hat. Der Speiseplan für die abwechslungsreiche Rotationsdiät hätte dann etwa folgendes Aussehen:

	Frühstück	Mittagessen	Abendessen (als Hauptmahlzeit)
Sonntag	frische oder gefrorene Melone	gedünsteter Brokkoli	gekochte Garnele (Shrimps)
Montag	verlorene/ pochierte Eier	Datteln statt Weizen	gegrilltes Steak
Dienstag	rohes Apfelmus (ungezuckert)	gekochte Limabohnen	gebackene Yamswurzeln (Mehlwurzeln) statt Schweinefleisch
Mittwoch	Granatäpfel statt Haferbrei	gedünstete Zucchini (Kürbis)-Scheiben	Huhn
Donnerstag	Orangen und Orangensaft	Augenbohnen	Lachsfilet
Freitag	frische Weintrauben und Traubensaft	Bananen statt Reis	Lammkotelett
Samstag	Grapefruit und Grapefruitsaft	gebackene Flunder	frische Putenkeule

Ist eine solche Diät ausgewogen? Meiner Ansicht nach ist diese Frage zu bejahen. Die innerhalb einer Woche dem Körper zugeführten Mengen an Kohlenhydraten, Kalorien, Protein und anderen Nahrungsbestandteilen reichen aus, um die Gesundheit aufrechtzuerhalten. Erhält der Patient mit dieser Diät genügend Vitamine und Mineralstoffe? Meiner Erfahrung nach wird durch den Verzehr vollwertiger Nahrungsmittel (besonders solcher aus biologischem Anbau) in frischem Zustand eine bessere Versorgung mit Vitalstoffen gewährleistet, als dies mit der durchschnittlichen amerikanischen Kost möglich ist, selbst wenn man diese durch Vitaminpräparate ergänzt. In der Regel gebe ich Patienten, die diese Diät einhalten, nicht die Empfehlung, zusätzlich noch Vitamintabletten einzunehmen.

Obwohl einige Vitamine aus Nahrungsmitteln gewonnen werden, wird die Mehrzahl dieser Präparate synthetisch hergestellt. Die „Food and Drug Administration“, die für die Regelung dieses Bereichs zuständig

ist, macht zwischen sogenannten natürlichen und synthetischen Vitaminen keinen Unterschied, da beide identische chemische Strukturformeln haben. Wird das betreffende Vitamin aus Weizenkeimen gewonnen (wie dies für die Vitamin-B-Präparate gilt), kann dadurch eine Überempfindlichkeit gegen Getreideprodukte neu geschaffen oder eine bereits bestehende aufrechterhalten werden. Dies ist eine Tatsache, die von vielen Vitamin-Verfechtern übersehen wird.
Ich bin nicht gegen Vitamine — ganz im Gegenteil. Allerdings bin ich der Meinung, daß Vitamine aus ihrer natürlichen Quelle, nämlich vollwertigen Nahrungsmitteln, immer den Vitaminpräparaten vorzuziehen sind; diese können Spuren verschiedener Chemikalien oder Nahrungsmittel, einschließlich Zusatzstoffen (Maisstärke, Milchzucker usw.) enthalten, die allergische Probleme verschlimmern können. Die abwechslungsreiche Rotationsdiät ist ein bedeutender Fortschritt im menschlichen Wissen über richtige Ernährung. Über Jahrtausende hinweg ernährte sich der Mensch von dem, was ihm die Natur gerade anbot, und tat gut daran — jedenfalls war damit sein Überleben gesichert. Erst in den letzten paar Jahrtausenden haben die Fortschritte der Zivilisation die Ernährungsweise des Menschen verändert und in vieler Hinsicht unser natürliches Gleichgewicht mit der Umwelt in Unordnung gebracht. Es bedurfte der Wissenschaft, um uns deutlich zu machen, wie unter diesen veränderten Bedingungen eine richtige Ernährungsweise aussehen sollte. Der erste große Durchbruch auf dem Gebiet der Ernährungswissenschaft war die analytische Diätetik, wie sie in den meisten Hochschulen gelehrt und in Zeitungen, im Fernsehen sowie in zahlreichen Aufsätzen und Büchern gepredigt wird. Nach dieser Lehre kann jedes Nahrungsmittel in klar definierte und kategorisierte Bestandteile, wie Proteine, Kohlenhydrate, Vitamine etc., zerlegt werden. Eine richtige Ernährungsweise besteht im Gedankengebäude dieser Diätetik darin, eine vorgegebene *Menge* dieser Nährstoffe alle 24 Stunden dem Körper zuzuführen. Ross Hume Hall hat dafür die Bezeichnung „Rechenschieber-Diätetik“ geprägt.
Diese Theorie versagt jedoch, wenn die individuelle Beschaffenheit von Nahrungsmitteln und vor allem die individuelle Natur jedes einzelnen Menschen berücksichtigt werden sollen. Auf die Wechselwirkung zwischen dem einzigartigen Individuum und seiner Umwelt kommt es, besonders bei kranken Menschen und ihren behandelnden Ärzten, ganz

entscheidend an. Dieses Denkmodell läßt sich am besten als „biologische“ Diätetik bzw. Ernährung charakterisieren [4]. Die Klinische Ökologie zeigt uns, wie wir das Gleichgewicht zwischen Mensch und Umwelt unter den Bedingungen einer hochentwickelten Zivilisation wieder herstellen können. Sie betrachtet dabei die einzigartigen Aspekte beider Seiten dieser Wechselbeziehung. Dazu gehört auch die Art und Weise, wie der menschliche Körper ein bestimmtes Nahrungsmittel, selbst in seiner verstecktesten Form, noch „erkennen“ kann.
Die abwechslungsreiche Rotationsdiät ist das Resultat dieser neuen Betrachtungsweise. Sie stellt einen Durchbruch in der Medizin dar, dessen Tragweite der Entwicklung der „Rechenschieber“-Diätlehre zumindest ebenbürtig ist. Diese Diät ist zugleich unsere beste Methode zur Diagnose, Behandlung und Vorbeugung chronischer Empfindlichkeitsreaktionen auf Nahrungsmittel.

19. Der Chemikalien-Fragebogen

Wir bitten alle unsere Patienten, als Teil ihrer Krankengeschichte den nachfolgenden Fragebogen auszufüllen. Die Antworten auf diese Fragen dienen als Wegweiser für künftige Therapie und Vorbeugung. Viele positive Antworten zum Beispiel können bedeuten, daß man den Patienten zur weiteren Diagnose in die umweltkontrollierte Abteilung einweisen sollte. Nach der Anzahl positiver Antworten richtet sich auch der Verdünnungsgrad des synthetischen Äthylalkohols, mit dem wir den Provokationstest ausführen (siehe Kap. 16).
Im Idealfall sollte der Chemikalien-Fragebogen ausgefüllt werden, bevor der Patient allzu viel weiß über die Bedeutung der Chemikalienempfindlichkeit. Zumindest versuchten wir es bisher so einzurichten. Das wird allerdings zunehmend schwierig, da das Problem der Chemikalienempfindlichkeit immer häufiger öffentlich diskutiert wird. Sie können diesen Fragebogen selbst ausfüllen, oder ihn einem Freund oder Verwandten geben, der Ihrer Meinung nach vielleicht daran leidet. Vergessen Sie dabei nie, daß positive Antworten im Fragebogen nur anzeigen, daß möglicherweise ein solches Leiden existiert. Sie sind ein guter Anlaß, weitere professionelle Hilfe in Anspruch zu nehmen und einige der in Kapitel 20 beschriebenen vorbeugenden Techniken anzuwenden.

Fragebogen
Chemische Zusätze und Verunreinigungen von Luft, Nahrung, Wasser, Medikamenten und Kosmetika

Datum ______________ Name ______________________________

Adresse ____

Geschlecht ____________________ Alter ____________________

Bitte ausfüllen oder ankreuzen:

Schulbildung
Höchstes Schuljahr

1 2 3 4 5 6 7 8	1 2 3 4	1 2 3 4	1 2 3 4
(Elementarschule)	(High School)	(College)	(Graduate)

Familienstand
- ☐ ledig
- ☐ verheiratet
- ☐ verwitwet
- ☐ getrennt
- ☐ geschieden

Beruf: ______________________________

Arbeitsplatz
- ☐ Innenstadt
- ☐ Vorstadt
- ☐ Kleinstadt
- ☐ Land

Verkehrsmittel
- ☐ Auto ☐ Zug
- ☐ Bus ☐ zu Fuß
- ☐ andere __________

Entfernung zwischen Wohnung und Arbeitsplatz ________

Wohnung

Typ
- ☐ Einzelhaus
- ☐ Doppelhaus
- ☐ Appartement
- ☐ Hotel
- ☐ Wohnwagen

Gegend
- ☐ Großstadt, Wohngegend
- ☐ Großstadt, Industriegegend
- ☐ Vorstadt
- ☐ Kleinstadt
- ☐ Land

Garage
- ☐ in abgetrenntem Gebäude
- ☐ mit Innentür zwischen Haus und Garage
- ☐ im Kellergeschoß

Wenn Mehrfamilienhaus
Welches Stockwerk? __________
Wie lange haben Sie schon dort gewohnt? ____________________

Heizung und Lüftung in der Wohnung

Typ

- ☐ Elektrisch, Wärmepumpe
- ☐ Elektrisch, Heizstrahler
- ☐ Heißwasser oder Dampf
- ☐ Warmluft
- ☐ offene Kamine

Brennstoff

- ☐ Elektrisch
- ☐ Gas
- ☐ Öl
- ☐ Kohle
- ☐ Holz
- ☐ Andere ________

Ofen, Ort

- ☐ Kellergeschoß
- ☐ Wohnung
- ☐ Waschküche
- ☐ offen
- ☐ geschlossen

Klimaanlage

- ☐ an Einzelfenstern
- ☐ zentrales System

  Filter:
  - ☐ geölt
  - ☐ ungeölt
  - ☐ elektrostatisch
  - ☐ Aktivkohle

Küchenabgase

Ventilator

- ☐ ja
- ☐ nein

Küchentür

- ☐ meist offen
- ☐ meist zu

Geräte

Herd

- ☐ Elektrisch
- ☐ Gas
- ☐ Öl

Alter ______________

Kühlschrank

- ☐ Elektrisch
- ☐ Gas

Alter ______________

Aufbewahrung von Speisen

- ☐ in Glas
- ☐ in Email
- ☐ in Plastik

Tiefkühltruhe

- ☐ Elektrisch
- ☐ Gas

Alter ______________

Wäschetrockner

- ☐ Elektrisch
- ☐ Gas

Alter ______________

Wasserboiler

- ☐ Elektrisch
- ☐ Gas
- ☐ Teil der Heizung

Alter ______________

Möbel und Zubehör

Polstermöbel

Überzüge

- ☐ Baumwolle
- ☐ Seide
- ☐ Leinen
- ☐ Wolle
- ☐ Kunstfaser
- ☐ Plastik

Füllung

- ☐ Baumwolle
- ☐ Roßhaar
- ☐ Schaumstoff
- ☐ Andere ________

Matratzen

- ☐ Baumwolle
- ☐ Schaumstoff
- ☐ Plastiküberzug
- ☐ Andere ________

Kissen

- ☐ Federn
- ☐ Schaumstoff
- ☐ Kapok
- ☐ Dacron
- ☐ Plastiküberzüge

Teppiche

- ☐ Wolle
- ☐ Baumwolle
- ☐ Synthetik
- ☐ Naturfaser
- ☐ Rückseite aus Schaumstoff oder Plastik

Unterteppiche

- ☐ Plastik
- ☐ Schaumstoff
- ☐ Roßhaar

Vorhänge

- ☐ Baumwolle
- ☐ Seide
- ☐ Wolle
- ☐ Leinen
- ☐ Plastik
- ☐ Kunstfaser

Reinigungsmittel

- ☐ Seife
- ☐ Detergentien
- ☐ Scheuerpulver mit Chlor
- ☐ Ammoniak

Deodorantien und Desinfektionsmittel

- ☐ Air wick
- ☐ Lysol
- ☐ Pine-Sol
- ☐ Andere ________

Waschmittel

- ☐ Seife
- ☐ Bleichmittel (Eau de Javelle)
- ☐ Ammoniak
- ☐ Detergentien
- ☐ Plastikstärke
- ☐ Maisstärke
- ☐ Andere

Wäschetrockner

- ☐ Elektrisch
- ☐ Gas

Möbelpolitur

- ☐ ja
- ☐ nein

Fußbodenwachs

- ☐ ja
- ☐ nein

Verschiedenes

Insektenvernichtung

- ☐ Sprays
- ☐ Mottenkugeln
- ☐ „Mottenkristalle“
- ☐ „Mottenstrips“
- ☐ ________________

Trinkwasser

- ☐ Brunnen, Quelle
- ☐ enthärtet
- ☐ gechlort
- ☐ fluoridiert

Geruchssinn

- ☐ sehr scharf
- ☐ normal
- ☐ schwach
- ☐ nicht vorhanden

Fähigkeit, Gas zu riechen

- ☐ sehr stark
- ☐ normal
- ☐ durchschnittlich
- ☐ schwach oder abwesend

Wenn der Wind von Industriegebieten bläst

- ☐ Symptome verschlimmert?
- ☐ unverändert?

Der erste Abschnitt des Fragebogens kann einige sehr aufschlußreiche Informationen liefern, obwohl die Fragen auf den ersten Blick banal aussehen. Wenn zum Beispiel ein Durchgang zwischen Haus und Garage besteht, können schädliche Autoabgase in die Wohnung gelangen.

Die Fragen über das Heizungssystem gehören zu den wichtigsten im ganzen Fragebogen. Sehr häufig kann man die meisten Beschwerden eines Patienten auf ein defektes Heizsystem und die davon herrührende Luftverschmutzung durch Kohlenwasserstoffe zurückführen. Ein ölimprägnierter Filter in der Klimaanlage kann die Luft in Wohnräumen verunreinigen, ohne daß jemand es ahnt.

Eine ähnliche Quelle chemischer Luftverschmutzung in der Küche ist ein Gasherd oder Gaskühlschrank ohne Abzug oder Kamin. Wenn die Küchentür offensteht, können Spuren von Erdgas oder Kochdämpfen durch das ganze Haus zirkulieren und bei den Bewohnern Gesundheitsstörungen auslösen.

Auch die Art der Möbel und Einrichtungsgegenstände hat starken Einfluß auf die Gesundheit, wie in den vorangegangenen Kapiteln betont. Wenn ein Patient vorzugsweise Naturfasern und -stoffe verwendet, wie Baumwolle, Seide, Leinen und Wolle, dann ist er weniger in Gefahr,

Chemikalienempfindlichkeit zu entwickeln, als wenn er Synthetiks und Plastik benutzt.
Eine Schaumstoffmatratze und Schaumgummikissen, oder Bettzeug aus Kapok, Dacron oder kunststoffbeschichtetem Material können die Ursache ausgeprägter Beschwerden sein. (Man erinnere sich, daß jeder von uns ein Drittel seines Lebens im engsten Kontakt mit seinem Bettzeug verbringt!)
Läufer und Teppichböden aus Kunstfasern und starkriechende Teppichunterlagen aus Plastik oder Schaumstoff sind schon früher mit umweltbedingten Gesundheitsstörungen in Verbindung gebracht worden; eine positive Antwort in dieser Sparte ist ein wichtiger Hinweis.
Viele Reinigungsmittel und Detergentien, Möbelpolitur und Fußbodenwachs können Reaktionen auslösen, obwohl man sie allgemein als harmlos betrachtet.
Besonders scharf beleuchten wir die Methoden zur Insektenvernichtung in der Wohnung des Patienten. Sind im Kleiderschrank Mottenkugeln oder ein anderes Insektengift? Benutzt er Insektenspray, steht dieser unterm Küchenausguß? Sind chemische Schaben- oder Ameisenfallen im Haus verteilt? Steht das Haus auf einem Fundament, das mit Pestiziden wie Aldrin und Dieldrin behandelt ist? Kommt regelmäßig ein berufsmäßiger Kammerjäger, um hinter dem Kühlschrank, den Möbeln und Scheuerleisten zu sprühen? Dieser Teil des Fragebogens soll derartige Problempunkte enthüllen.
Die Wasserversorgung des Hauses ist sehr wichtig; tatsächlich können einige Leute in gechlortem Wasser nicht einmal baden oder das Gesicht waschen, geschweige denn es trinken.
Die Fragen über den Geruchssinn gehören zu den wichtigsten im ganzen Fragebogen; die Antworten darauf sind höchst aufschlußreich. Leute mit besonders scharfem oder aber schwachem oder fehlendem Geruchssinn sind im allgemeinen hochempfindlich gegen Chemikalien. Der typische Allergiepatient hat anfangs meist einen hyperakuten Geruchssinn. Dieser wird jedoch schließlich von chemischen Dämpfen und Gerüchen überwältigt, so daß der Patient am Ende überhaupt nichts mehr riecht. Darin liegt kein Widerspruch: vielmehr sind die beiden Extreme Teile eines Prozesses, eines Syndroms. Es ist Aufgabe des Arztes, zu erklären, wie sich das Syndrom im Laufe der Zeit entwickelt hat. Unter den vielen Fragen nach dem Geruchssinn ist diejenige nach der Fähigkeit, entwei-

chendes Gas zu riechen, besonders wichtig. Wie gesagt, wenn der Patient zu den Leuten gehört, die ständig schnüffeln und sich beklagen, daß sie Gas riechen, wo niemand sonst etwas bemerkt, noch dazu, wenn die Gasleitungen garantiert dicht sind, dann ist er mit hoher Wahrscheinlichkeit überempfindlich gegen Chemikalien. Wirklich ist es oft gerade das Erdgas, das bei ihm einige oder alle Symptome verursacht. Wenn er andererseits keinen Gasgeruch wahrnimmt, wo alle anderen es können, oder wenn er die Fähigkeit dazu verloren hat, ist dies meist auch ein Anzeichen für Chemikalienempfindlichkeit, nur in einem anderen Stadium.

Unangenehme Gerüche als solche können allergieartige Reaktionen auslösen. Nach Dr. Dr. Iris Bell, die auf diesem Gebiet forscht,

> können Gerüche direkt die Funktionen eines weiten Spektrums von Reaktionen des Zentralnervensystems beeinflussen. Man könnte sich vorstellen, daß spezifische Gerüche bestimmte Gehirnbahnen extrem stimulieren oder hemmen und dadurch die manisch-depressiven Stimmungsumschwünge bei manchen umweltkranken Patienten hervorrufen [1].

Bei der Beantwortung der folgenden Fragen wäre es gut, wenn Sie auf dem rechten Rand die Hauptsymptome verzeichnen, die Sie auf eine bestimmte Substanz bekommen. Das können laufende Nase, Husten, Atemnot, Schwindel, Übelkeit, Hautjucken, Kopfweh, geistige Erschöpfung, Depression u. v. a. sein.

Wie reagieren Sie auf folgendes?

Kohle, Öl, Gas und deren Verbrennungsprodukte

Bitte 1 Möglichkeit ankreuzen:	mag es	neutral	mag es nicht	macht mich krank
1. Starker Kohlenrauch im Freien	☐	☐	☐	☐
2. Rauch von Dampflokomotiven in Bahnhöfen usw.	☐	☐	☐	☐
3. Rauch von Kohlenöfen, -herden oder -kaminen	☐	☐	☐	☐
4. Gerüche von Erdgasfeldern	☐	☐	☐	☐
5. Geruch von undichten Gasleitungen im Haus	☐	☐	☐	☐

	mag es	neutral	mag es nicht	macht mich krank
6. Geruch von brennendem Gas	☐	☐	☐	☐
7. Geruch von Benzin	☐	☐	☐	☐
8. Gerüche und Dämpfe in der Garage	☐	☐	☐	☐
9. Abgase von Autos oder Motorbooten	☐	☐	☐	☐
10. Geruch von Teer, Lösungsmitteln oder Feuerzeugbenzin	☐	☐	☐	☐
11. Geruch frisch chemisch gereinigter Kleidung, Möbelstoffe, Teppiche ..	☐	☐	☐	☐
12. Geruch von Teerseife	☐	☐	☐	☐
13. Geruch von Nagellack oder Nagellackentferner	☐	☐	☐	☐
14. Geruch von Messing-, Metall- oder Schuhputzmitteln	☐	☐	☐	☐
15. Geruch von frischgedruckten Zeitungen	☐	☐	☐	☐
16. Geruch von Flugzeugbenzin	☐	☐	☐	☐
17. Geruch von Lampen oder Herden mit Kerosin oder Heizöl	☐	☐	☐	☐
18. Geruch von Öfen oder Raumheizungen mit Kerosin oder Heizöl	☐	☐	☐	☐
19. Dieselabgase von Zügen, Bussen, Lastwagen oder Booten	☐	☐	☐	☐
20. Schmieröle oder Rohöl	☐	☐	☐	☐
21. Abgase von defekten Automotoren, die zuviel Öl verbrennen	☐	☐	☐	☐
22. Rauch von verbrennenden ölgetränkten Lumpen	☐	☐	☐	☐
23. Geruch von Rauchtöpfen zur Straßenmarkierung oder von Frostschutzmitteln	☐	☐	☐	☐

Der obige Fragenkatalog bezieht sich auf die Rolle der Erdöl- und Kohleprodukte bei der Auslösung von Krankheiten. Hier will der Fragebogen nicht wissen, ob der Patient die Gerüche wahrnehmen kann, sondern wie er darauf reagiert. Sogenannte subjektive Vorlieben und Abneigungen deuten oft auf Vorgänge im Körper hin.

Es sei wiederum betont, daß der Patient scheinbar widersprüchlich auf verschiedene Substanzen reagieren kann. Im Anfang mag der Patient oft gerade die Substanz besonders gern, die ihn krank macht.

Mit der Zeit kann er schließlich eine tiefe Abneigung gegen jene Substanz entwickeln, die dem uninformierten Beobachter „irrational" oder „paranoid" vorkommt.

Einige Leute sind beispielsweise ganz wild auf den Geruch (und die Wirkungen) von Autobenzin. Sie steigen sogar aus und stellen sich neben die Zapfsäule, solange ihr Auto vollgetankt wird. Mit der Zeit aber finden sie, daß es ihnen schlecht wird oder daß sie Kopfweh bekommen, wenn sie nur eine Tankstelle betreten.

Wie reagieren Sie auf folgendes?
Paraffinöl (Mineralöl), Vaseline, Wachse und deren Verbrennungsprodukte

Bitte 1 Möglichkeit ankreuzen:

	mag es	neutral	mag es nicht	macht mich krank
1. Paraffinöl in Handlotionen und Medikamenten	☐	☐	☐	☐
2. Paraffinöl als Abführmittel	☐	☐	☐	☐
3. Cold Cream, Hautcremes, Makeup	☐	☐	☐	☐
4. Vaseline, Flüssigparaffin, oder paraffinhaltige Salben	☐	☐	☐	☐
5. Geruch von Fußboden- oder Möbelwachs	☐	☐	☐	☐
6. Geruch von Glaswachs oder ähnlichen Glasreinigern	☐	☐	☐	☐
7. Rauch von brennenden Kerzen	☐	☐	☐	☐
8. Geruch von Müllverbrennungsanlagen	☐	☐	☐	☐

Viele Leute wissen nicht, daß Paraffinöl aus Erdöl gemacht ist, genau wie Benzin und Motoröl. Paraffinöl als Abführmittel oder Hautpflegemittel kann die Ursache allergieartiger Erscheinungen sein. (Es kann auch Krebs auslösen. Arbeiter in der Baumwollindustrie bekamen früher Hodenkrebs mit hundertfach größerer Wahrscheinlichkeit als der Durchschnitt der Bevölkerung. Unterleib und Unterarme waren bei ihnen dauernd einem feinen Sprühnebel von Paraffinöl ausgesetzt. Als man eine andere Sorte Öl verwendete, verschwand diese Berufskrankheit praktisch vollkommen [2]).
Viele Cold Creams, Hautcremes und Make-ups enthalten Erdölprodukte, ebenso verschiedene in Haushalt und Industrie verwendeten Wachse. Leute, die empfindlich dagegen sind, sollten diese Produkte sorgfältig meiden. Es gibt meist natürlichen Ersatz dafür.

Wie reagieren Sie auf folgendes?
Asphalt, Teer, Harze und Farbstoffe

Bitte 1 Möglichkeit ankreuzen:	mag es	neutral	mag es nicht	macht mich krank
1. Dämpfe von frischgeteerten Dächern oder Straßen	☐	☐	☐	☐
2. Straßenasphalt bei heißem Wetter ..	☐	☐	☐	☐
3. Teerhaltige Seifen, Shampoos und Salben	☐	☐	☐	☐
4. Gerüche von Tinte, Kohlepapier, Schreibmaschinen-Farbbändern und Filzschreibern	☐	☐	☐	☐
5. Farbstoffe in Kleidung und Schuhen	☐	☐	☐	☐
6. Farben in Kosmetika (Lippenstift, Mascara, Rouge, Puder usw.)	☐	☐	☐	☐

Teer kann Autofahrer in große Schwierigkeiten bringen. Vielen empfindlichen Patienten geht es dramatisch schlecht, wenn sie über ein Stück frischgeteerte Straße fahren oder im Verkehr hinter einem Teerwagen herfahren müssen. Asphalt weicht im Sommer oft auf oder schmilzt sogar und kann zu Symptomen führen, wenn man unvorsichtig ist.

Wer empfindlich dagegen ist, muß teerhaltige Seifen, Shampoos und Salben strikt meiden. Sie bringen sowieso kaum Vorteile, was die Reinigungskraft betrifft, können aber ernste Gesundheitsstörungen erzeugen.
Die Abdämpfe von Tinten, Kohlepapier, Schreibmaschinen-Farbbändern und Filzschreibern sind eine offensichtliche Gefahr für Sekretärinnen und andere Büroarbeiter. Dr. Guy O. Pfeiffer machte eine Untersuchung über Umweltgefahren in einem typischen Büro. Demzufolge werden in einem Kopiergerät Tinten, Farbstoffe und Chemikalien verwendet, die Gase abgeben. Die Kopie, die aus der Maschine kommt, hat einen charakteristischen Geruch. Das Material des Papiers, ebenso wie die Tinte, „gasen aus", und das für einige Zeit.
Zusätzlich bemerkte er, daß es dort Spraydosen für die verschiedensten Zwecke gibt, „die ewige Spraydose mit den tausend verschiedenen Etiketten, den tausend Inhalten, und wahrscheinlich auch den tausend verschiedenen Krankheiten, die das chemikalienempfindliche Individuum davon bekommen kann" [3].
Zeitungen, Teppichböden, Polstermöbel mit Synthetiküberzügen, Tabakrauch, Topfpflanzen, Insektizide, Luftreinigungssprays und andere Quellen von gasförmigen Chemikalien sind alle bei der Diagnose einer Überempfindlichkeit gegen Chemikalien zu berücksichtigen. Die obigen Fragen geben dem Arzt Hinweise und einen Ausgangspunkt für weitere Untersuchungen.
Farbstoffe in Kosmetika, zum Beispiel in Lippenstift, Mascara und Rouge, sind häufig beteiligt bei Reaktionen; sogar „hypoallergene" bzw. „antiallergische" Produkte können Reaktionen hervorrufen.

Wie reagieren Sie auf folgendes?
Desinfektionsmittel, Deodorants, Detergentien

Bitte 1 Möglichkeit ankreuzen:	mag es	neutral	mag es nicht	macht mich krank
1. Geruch von Desinfektionsmitteln und Luftreinigungssprays im Haushalt und in öffentlichen Gebäuden	☐	☐	☐	☐
2. Geruch von Phenol (Karbolsäure) oder Lysol	☐	☐	☐	☐

	mag es	neutral	mag es nicht	macht mich krank
3. Phenolhaltige Lotionen oder Salben	☐	☐	☐	☐
4. Injektionen mit Phenol als Konservierungsmittel	☐	☐	☐	☐
5. Rauch von brennendem Holz, das mit Kreosot behandelt wurde (Eisenbahnschwellen)	☐	☐	☐	☐
6. Detergentien im Haushalt	☐	☐	☐	☐

Phenol (Karbolsäure) ist für Ärzte besonders interessant, besonders für Klinische Ökologen. Die meisten Allergenextrakte nämlich, die bei den Provokations-Neutralisations-Tests benutzt werden, sind mit Phenol konserviert. Überdies müssen viele Medikamente aus Naturstoffen mit Phenol konserviert werden, den Gesetzen zufolge. Wenn ein Patient überempfindlich gegen Phenol ist, muß man spezielle Extrakte ohne dieses Konservierungsmittel herstellen. Wie vorher erwähnt, ist Phenol auch in der Innenbeschichtung von Konservendosen vorhanden. Wenn ein Patient eine ausgeprägte Vorliebe für oder Abneigung gegen Phenol als Desinfektionsmittel äußert, reagiert er wahrscheinlich auch darauf, wenn es — viel häufiger noch — in Dosennahrung als Verunreinigung steckt.

Wie reagieren Sie auf folgendes?
Gummi

Bitte 1 Möglichkeit ankreuzen:	mag es	neutral	mag es nicht	macht mich krank
1. Geruch von Gummi oder Kontakt mit Gummi — Handschuhe, Gummi in Kleidungsstücken, Gürteln, Büstenhaltern, Hosenträgern etc. ...	☐	☐	☐	☐
2. Geruch von Schaumgummi-Bettzeug, Unterteppichen, Schreibmaschinen-Unterlagen	☐	☐	☐	☐
3. Geruch von Latexfarbe	☐	☐	☐	☐

	mag es	neutral	mag es nicht	macht mich krank
4. Geruch von Gummireifen und anderem Autozubehör	☐	☐	☐	☐
5. Geruch von gummibeschichteten Teppichen und Teppichböden	☐	☐	☐	☐
6. Rauch von verbrennendem Gummi .	☐	☐	☐	☐

Gummi ist ebenfalls ein häufiger „Störfaktor“. Wie fast jeder weiß, ist Gummi heute nur selten noch ein natürliches Pflanzenprodukt, nämlich Latex. Meist ist er synthetisch, hergestellt aus verschiedenen Chemikalien und Erdölprodukten.

Wie reagieren Sie auf folgendes?
Plastik, Kunstfasern, Beschichtungen, Klebstoffe

Bitte 1 Möglichkeit ankreuzen:

	mag es	neutral	mag es nicht	macht mich krank
1. Geruch von oder Kontakt mit Kunststoff-Polstermöbeln, Tischdecken, Buchhüllen, Kissenhüllen, Schuhbeuteln, Handtaschen	☐	☐	☐	☐
2. Geruch von Plastik-Falttüren oder vom Inneren von Autos	☐	☐	☐	☐
3. Geruch von oder Kontakt mit Kunststoff-Brillengestellen, künstlichen Gebissen	☐	☐	☐	☐
4. Geruch von Kunststoffartikeln in Kaufhäusern und Läden	☐	☐	☐	☐
5. Nylonstrümpfe und andere Kleidungsstücke aus Nylon	☐	☐	☐	☐
6. Kleidung oder Möbelstoffe aus Dacron oder Orlon	☐	☐	☐	☐
7. Kleidung oder Möbelstoffe aus Zellulose-Azetat (Kunstseide)	☐	☐	☐	☐
8. Geruch von oder Kontakt mit Klebeband	☐	☐	☐	☐
9. Geruch von Plastik-Zement	☐	☐	☐	☐

Kunststoffe sind natürlich eine der Hauptquellen chemischer Exposition. Eine stets zunehmende Zahl von Industrieprodukten besteht aus Plastik; viele von ihnen sind bereits an anderer Stelle in diesem Buch beschrieben. Die betreffenden Fragen sollen die Reaktionen des Patienten auf die häufigsten Kontakte mit Kunststoffen zeigen. Reaktionen auf Plastik sind sehr verschieden und können extrem stark sein.

Wie reagieren Sie auf folgendes?
Alkohole, Glykole, Aldehyde, Ketone, Ester, Terpene und ihre Derviate

Bitte 1 Möglichkeit ankreuzen:	mag es	neutral	mag es nicht	macht mich krank
1. Geruch von Waschalkohol	☐	☐	☐	☐
2. Alkohole und Glykole in Medizinen	☐	☐	☐	☐
3. Geruch von Firnis, Lack oder Schellack	☐	☐	☐	☐
4. Geruch trocknender Farbe	☐	☐	☐	☐
5. Geruch von Rasierwasser, Haarwasser oder Haaröl	☐	☐	☐	☐
6. Geruch von Fensterputzmitteln	☐	☐	☐	☐
7. Geruch von Farbe oder Lack, die mit Lösungsmittel verdünnt wurden	☐	☐	☐	☐
8. Geruch von Bananenöl (Amylalkohol)	☐	☐	☐	☐
9. Geruch von parfümierter Seife bzw. Shampoo	☐	☐	☐	☐
10. Geruch von Parfüm und Eau de Cologne	☐	☐	☐	☐
11. Geruch von Haarspray	☐	☐	☐	☐
12. Geruch brennenden Weihrauchs ...	☐	☐	☐	☐

Die meisten Parfüms, Toilettenwässer und handelsüblichen Duftstoffe sind vorwiegend Gemische synthetischer Materialien. Rein „biologische“ Parfüms sind heutzutage äußerst rar. Einige Marken von Parfüms machen durchschnittlich mehr Reaktionen als andere, aber kaum eines wird von hochempfindlichen Patienten vertragen.

Handlotionen oder Salben können dem chemikalienempfindlichen Patienten Schwierigkeiten bereiten aus mehreren Gründen — wegen der künstlichen Farbstoffe, der Duftstoffe, der Konservierungsmittel, der Emulgatoren und nicht zuletzt wegen der übrigen „aktiven" Wirkstoffe und „inaktiven" Emulsionsbestandteile bzw. Salbengrundlagen.

Reaktionen auf Farben und Lacke beruhen weitgehend auf der Flüchtigkeit der Lösungsmittel, mit denen sie hergestellt sind. Jedoch selbst ein biologisches Lösungsmittel wie Terpentin kann Störungen auslösen; dies ist ein Teil des „Koniferen-Problems".

Wie reagieren Sie auf folgendes?

Verschiedenes

Bitte 1 Möglichkeit ankreuzen:	mag es	neutral	mag es nicht	macht mich krank
1. Klimaanlage	☐	☐	☐	☐
2. Ammoniakdämpfe	☐	☐	☐	☐
3. Geruch von Mottenkugeln	☐	☐	☐	☐
4. Geruch von insektenvertreibenden Kerzen	☐	☐	☐	☐
5. Geruch von Termitenvernichtungsmittel	☐	☐	☐	☐
6. Geruch DDT-haltiger Insektizid-Sprays	☐	☐	☐	☐
7. Geruch von Chlordane, Lindan, Parathion, Dieldrin und anderen Insektizid-Sprays	☐	☐	☐	☐
8. Geruch von Unkrautvernichtungsmitteln (Herbiziden)	☐	☐	☐	☐
9. Geruch in der Obst- und Gemüseabteilung von Supermärkten	☐	☐	☐	☐
10. Geruch in Lagerhallen und Kleiderabteilungen	☐	☐	☐	☐
11. Geruch von Formalin oder Formaldehyd	☐	☐	☐	☐

	mag es	neutral	mag es nicht	macht mich krank
12. Geruch von gechlortem Wasser	☐	☐	☐	☐
13. Dämpfe von Chlorgas	☐	☐	☐	☐
14. Geruch von Clorox und anderen Hypochlorit-Bleichmitteln	☐	☐	☐	☐
15. Dämpfe von schwefelverarbeitenden Fabriken	☐	☐	☐	☐
16. Dämpfe von Schwefeldioxid	☐	☐	☐	☐

Die gemischten Fragen geben wichtige Hinweise. Pestizide zum Beispiel bilden eine der größten Gesundheitsgefahren für die Bevölkerung, besonders für diejenigen, die gegen Chemikalien empfindlich sind. Einige Leute wissen nicht, ob sie auf gewöhnliche Pestizide reagieren, aber sie kennen sehr wohl ihre Reaktionen in den Obstabteilungen der Supermärkte, wo oft mit Insektiziden gesprüht wird. Oder aber sie halten sich unbewußt fern von diesen Abteilungen, ohne eine Erklärung für ihr Verhalten geben zu können. Oft ist dies zurückzuführen auf die unangenehmen Wirkungen der versprühten Pestizide.
Eine positive Antwort auf irgendeine der Fragen 3 bis 11, die entweder starke Vorliebe oder Abneigung aussagt, gehört zu den signifikantesten Tatsachen, die dieser Fragebogen ans Licht bringen kann. Viele Jahre schon sind Pestizide die Crux der Chemikalienempfindlichkeit. Ich bezeugte dies 1963 in dem Senats-Hearing über Pestizide, dem Senator Abraham Ribicoff präsidierte. Seitdem ist dieses Problem nur immer schlimmer geworden.

Wie reagieren Sie auf folgendes?
Koniferen

Bitte 1 Möglichkeit ankreuzen:	mag es	neutral	mag es nicht	macht mich krank
1. Geruch des Weihnachtsbaums und anderer Weihnachtsdekorationen mit Zweigen	☐	☐	☐	☐
2. Geruch von Kiefernholz-Wandverkleidungen	☐	☐	☐	☐

	mag es	neutral	mag es nicht	macht mich krank
3. Geruch vom Schleifen oder Arbeiten mit Kiefern- oder Zedernholz	☐	☐	☐	☐
4. Geruch von Möbelpolitur mit Zedernholzduft	☐	☐	☐	☐
5. Geruch von Sprays mit Fichtennadel-Duft	☐	☐	☐	☐
6. Geruch von Fichtennadel-Badeölen, -shampoos, -seifen	☐	☐	☐	☐
7. Geruch von Terpentin oder terpentinhaltigen Farben	☐	☐	☐	☐
8. Rauch von brennendem Kiefernholz	☐	☐	☐	☐

Viele chemikalienempfindliche Personen reagieren auf Koniferen (Kiefern, Fichten, Tannen, Pinien) und deren Produkte. Das erscheint sonderbar, nachdem beispielsweise Kiefernholz doch ein Naturstoff ist, während die Chemikalien, die wir bisher ins Kreuzfeuer nahmen, hauptsächlich synthetische Erzeugnisse aus Laboratorien sind. Das könnte daher kommen, wie gesagt, daß die Kohlenwasserstoffe (und die fossilen Brennstoffe überhaupt) letztlich aus riesigen Koniferenwäldern stammen, vor Äonen begraben und unter Druck verflüssigt zu der Form, wie wir sie heute kennen.

Medikamentenklassen bzw. Medikamente

Kreuzen Sie an, was Sie in Verdacht haben, bei Ihnen allergische Reaktionen auszulösen.

☐ Analgetika	☐ Adrenalin	- ________________
☐ Androgene	☐ Aminophyllin	- ________________
☐ Anästhetika, lokal	☐ Aspirin	- ________________
	☐ Barbiturate	- ________________
☐ Anästhetika (Narkosemittel)	☐ Codein	- ________________
	☐ Demerol	- ________________
☐ Antibiotika	☐ Ephedrin	- ________________
☐ Antikoagulantien	☐ Äther	- ________________

☐ Antikonvulsiva
☐ Antihistaminika
☐ Antispasmodika (Spasmolytika)
☐ Antiasthmatika
☐ Diuretika
☐ Östrogene
☐ Migränemittel
☐ Laxativa
☐ Opiate
☐ Sedativa
☐ Tranquilizer
☐ Vakzine
☐ Vitamine

☐ Jodide
☐ Mineralöl (Paraffinöl)
☐ Morphin
☐ Novocain
☐ Penicillin
☐ Phenobarbital
☐ Phenolphthalein
☐ Saccharin
☐ Stilböstrol
☐ Sulfonamide
☐ Vaseline
☐ ____________
☐ ____________

☐ ____________
☐ ____________
☐ ____________
☐ ____________
☐ ____________
☐ ____________
☐ ____________
☐ ____________
☐ ____________
☐ ____________
☐ ____________
☐ ____________
☐ ____________
☐ ____________

Viele Medikamente enthalten Maisstärke, Maiszucker, Aromastoffe, Farbstoffe, Füllstoffe (Excipientien) und andere Zusätze, um die Textur, den Geschmack und die Haltbarkeit zu verbessern. Auch die Medikamente selbst, sowie die Zusatzstoffe, können Reaktionen vom Allergie-Typ verursachen.

Medikamente und Körperpflegemittel, die Sie zur Zeit gebrauchen:
(nach Möglichkeit Marke angeben!)

Medikamente:

☐ ____________
☐ ____________
☐ ____________
☐ Zahnpasta
☐ Mundwasser
☐ Deodorant
☐ Toilettenseife
☐ Shampoo
☐ Handlotion
☐ Cold Cream
☐ Kontrazeptiv (z. B. Patentex)
☐ ____________

Für Frauen:

☐ Gesichtspuder
☐ Körperpuder
☐ Lippenstift
☐ Makeup
☐ Nagellack
☐ Parfüm
☐ Eau de Cologne
☐ Mascara
☐ Augenbrauenstift
☐ Kaltwelle
☐ Dauerwelle
☐ Haarfärbemittel
☐ Schaumbad

Für Männer:

☐ Rasierlotion
☐ Aftershave
☐ Haaröl

Andere

☐ ____________
☐ ____________
☐ ____________
☐ ____________
☐ ____________
☐ ____________
☐ ____________
☐ ____________

Wie wir schon erklärten, haben Medikamente einen bedeutenden Anteil am gesamten Chemikalienproblem; die Beschwerden vieler Patienten rühren von daher. Andere wieder entwickeln Langzeitreaktionen auf Kosmetika und Duftstoffe, die sie geradezu suchtartig verbrauchen. Diese Duftstoffe sind nicht nur potentiell gefährlich für ihre Träger (-innen), sondern auch eine Quelle irritierter Reaktionen bei anderen.

Rauchen

Rauchen Sie Zigaretten ☐ Pfeife ☐ Zigarren ☐
In welchem Alter begannen Sie zu rauchen? ____________
In welchem Alter haben Sie das letztemal
zu rauchen aufgehört? ____________
War es schwierig aufzuhören? ____________
Wieviele Zigaretten usw. rauchen Sie pro Tag? ____________
Was ist Ihr Höchstgewicht? ____________
Ihr jetziges Gewicht? ____________

Zuletzt fragen wir Patienten nach ihren Rauchgewohnheiten. Rauchen ist ein bedeutender Faktor, nicht nur weil es nachgewiesenermaßen Krebs, Herzkrankheiten und andere Leiden hervorruft, sondern weil auch eine ebenso beweisbare Beziehung besteht zwischen Tabakrauch und häufigen allergieartigen Reaktionen.

Es sollte noch einmal betont werden, daß bei der Auswertung dieses Fragebogens sowohl eine positive wie eine negative Reaktion signifikant sind. Mit anderen Worten, wenn jemand berichtet, daß er den Geruch des Insektizidsprays *gern hat*, ist das ebenso aufschlußreich, wie wenn er ihn verabscheut. (Wie schon gesagt, zeigt der gleiche Patient oft alle beiden Reaktionen, jeweils in einem anderen Stadium seiner Krankheit.)

Es wäre bequem, wenn man diese Fragen in eine Bewertungsskala ordnen könnte. Das geht leider nicht, da jede Reaktion auf *irgendeine* der Substanzen Überempfindlichkeit bedeuten kann. Jemand kann auf nur wenige Dinge auf der Liste (oder sogar nur auf eines) Reaktionen zeigen, und trotzdem ernstlich davon krank sein. Gewöhnlich jedoch hat eine Einzelperson ein ganzes Muster breitgestreuter Reaktionen, wie sich oft beim Durchlesen zeigt. Zahlreiche Reaktionen sind die Regel, besonders in Fällen fortgeschrittener Erkrankung.

Obwohl alle Fragen bedeutsam sind, sind einige doch aufschlußreicher als die anderen. Aus Gründen, die wir schon erklärt haben, ist die Fähigkeit, Erdgas zu entdecken, einer der Haupthinweise auf das Syndrom der Chemikalienempfindlichkeit. Das gleiche gilt für die Reaktionen auf Pestizid-Sprays (Insektizide und Herbizide), Benzindämpfe, Plastik, Schaumstoff und die verschiedensten synthetischen Medikamente.

Ein breitgestreutes Muster von Vorlieben und Abneigungen bei allen aufgelisteten Substanzen sollte man als Anzeichen betrachten, daß ärztliche Hilfe notwendig ist und vorbeugende Maßnahmen ergriffen werden sollten.

Ein Punkt muß noch besonders betont werden: Viele Leute entdecken, daß sie überempfindlich gegen Chemikalien sind, aber sie sind der Meinung, daß sie keine Nahrungsmittel-Allergien haben. Andere wieder wissen, daß sie Schwierigkeiten mit bestimmten Nahrungsmitteln haben, ignorieren aber das Chemikalien-Problem. Fast immer aber haben sie *beides*, wobei eines von beiden nur etwas mehr im Vordergrund steht. In dem Maße, wie unser Wissen auf dem Gebiet von Umwelt und Gesundheit in den letzten dreißig Jahren gewachsen ist, ist es offensichtlich geworden, daß die Chemikalienempfindlichkeit das vorherrschende Thema ist. Wenn das Chemikalienproblem nicht gelöst ist, kann sich die Nahrungsmittel-Allergie verschlimmern. Solche Patienten verlieren ihre Toleranz gegenüber Nahrungsmitteln, die sie vorher vertragen haben, oder sie können durch Weglassen keine Toleranz gegenüber allergenen Nahrungsmitteln erreichen.

Der Chemikalien-Fragebogen ist deshalb sehr wichtig für alle allergischen Patienten und für alle, die jede Art von umweltbedingter Erkrankung vermeiden wollen.

20. Leben trotz Chemikalien

Jeder kann sich gegen Umweltchemikalien schützen. Wenngleich natürlich alle in diesem Buch geschilderten Fälle von Überempfindlichkeit gegen Chemikalien extreme Beispiele sind, sollte man jedoch eindringlich betonen, daß eine Menge Leute, die im Augenblick keine schweren oder auffallenden Symptome haben, mit diesen Dingen schließlich Schwierigkeiten bekommen können. Daher ist es jedem anzuraten, rechtzeitig etwas gegen die Entwicklung einer Chemikalien-Empfindlichkeit zu unternehmen, bevor diese das klinische Stadium erreicht.

Es scheint auf den ersten Blick ein hoffnungsloses Unterfangen zu sein, alle möglicherweise schädlichen Chemikalien, Kunststoffe und synthetischen Materialien aus seinem Lebensbereich zu verbannen. Obwohl manche Leute mit der in diesem Buch dargestellten Sichtweise scheinbar übereinstimmen, stehen sie doch auf dem Standpunkt, daß es unmöglich sei, die Verwendung von Chemikalien einzuschränken, denn „man lebt schließlich im zwanzigsten Jahrhundert".

Dieses fatalistische Argument beruht jedoch auf einigen Irrtümern.

Erstens einmal ist der hemmungslose Verbrauch von Petrochemikalien Teil einer historischen Phase der jüngsten Zeit und war keineswegs konstant während der ganzen Menschheitsgeschichte. Bei dem vielberufenen Energiemangel sieht es vielmehr ganz danach aus, daß man aus Sparsamkeitsgründen den gedankenlosen Verbrauch des Erdöls für Wegwerfprodukte stark reduzieren muß. Die Notwendigkeit, sparsamere und auch gesündere Energieformen und Rohstoffe zu finden, ist in vielen Ländern zu einer Überlebensfrage geworden. Langfristig werden daher die Zeitströmungen für und nicht gegen die Umweltschutzbewegung arbeiten.

Zweitens ist das Ausmaß, in dem schädliche Stoffe in der Umwelt zugelassen werden, bis zu einem gewissen Grad Gegenstand politischen Drucks und politischer Kontrolle. Staaten, Länder, sogar Städte erlassen ganz unterschiedliche Bestimmungen über Gesundheit und Umweltverschmutzung. So verboten in den zwanziger Jahren beispielsweise New York und andere große Städte bleihaltiges Benzin innerhalb ihres Gebietes. Später wurden die Beschränkungen von bleihaltigem Benzin wieder aufgehoben, hauptsächlich auf Betreiben der Autohersteller und Ölgesellschaften, um jedoch in den sechziger und siebziger Jahren auf politischen Druck hin wieder eingeführt zu werden. Staatliche Gesetzgebung hat die Verwendung giftiger und krebserregender Substanzen bis zu einem gewissen Grad eingeschränkt, so das Delaney Amendment 1958, das karzinogene Stoffe in Lebensmitteln verbot, und der Toxic Substances Control Act 1976. Ohne den Druck der öffentlichen Meinung hätte man diese Maßnahmen nie ergriffen.

Da es den Leuten immer mehr zum Bewußtsein kommt, wie gefährlich der unkontrollierte Gebrauch von Erdölerzeugnissen ist, und da immer mehr chronisch Kranke finden, daß ihre Beschwerden auf die „unschädliche“ chemische Umwelt zurückzuführen sind, kann man vermehrt politische Schritte erwarten, auch diese Gefahren in den Griff zu bekommen. Daher gibt es keinen Grund für Pessimismus, weder auf nationaler noch auf internationaler Ebene, vorausgesetzt, daß die Bevölkerung die Gefahren erkennt und wirksame Schritte dagegen unternimmt. Im persönlichen Bereich ist es für jeden einzelnen ratsam, schädliche Chemikalien nicht oder nur beschränkt zu verwenden, in der eigenen Wohnung, am Arbeitsplatz und ganz allgemein. Wenn jemand Verdacht auf Chemikalien-Überempfindlichkeit hat, oder auch nur grundsätzlich keine entstehen lassen will, kann er eine Reihe von wirkungsvollen Änderungen vornehmen.
Die folgenden zehn Vorschläge sind zwar nicht vollständig; je mehr man jedoch über umweltbedingte Erkrankungen und über die individuellen Reaktionen auf Chemikalien Bescheid weiß, desto besser kann man die vorliegende Aufzählung erweitern oder abändern. Die Grundidee dabei ist, sich bisher nicht verdächtigten Ursachen chronischer Krankheit weniger auszusetzen.

Erdgas

Das erste auf dieser Liste ist Erdgas („natural gas“). Der Fall von Ellen Sanders (siehe Kap. 3) ist ein extremes Beispiel dafür, was Erdgas bei Menschen, die dagegen empfindlich sind, anrichten kann. Auf viele andere Leute wirkt es heimlich schädigend, wenn auch weniger dramatisch. Der Gebrauch des Wortes „Natur“ (in „Naturgas“) ist in diesem Zusammenhang irreführend. Erdgas/Naturgas kommt aus der Erde; es lagert da eingeschlossen seit Millionen von Jahren. Erst im letzten Jahrhundert hat man diese Vorräte angezapft und sich so in physischen Kontakt damit gebracht. In diesem Sinne ist „Naturgas“ höchst unnatürlich für den menschlichen Körper. Er kann diese Substanz nicht physiologisch abbauen. Außerdem mischt man diesem „Naturprodukt“ noch synthetische Chemikalien bei, zum Beispiel Mercaptane, die ihm den charakteristischen „Stinktiergeruch“ verleihen.
Ein Leck in der Gasleitung ist selbstverständlich lebensbedrohend: jedes Jahr sterben mehr als tausend Menschen in ihrer Wohnung an Gasver-

giftung [1]. Ebenso ernsthaft ist meiner Meinung nach die Gefahr für jemanden, der gegen diese giftige Substanz überempfindlich ist, wenn er sie tagaus, tagein in winzigen Mengen einatmet.

Geschickte Reklamekampagnen haben uns überzeugt, Erdgas sei nicht nur natürlich, sondern auch „unschädlich“ und „sauber“. Jedoch, Studien an der Universität von Kalifornien und anderswo haben gezeigt, daß der Gehalt an Kohlenmonoxid und Stickoxiden in einer belüfteten Küche so hoch werden kann wie während eines Smog-Alarms in Los Angeles, wenn man die Backröhre des Gasherds eine Stunde lang auf 350 °F (172 °C) heizt. Hat die Küche *keinen* Abzug, so steigt der Gehalt in derselben Zeit auf das *dreifache* des Smogs von Los Angeles [2]. Nur wenige dürften unempfindlich gegen einen solchen Grad von Luftverschmutzung sein.

Es gibt aber sehr wohl Individuen, die schon eine sehr viel geringere Menge dieser giftigen Substanzen in einem fortwährenden Krankheitszustand erhält. Das der Zündflamme entweichende Gas oder das von einem Ofen in vollem Betrieb ist oft die Hauptursache der Krankheit eines Patienten. Wenn man die Wahl hat, sollte man einen Elektroherd einem Gasherd vorziehen. So wenig wie möglich mit Gas zu tun haben, ist hier die erste Verhütungsregel.

Da das Auswechseln von Herden mit einigen Kosten verbunden ist, empfiehlt es sich, seine Reaktionen auf Gas erst einmal zu testen. Das kann man am besten dadurch, daß man den Gasherd für einige Zeit vom Haus entfernt, wenn das möglich ist. (Ein Herd, der die Gasflasche enthält, ist dabei besser als einer, der fest installiert ist. Trotz allem wird auch er noch Gas in die Umgebung abgeben.) Solange der Test andauert, sollte man einen Elektroherd oder eine Kochplatte benützen. Nach etwa einer Woche kann man den Gasherd wieder einbauen. Der Leser sollte ein Tagebuch anlegen, in das er seine Symptome oder Änderungen in seinem Befinden (zum Besseren oder Schlechteren) eintragen kann. Sowohl nach dem Entfernen als auch nach dem Wiederaufstellen des Gasherds kann sich der Gesundheitszustand ändern. In Fällen, bei denen sich herausstellt, daß der Gasherd die Ursache der Symptome ist, sollte er ein für allemal abmontiert werden.

Sollten auch beim Wechsel einige Kosten entstehen, so ist die Gesundheit die Ausgabe wohl wert. Einige tausend Patienten wurden auf Grund positiver Tests dazu angehalten, ihre Gasherde auszubauen, und nicht einer hat sich über die Kosten beschwert oder sich unzufrieden mit der Änderung gezeigt.

Bitte nicht rauchen!

Falls Sie rauchen, müssen Sie damit aufhören, wenn Sie die Umweltverschmutzung durch Chemikalien wirksam bekämpfen wollen. Weitgehende Veränderungen im häuslichen Bereich haben wenig Sinn, wenn man dabei beharrt, sich selbst und seinen Lebensraum mit Tabakrauch einzuqualmen. Nichtraucher und Ex-Raucher sollten darauf bestehen, daß sie im eigenen Haus und in öffentlichen Räumen frische Luft atmen dürfen.

In unkooperativer Umgebung muß jemand, der gegen chemische Substanzen empfindlich ist, den Anspruch erheben, daß ein Teil des Hauses für Raucher gesperrt und zu einer Nichtraucher-Oase erklärt wird. Der Grund ist, daß Rauchen nicht nur eine Hauptursache von Krebs, Herz- und Lungenkrankheiten ist, sondern auch eine Umweltkatastrophe für den empfindlichen Menschen darstellt.

Zigarettenrauch ist keine einfache Sache: er enthält hunderte von verschiedenen Chemikalien, die noch nicht alle vollkommen analysiert sind. So wird zum Beispiel Tabak, wie anderes Erntegut, intensiv mit Pestiziden gespritzt, und diese werden vor dem Trocknen und Verpacken nicht vollständig von den Blättern entfernt. Atmet man den Tabakrauch eines Anderen ein, so hat man das Privileg, getrocknete Pestizidrückstände mit einzuatmen. Tabak wird häufig während des Trocknens in großen Scheunen durch kerosinbetriebene Heizöfen warmgehalten [3]. Winzige Spuren dieses Kerosins gelangen dann in das Blatt, ohne entfernt werden zu können: es ist auch im Rauch vorhanden. Jeder Hersteller setzt Duft- und Geschmacksstoffe zu, die sich aus synthetischen Chemikalien zusammensetzen. Diese Zusatzstoffe werden von empfindlichen Patienten eingeatmet und sorgen häufig für den Fortbestand von Reaktionen gegen andere häufige Schadstoffe. Die genaue Beschaffenheit dieser Zusatzstoffe wird als Geschäftsgeheimnis gehütet.

Auf diese Weise verseucht der Zigarettenraucher seinen eigenen Körper und den aller, die um ihn sind.

Wir haben noch viel zu lernen über die Gefahren des Zigarettenkonsums, Gefahren, die die 18 Milliarden-Dollar-Industrie nicht bereit ist, zu enthüllen. Beispielsweise war in gewissen Fällen Zigarettenrauch allein ausreichend, um Reaktionen wie bei Schizophrenie hervorzurufen. Eine schizophrene Patientin konnte ihre Symptome durch vollwertige Ernährung ohne chemische Verunreinigungen unter Kontrolle bringen. Plötzlich erlitt sie ganz unerwartet einen Rückfall. Ihre bestürzten Eltern entdeckten schließlich, daß jedesmal, wenn ihre Tochter einen solchen Anfall erlitt, ihr Sohn im gegenüberliegenden Raum eine verbotene Zigarette rauchte. In einer umfassenden Untersuchung, die im Fuller Memorial Sanatorium, South Attleboro, Massachusetts durchgeführt wurde, zeigten Dr. William H. Philpott, der Forschungsleiter, und Dr. Marshall Mandell, daß 75 % der als schizophren klassifizierten Patienten an psychischen Symptomen litten, hervorgerufen durch Zigarettenrauch. Tatsächlich behauptet Mandell: „Bei einem von zehn Patienten verursacht Tabakrauch psychotisches Verhalten“ [4].

Da eine Nahrungsmittel- oder Chemikaliensucht eine weitere nach sich zieht und unterstützt, ist es am besten, das Rauchen aufzugeben, wenn man in einer sauberen Umwelt leben will.

Schauen Sie unter den Ausguß!

Im ganzen Haus finden sich synthetische Chemikalien, besonders aber bei den Sanitärartikeln. Um unnötige Luftverpestung abzustellen, sollte man zunächst einen Blick unter den Ausguß werfen. Normalerweise findet man dort eine Ansammlung der verschiedensten chemischen Produkte: Farben, Lösungsmittel, Waschpulver, Geschirrspülmittel, Wachse und Polituren, Insektensprays, Terpentin, Schuhputzmittel und so weiter. Was nicht absolut unentbehrlich ist, sollte entfernt werden. Was man ständig benötigt, wie z. B. Geschirrspülmittel, sollte man in Glasflaschen mit dicht sitzenden Verschlüssen umfüllen. Zu diesem Zweck sollte man Flaschen aufheben. Alle anderen Sachen sollte man außerhalb der Küche aufbewahren, etwa in der Garage oder einem Vorratsraum. Dasselbe gilt natürlich auch für alle anderen Räume, in denen sich toxische Produkte anzuhäufen pflegen.

Durchsuchen Sie sorgfältig das ganze Haus und räumen Sie Schubladen, Besenkammern, Hobbyräume und Hausapotheken aus! Es ist erstaunlich, wieviel gefährlicher Abfall sich in Jahren in einem Haus ansammelt und still und heimlich die Luft verpestet. Beim Ausräumen dieses Zeugs

sollte man freilich nichts verschütten, was wiederum bei empfindlichen Patienten akute Symptome hervorrufen könnte.
Die menschliche Nase ist etwas ganz Außergewöhnliches. „Umwelt"-Patienten haben entweder einen außerordentlich empfindlichen Geruchssinn, oder sie riechen überhaupt nichts (im fortgeschrittenen Stadium). Haben Sie einen guten oder gar ausgezeichneten Geruchssinn, dann können Sie schädliche Gerüche im Haus ausfindig machen, wenn Sie nach einem kurzen Spaziergang in einigermaßen frischer Luft heimkommen und dann einen „Schnüffeltest" machen. Wenn dann etwas auffallend stark riecht, schauen Sie, daß Sie es los werden! Warten Sie keinen Tag, nicht einmal eine Minute, weil sich die Nase schnell wieder an den schlechten Geruch gewöhnt, so daß Sie ihn nach einer Weile nicht mehr wahrnehmen. Viele Patienten berichten, daß ihnen die Luft frischer erscheint, nachdem sie ihre Wohnung von versteckten Luftverpestern gereinigt haben.
Mehrere Techniker und andere qualifizierte Experten kommen nun zu unseren Patienten ins Haus, um die Räume nach Chemikalien zu durchsuchen. Außer ihrer Fachkenntnis haben sie auch ein ungewöhnliches Geruchsvermögen, mit dem sie alles „ausschnüffeln", was den Patienten gefährlich werden könnte. Grundlage dafür ist ihre eigene Empfindlichkeit gegen Chemikalien. (Die Stellen, die Experten nennen können, sind im Anhang C aufgeführt.)

Überprüfen Sie Ihre Heizungsanlage!

Wie Sie Ihre Wohnung nach gesunden, ökologischen Prinzipien heizen können, ist ein Thema, das über den Rahmen dieses Buches hinausgeht (siehe auch „Empfohlene Lektüre"). Hier folgen dennoch einige grundlegende Hinweise für diejenigen, die sich im Haus mit solchen Dingen befassen. Erstens ist es empfehlenswert, eine Heizungsanlage regelmäßig überprüfen zu lassen. Man kann damit nicht nur unentdeckte Lecks und Rohrbrüche auf ein Minimum verringern und dadurch Geld sparen, man spart auch viele Gänge zum Arzt.
Hat ein chemikalienempfindlicher Patient eine Gasheizung, sollte er sich ernsthaft überlegen, sie auszutauschen, oder gleich eine andere Wohnung suchen, ohne Rücksicht auf die unmittelbaren Kosten. Es ist für ihn nämlich sehr schwierig, halbwegs gesund zu bleiben, wenn er ständig den Abgasen einer solchen Anlage ausgesetzt ist.

Eine Ölheizung stellt insofern ebenfalls eine Gefahr dar, als der Ölgeruch und die Verbrennungsprodukte sehr oft in die bewohnten Räume eines Hauses dringen. Ist einmal zufällig Öl ausgelaufen, ist es nachgerade unmöglich, es wieder wegzukriegen. Die Dämpfe verpesten nicht nur den Heizungskeller, sondern auch die weitere Umgebung.
Die ideale Lösung ist, das ganze Heizungsaggregat auszubauen und in einem abgetrennten Gebäude zu installieren, so daß lediglich die Heißwasserleitungen in das Wohnhaus führen. Elektrische Heizung, mit oder ohne Solarheizung, wäre eine weitere Möglichkeit.
Für diejenigen, die in Wohnblocks eine Wohnung wählen, ist es am besten, so weit wie möglich vom Heizungsraum entfernt zu leben. Dampf- oder Heißwasser-Zentralheizung ist empfehlenswert, außer im Parterre. Man sollte die Heizkörper regelmäßig von Staub reinigen, besonders gründlich im Herbst, bevor die Heizung wieder in Betrieb genommen wird.

Meiden Sie Kunststoffe!

Seit dem zweiten Weltkrieg hat „Plastik“ immer weitere Verbreitung gefunden, man könnte sagen, es hat alles durchdrungen. Der empfindliche Patient sollte jedoch jeden unnötigen Kontakt damit vermeiden, wenn irgend möglich. In Kapitel 6 ist die Herkunft von Plastik erläutert. Als eine simple Vorsichtsmaßnahme sollte man seine Wohnung durchsehen und alle nötigen Änderungen vornehmen.
Zum Beispiel sind viele Lampenschirme heute aus Kunststoff bzw. Plastik. Wird die Glühbirne heiß, beginnt Plastik Gerüche und Dämpfe abzugeben, die deutlichen Einfluß auf das geistige und körperliche Wohlbefinden haben. In solchen Fällen sollte man Plastikschirme durch Lampenschirme aus Glas, Metall oder Naturfasern ersetzen, sowie in der Küche Plastikschüsseln und -teller durch Keramik, Glas oder Holz. Wickeln Sie Nahrungsmittel in Alufolie statt in Plastikfolie und benützen Sie Glas- oder Edelstahlbehälter für den Kühlschrank, statt Plastikdosen.
Wie weit diese Veränderungen gehen müssen, hängt selbstverständlich von der Schwere des Falles ab. Einige Patienten können härteres Plastikmaterial (ohne Weichmacher) vertragen, andere müssen radikal alle Kunststoffe entfernen, um sich einigermaßen wohl zu fühlen. Es geht über den Rahmen dieses Buches hinaus, jeden Aspekt dieses weitläufi-

gen Problems zu besprechen; Bücher in der Liste „Empfohlene Lektüre“ werden hilfreich sein, was die praktischen Details betrifft.

Vorsicht mit Autos!

Autos verursachen große Umweltprobleme (auch in unserem medizinischen Sinn!). Die Fälle von Nora Barnes und anderen Patienten (Kap. 3 und 7) sind Beispiele, daß einige Patienten sogar auf „harmlose“ Mengen — wie man normalerweise annimmt — von Autoabgasen reagieren. Aus diesem Grund sollte der Verbraucher „umweltbewußt“ im medizinischen Sinne denken, wenn er einen Wagen kauft.

Dabei sind fünf Regeln zu beachten:

1. Der Wagen sollte eine Frischluftzufuhr haben, die man verschließen kann. Das ist wichtig, da man unversehens auf der Straße in alle möglichen Abgase geraten kann: zum Beispiel von einer Müllverbrennungsanlage, einer frischgeteerten Straße, einem Flughafen; oder man fährt durch Tunnels oder in ungewöhnlich dichtem Verkehr.
2. Wahl der Sitzbezüge: Das Beste ist Leder, obwohl es in amerikanischen Autos kaum noch welches gibt. Zweite Wahl ist Rayon, eine Zellulosefaser, aus Holz hergestellt. Gegen Nylon läßt sich weniger einwenden, als gegen neuere Kunstfasern wie Vinyl.
3. Alle Autofenster sollten gleichzeitig auf Knopfdruck geschlossen werden können, wenn der Fahrer sich einer größeren Dreckwolke nähert.
4. Alle Gummimatten sollten vom Wagenboden und aus dem Kofferraum entfernt und durch Teppiche, vorzugsweise aus Naturfasern, ersetzt werden.
5. Der Wagen sollte mit einem Aktivkohlefilter ausgerüstet sein, um bereits ins Wageninnere gedrungene Gase zu entgiften. Das ist besonders wichtig für Patienten, die unter mittleren bis sehr schweren Reaktionen leiden. Bezugsquellen für derartige Filteranlagen finden sich in dem Buch von Golos: „Coping with Your Allergies“ (siehe „Empfohlene Lektüre“).

Also Vorsicht beim Autokauf! Man sollte den Wagen auch zuerst auf der Straße ausprobieren, um zu sehen, ob sich während der Fahrt irgendein Unwohlsein bemerkbar macht. Es könnte auch der Auspuff undicht sein, worauf man bei der Prüfung vor dem Kauf achten sollte.

Probefahren sollte man am besten an einem warmen sonnigen Tag, da aufgeheizte Plastikbezüge Beschwerden auslösen können. Man sollte keinen Wagen fahren, bei dem all diese Bedingungen nicht erfüllt sind, und der eine Quelle ständiger Beschwerden ist.
Wenn Sie sich ein Auto angeschafft haben, sollten Sie auch darauf achten, daß keine Auspuffgase in den Wohnbereich dringen. Haben Sie die Wahl, sollten Sie kein Haus beziehen, bei dem sich die Garage entweder unter den Wohnräumen oder direkt nebenan befindet. Wie stark Reaktionen ausfallen können, zeigt der Fall der Schwester Franziska, die kurzerhand in tiefen Schlaf verfiel, nachdem sie den Gestank eines noch heißen Motors eingeatmet hatte.
Freistehende Garagen sind die besten. Sollte man jedoch gezwungen sein, den Wagen in einer angebauten Garage unterzustellen, empfiehlt es sich, die Maschine abseits des Hauses abkühlen zu lassen und dann erst zu verstauen.
Bei der Wahl eines Baugrundstücks sollte man sichergehen, daß es nicht zu nahe an einer Hauptverbindungsstraße oder einer Autobahn liegt, speziell einer, die von Bussen befahren wird. Die vorherrschende Windrichtung sollte man ebenfalls einkalkulieren. Versuchen Sie auch herauszufinden, ob eine neue Überlandstraße in der Nähe geplant ist. Es kommt vor, daß Patienten auf dem Land ein herrliches Stückchen Erde finden, ganz dafür geschaffen, dort ein gesundes Haus nach allen Regeln der Klinischen Ökologie zu bauen, um eines schönen Morgens vom Lärm der Bagger und Bulldozer zu erwachen, die gerade dabei sind, eine neue Autobahn zu bauen.

Die Schlafzimmer-Oase

Jeder, der überhaupt gegen Chemikalien empfindlich ist, braucht zumindest einen Raum, in den er sich zurückziehen kann, wenn er nach Hause kommt. Es sollte ein Platz sein, an dem sich auch das kränkste Opfer der Chemie vergleichweise wohl fühlen kann, und eine Ausgangsbasis, von der aus man weitere Änderungen unternehmen kann. Dr. Guy O. Pfeiffer nannte einen derartigen Platz eine „Oase“ in der verschmutzten Welt.
Der beste Platz dafür ist ein Schlafzimmer, vorzugsweise ein kleines. Das kann man in einen ökologisch „sicheren Hafen“ verwandeln. Alles

muß zuerst heraus und von den Wänden entfernt werden, was Chemikaliendämpfe abgeben könnte.
Erstens sollten alle unnötigen Einrichtungsgegenstände entfernt werden. Je weniger Dinge im Raum sind, desto besser. Ein Schreibtisch zum Beispiel sollte woanders im Haus aufgestellt werden. Alle Bücher und Zeitschriften, außer denen, die man gerade liest, müssen raus! (Einige Patienten können nicht einmal frisch Gedrucktes ertragen, wegen der Lösungsmittel in der Drucktinte!) Alle Parfüms, parfümierten Puder, Kosmetika, Lotionen müssen woanders aufbewahrt werden.
Teppiche und Teppichböden muß man ebenfalls entfernen, besonders solche mit Schaumgummi. Die Böden sollten entweder aus blankem Holz sein oder bedeckt mit Teppichen und Brücken aus Naturfasern, wie Wolle oder unbehandelte Baumwolle (Naturbaumwolle).
Betrachten Sie alle verbleibenden Möbel mit argwöhnischen Augen. Wurde die Frisierkommode je bei einer Spedition gelagert? Wenn ja, ist sie mit großer Wahrscheinlichkeit mit Pestiziden eingesprüht worden. (Das gilt nicht in der BRD! Große Speditionsfirmen haben mir versichert, daß in Möbel-Lagerhallen in der BRD außer gewöhnlichem Ratten- und Mäusegift keine Pestizide angewandt werden. D. Übers.) Hat eines der Möbelstücke Plastikbeschichtung? Wurde es kürzlich lackiert, gestrichen oder gewachst? Benutzen Sie Ihre Sinne, besonders Ihre Nase — den natürlichen Chemikalien-Detektor — und bitten Sie noch einige andere Leute, dasselbe zu tun. Alles, was unangenehm riecht, die Nase reizt oder wovon Ihnen — buchstäblich — übel wird, kann die Ursache chronischer Beschwerden sein und hat in Ihrer Oase nichts verloren. Werfen Sie Plastik-Jalousien und Synthetikvorhänge ebenfalls raus! Ölgemälde müssen „umziehen", und Plastikrahmen an Bildern sollten durch Metall- und Glasrahmung ersetzt werden.
Wenn Sie einen begehbaren Schrank (closet) in Ihrer Schlafzimmer-Oase haben, müssen Sie ihn penibelst reinigen und sämtliche Haushaltschemikalien, Geräte, Bastelsachen, Schuhcremes, alles, was sich so anzusammeln pflegt, ausräumen. Schrankpapier, möglicherweise mit Insektenspray imprägniert, muß entfernt werden. Die Kleider im Schrank, ebenso wie die, welche man gerade trägt, sollten ausschließlich aus Naturfasern sein. Die Tür sollte dicht schließen, was man mit Alufolie erreichen kann, wenn ein Spalt unter der Tür offen ist. Koffer,

Campingausrüstung und ähnliches müssen woanders im Haus aufbewahrt werden.
Die Klimaanlage kann unbemerkt Dämpfe abgeben. Ist der Filter mit Motoröl getränkt, muß man ihn durch einen ungetränkten Filter ersetzen. Sie können ihn ja mit einem Pflanzenöl behandeln, gegen das Sie nicht allergisch sind.
Versichern Sie sich dessen, daß keine erdgasgeheizte Luft oder Warmluft aus Warmluftheizungen in den Raum kommt. Die beste Lösung besteht darin, alle äußeren Quellen nicht-elektrisch erzeugter Wärme auszuschließen und einen tragbaren Elektroheizkörper zu benützen. Man kann ihn auf niederer Stufe (ohne Ventilator) laufen lassen; er wird dabei fast immer genug Hitze produzieren, um einen kleinen Raum gemütlich warm zu machen.
Da praktisch jeder acht Stunden pro Tag im Bett verbringt, ist es klar, daß dieses wichtige Möbelstück „unschädlich“ sein muß. Erstens, werfen Sie alle Sorten von Schaumgummikissen hinaus und nehmen dafür Daunenkissen, wenn Sie sie vertragen, oder Bettzeug aus reiner Baumwolle. Sie können zum Beispiel ein baumwollenes Bettuch zusammenrollen und in einen Kissenbezug stecken; das gibt ein annehmbares Kopfkissen.
Die Matratze sollte ebenfalls mit Baumwolle gepolstert sein. Eine solche ist schwer zu finden, aber man kann dafür eine übliche Sprungfedermatratze in einen Baumwollüberzug mit Reißverschluß stecken. (Baumwolle mit Polyester wird gewöhnlich vertragen, aber reine Baumwolle ist besser.) Dieser Überzug bildet eine Art Barriere für Synthetikdämpfe aus dem Schaumgummi oder Fasern aus Erdölderivaten. Manchmal hilft es auch, die Matratze mit Alufolie abzudecken und dann den Überzug anzubringen. Alles weitere Bettzeug sollte ebenfalls aus Baumwolle sein, die Decken aus Naturfasern. Wolle ist das beste, wenn man sie verträgt. Wenn nicht, gibt es Decken aus dickem Baumwollgewebe zu kaufen.
In ihrer „Oase“ möchten manche ein Radio, Fernsehgerät oder Telefon haben. Manchmal kann man die Telefongesellschaft dazu bringen, ein altmodisches Bakelit-Telefon aus den dreißiger oder vierziger Jahren zu installieren. Radios mit Bakelitgehäuse findet man gelegentlich in Antiquitätenläden oder beim Trödler. Sie machen einem Allergiker meist weniger Kummer als die aus modernem Plastik. Fernsehgeräte geben,

wenn sie heiß sind, oft Dämpfe ab, besonders die Kunststoffummantelung der Drähte. Diese Schwierigkeit ist nicht so leicht zu umgehen. Man sollte deshalb nach etwa einstündigem Betrieb des Fernsehers den „Schnüffeltest" machen, um zu sehen, ob man eine Reaktion bekommt. Am besten ist es natürlich, in diesem speziellen Raum überhaupt keinen Fernseher zu haben.

Vielleicht schrecken Sie davor zurück, Ihren Lebensstil derart radikal zu ändern, etwa weil Sie glauben, daß die „Oase" eher wie eine Wüste aussehen wird und das Auge beleidigt. Das muß gar nicht sein, denn mit den Naturteppichen auf blankem Holzboden, hübschen Holzmöbeln und Lampen, Vorhängen aus attraktivem Baumwollstoff usw. bietet ein solches Zimmer einen recht „modernen" Anblick und ist möglicherweise ästhetisch ansprechender, als mit der alten Einrichtung.

Die wichtigste Frage ist jedenfalls, welche Wirkung eine solche Umwelt auf die Gesundheit hat. Wenn Sie nach ein bis zwei Wochen und allnächtlich acht Stunden Aufenthalt in diesem Zimmer das Gefühl haben, daß es Ihnen wesentlich besser geht, dann wollen Sie sicher diesen Wohnstil auch auf andere Räume in Ihrem Haus ausdehnen. Wenn dann Ihre Familie sieht, wie gut es Ihnen geht, wird sie gerne mitmachen. Schließlich kann das ganze Haus eine Oase für die gesamte Familie werden — was es ja auch ursprünglich sein sollte, nämlich ein Ort, der Schutz gewährt. Ohne daß die Betroffenen es ahnten, hat sich dieses schützende Obdach in eine Quelle der Gefahren und Krankheiten verwandelt, seit eine große Zahl fragwürdiger Substanzen in die häusliche Umwelt Eingang fand. Es ist nie zu spät, sie wieder in eine wahre „Oase" zurückzuverwandeln.

Arbeiten am Arbeitsplatz

Wenn das Heim zur Oase umgewandelt ist, kann man versuchen, auch am Arbeitsplatz einiges zu ändern. Wenn der Patient beruflich selbständig ist, ist das ganz einfach. Wenn er oder sie Arbeitnehmer ist, braucht es allerdings einige Überzeugungskraft, einen Arbeitgeber zu Veränderungen zugunsten des Patienten zu überreden. Manchmal ist es sogar einfacher, sich innerhalb einer Firma auf einen anderen Arbeitsplatz versetzen zu lassen oder gleich einen anderen Beruf zu ergreifen, der weniger gesundheitsschädlich ist.

Manchmal ist es aber schon vorgekommen, daß der Arbeitgeber so beeindruckt war von der Besserung im Befinden und in der Arbeitsleistung eines Angestellten oder Arbeiters, daß er aus freien Stücken die Umweltbedingungen am Arbeitsplatz verbesserte. Schließlich liegt es auf lange Sicht auch im Interesse der Arbeitgeber, produktivere Arbeitnehmer zu haben. In einigen Fällen kamen sogar Firmenchefs als Patienten in meine Praxis, als sie gesehen hatten, wie einer ihrer Angestellten durch die Klinische Ökologie wieder „auf die Beine" gekommen war.

Selbstverständlich gibt es auch Werkstätten, die so mit Chemikalien verseucht sind, daß ein Patient daran von sich aus nichts ändern kann. In solchen Fällen sollten Patienten sich an ihre Gewerkschaften oder die zuständigen Regierungsstellen wenden, um eine Verbesserung zu erreichen.

Nahrungsmittel aus organischem Anbau

Wenn nach all diesen Veränderungen die chronischen Beschwerden noch nicht merklich nachgelassen haben, sollte der Patient für zwei Wochen seine Diät ausschließlich aus „organischen" Produkten zusammenstellen, am besten in Form der abwechslungsreichen Rotationsdiät, die in Kapitel 18 beschrieben ist.

Es wäre ideal, wenn jeder immer organisch angebaute Nahrung essen könnte. Das ist heutzutage leider unmöglich, da das Angebot an wirklich sauberen, „biologischen" Nahrungsmitteln von hoher Qualität sehr begrenzt ist. Ungesprühte, chemisch unverseuchte Nahrungsmittel sollten als erste die Menschen bekommen, die ohne sie ganz einfach nicht mehr funktionieren können — die Patienten mit weit fortgeschrittener Chemikalien-Empfindlichkeit.

Die Steigerung der Nachfrage nach organischen, nicht chemisch kontaminierten Lebensmitteln muß schließlich zu einem höheren Angebot an diesen Produkten führen. Die Verbraucher sollten allerdings wissen, daß das, was heute als „organisch" und „natürlich" angeboten wird, oft keineswegs „sauber" ist. Empfindliche Patienten erleben oft Beschwerden auf diese bestenfalls „halb-organischen" Produkte.

Konstruktive Sicht

Für jeden, der dieses Programm der Vorbeugung beginnt, ist es wichtig, das Ganze konstruktiv zu betrachten.

Die geschilderten Beschwerden und Leiden sind ihrem Ursprung nach vorwiegend körperlich und durch Außenfaktoren ausgelöst; wenn aber psychische Faktoren ins Spiel kommen, gilt es, eine positive Haltung zu bewahren. Die notwendigen Wandlungen im Lebensstil sollte jeder selbst aus freiem Willen vornehmen, denn weder Eltern noch Ehegatten oder Geschäftspartner können solche Entscheidungen für einen treffen. Sie müssen in gewisser Hinsicht auch durch sich selbst motiviert sein. Zweitens sollte der Patient kein übertriebenes Selbstmitleid hegen. Jeder kann lernen, ein relativ gesundes Leben in einer weniger verseuchten Umwelt zu führen. Trotz allen zeitweisen Schwierigkeiten kann das Dasein für den hochempfindlichen Patienten einfacher und erfreulicher werden. Eine große Hilfe bedeuten Beistand und Trost von Patienten, die ihre eigenen Schwierigkeiten bereits im Griff haben.
Diese Regeln, nach denen Sie gesünder werden können, wenn Sie bestimmte Dinge in Ihrer physikalisch-chemischen Umwelt verändern, sind lediglich Vorschläge. Sie sind kein Wundermittel. Einige Patienten brauchen unter Umständen intensive Behandlung durch einen Klinischen Ökologen oder sogar zeitweisen Aufenthalt in einem entsprechenden Krankenhaus, bis ihre Beschwerden sich wirklich bessern. Für die meisten aber kann die Befolgung dieser zehn Regeln einen großen Fortschritt bedeuten, um künftig chemische Belastungen auszuschalten, und dazu beitragen, daß sie ein glücklicheres Leben führen und von vielen Gesundheitssorgen befreit sind.

IV. Schlußfolgerungen

21. Klinische Ökologie gegen konventionelle Medizin

Wenn man mit Geld Gesundheit kaufen könnte, dann wäre Amerika das gesündeste Land der Welt. Im Jahre 1976 wurden pro Kopf für die Gesundheitsfürsorge 550 Dollar ausgegeben, seither stiegen diese Beträge rapide weiter. Menschen über 65 gaben den dreifachen Betrag aus. Über 70 Milliarden US-$ wurden im Jahre 1978 an 7 000 Krankenhäuser ausgezahlt. Die Kosten für einen Geisteskranken stiegen auf über 13 000 US-$ im Jahr [1]. Doch Gesundheit — wirkliche Gesundheit — haben wir dafür nicht eingehandelt. Wir geben mehr und mehr aus und scheinen immer kränker zu werden.

Im Blickpunkt der Öffentlichkeit stehende Krankheiten wie Krebs, Herz- und Kreislaufbeschwerden und Schizophrenie sind uns wohlbekannt, und wir haben begründete Angst vor ihnen. Aber Millionen von Menschen leiden an weniger sichtbaren, weniger augenscheinlichen Beschwerden. Es gibt eine große Zahl von Menschen, deren Leben durch schlechte Gesundheit ruiniert wird, die aber nie in den Gesundheitsstatistiken erscheinen. Es handelt sich um die chronisch Kranken, die unter einer Kombination von verwirrenden Symptomen leiden. Einige dieser Menschen machen entweder die Runde von Arzt zu Arzt, von alter zu neuer Therapie, auf der Suche nach einer Antwort auf ihre unbestimmbaren medizinischen Probleme, oder sie werden Aussteiger aus einem medizinischen System, das ihnen nur geschadet hat; sie haben die orthodoxe Auffassung aufgegeben, ohne eine vernünftige Alternative zu finden.

Solche Patienten wirft die Medizin oft in ihren bequemen „Abfallkorb“: in die Gruppe der psychisch Kranken. Einem Regierungsbeamten zufolge benötigen 10 % der Amerikaner dringend psychiatrische oder psychologische Fürsorge. Zehn Prozent: das sind 22 Millionen Menschen! 1975 gab es über 6,4 Millionen ambulante Fälle in den amerikanischen psychiatrischen Praxen, bei mehr als 400 000 Einweisungen in Nervenheilanstalten [2]. Man hat oft den Eindruck, daß solche Anstalten im Lauf der Jahre an Bedeutung verloren haben. Tatsächlich hat die *Aufenthaltsdauer* zweifellos abgenommen, die *Zahl der Einweisungen* jedoch keineswegs: Sie hat sich seit 1960 verdoppelt.

Zwischen zehn und dreißig Prozent aller Schulkinder werden (je nach Studie) als hyperaktiv charakterisiert [3]. Kinder-Psychiater bezeichnen dieses Leiden als die „häufigste allgemein verbreitete Störung, die ihnen in ihrer Praxis begegnet". Oft wird solchen Kindern, um sie zu beruhigen, Ritalin gegeben. Andere Studien behaupten, daß Millionen von Kindern in den Vereinigten Staaten psychisch krank sind [4].
Depressionen sind jetzt so weitverbreitet, daß man sie „den Schnupfen unter den Geisteskrankheiten" genannt hat. Selbstmord ist eine häufige Todesursache. Jährlich versuchen sich etwa zwei Millionen Menschen umzubringen. Wenigstens bei 27 500 gelingt dies — und Statistiken auf diesem Gebiet untertreiben notorisch [5]. Zwanzig Millionen Menschen sind manisch-depressiv [6]. Zwei Millionen sind Opfer der Schizophrenie [7]. Sechs Millionen werden als zurückgeblieben eingestuft [8]. Dies ist eine Auswahl an „ernsteren" Störungen geistig-seelischer Gesundheit.
Unzählige andere Menschen leiden daneben in aller Stille unter sogenannten zerebralen (die Hirnfunktion betreffenden) Symptomen. Ein Jahr lang — 1964 — wurde eine Untersuchung durchgeführt, wieviele Menschen an Kopfschmerzen litten. Ungefähr 24 Millionen Menschen suchten ihren Arzt wegen dieses Leidens auf — etwa ⅛ der damaligen Bevölkerung. Ungefähr die Hälfte dieser Patienten hatte Migräne, die schlimmste Form des Kopfwehs. Die Verkaufsziffern von Aspirin und anderen Schmerzmitteln (ungefähr 600 Millionen US-$ im Jahr 1977) bezeugen die Reichweite dieses Problems [10].
Müdigkeit ist so allgemein, daß sie unmöglich quantifiziert werden kann. Ein Arzt schätzte, daß 50 % aller Patienten in allgemeinen Krankenhäusern Müdigkeit als eine ihrer Hauptbeschwerden angeben [11].
Sucht und Drogenmißbrauch sind so weitverbreitet, daß *Consumer Reports* feststellt: „... Der *Nichtgebrauch* von bewußtseinserweiternden Drogen kann als aberrantes Verhalten bezeichnet werden, das von der Norm der amerikanischen Gesellschaft abweicht."
Bislang haben wir hauptsächlich die Hirnfunktions-Leiden betrachtet. Aber auf fast jedem Gebiet sind die Gesundheits-Statistiken alarmierend. Ein konventioneller Allergologe beispielsweise versuchte die Zahl der Allergie-Patienten im Land zu ermitteln. (Mit „Allergie" meinte er nur Krankheiten, wie Heuschnupfen und Nesselausschlag, die Klinische Ökologen als „Minus-Eins"- oder „Minus-zwei-Entzugsreaktionen"

bezeichnen würden.) Er fand heraus, daß etwa die *Hälfte der gesamten Bevölkerung* unter irgendeiner Form von Allergie litt. Zwischen 11 und 22 % hatten „eine wirklich ernste Allergie, die den Patienten im normalen Leben stark behindert" [13].

Asthma und Heuschnupfen, beide im Ursprung allergisch, rangieren in ihrer Häufigkeit an dritter Stelle unter allen chronischen Erkrankungen. Asthma macht fast eineinhalb Millionen Amerikaner krank und tötet fast 2 000 im Jahr [14].

Auch andere Leiden, die man auf Umweltprobleme zurückführen kann, wirken zerstörerisch auf Leben und Arbeitskraft. 30 Millionen Menschen in den Vereinigten Staaten, oder nahezu einer von sieben, werden offiziell als behindert geführt. Arthritis und Rheuma stehen an der Spitze, aber auch Herzleiden, Bluthochdruck, Diabetes und Muskelerkrankungen tragen dazu bei [15].

Daraus geht wohl klar hervor, daß die konventionelle Methode, mit der die Medizin diese Masse von Gesundheitsproblemen angeht, nicht besonders gut funktioniert. Die wachsende Rebellion der Medizin-Verbraucher ist größtenteils zurückzuführen auf die Unfähigkeit der orthodoxen Medizin, Zustände zu behandeln, die man häufig leicht und einwandfrei durch Kontrolle der Umweltbedingungen verhindern kann.

Auf fast allen Gebieten chronischer Erkrankungen ist der Mißerfolg der konventionellen Medizin augenfällig, aber nirgends mehr als bei den sogenannten psychiatrischen Krankheiten. Die Psychiatrie hat eine besondere Verbindung zur Klinischen Ökologie, weil gewöhnlich Allergie-Patienten von wohlmeinenden aber uninformierten Ärzten als Neurotiker und Psychopathen diagnostiziert werden. Aber nur wenige Behandlungsstrategien der Psychiatrie haben gehalten, was sie versprachen. Seit ich vor vierzig Jahren begonnen habe, zu praktizieren, habe ich, eins nach dem anderen, erlebt, wie Psychoanalyse, Lobotomie, Elektroschock-Therapie und Psychopharmaka jeweils von begeisterten Befürwortern überschätzt wurden. Jede einzelne dieser Therapien erweckte Hoffnungen bei sogenannten seelisch Kranken und ihren Familien; jede hatte ihre wohlpublizierten Erfolge, aber auch viele unveröffentlichte Fehlschläge. Medikamente, die das Zentralnervensystem beeinflussen, sind jetzt ein 2,2 Milliarden-Dollar-Geschäft (ohne die verbotenen Drogen) [16]. Diese Medikamente können beruhigen, anregen oder wohltätiges Vergessen bringen, aber im allgemeinen berühren sie nicht die eigentliche Wurzel des Problems. Und sie können selbst Krankheiten erzeugen, von denen nicht die geringste die Überempfindlichkeit gegen Chemikalien ist.

Es wäre ein leichtes, die Fehlschläge der Psychiatrie bloßzustellen, indem man auf das Durcheinander sektiererischer Therapien zeigt, die den heute weithin in Frage gestellten Methoden der strengen Freudschen Psychoanalyse gefolgt sind: Transaktionale Analyse, Hypno-Therapie, Familien-Therapie, Urschreitherapie, EST, Rebirthing, Rolfing und so weiter. Ebenso einfach wäre es, mit Fingern auf die falschen Hoffnungen und Heilungsversprechen zu zeigen, die die Geschichte der Psychiatrie markieren.

Dasselbe gilt auch für andere medizinische Bereiche einschließlich des Spezialgebiets der Allergologie. Der entscheidende Punkt ist jedoch, nicht die orthodoxe Medizin zu geißeln, sondern zu verstehen, wie sie sich in diese Sackgasse manöviert hat, und wie man diese Lage ändern kann. Eines ist klar: Die Krise der amerikanischen Medizin hat nicht erst kürzlich begonnen, sie hat ihre Wurzeln in der Geschichte der Medizin und in der allgemeinen Geschichte westlicher Wissenschaft. Das einseitige Überwuchern gewisser Eigenschaften westlicher Medizin hat sowohl zu ihren augenfälligsten Erfolgen als auch zu ihren schlimmsten Beschränkungen und Fehlschlägen geführt. Im 17. Jahrhundert schlug der französische Philosoph René Descartes vor, die Wissenschaft solle Geist und Seele aus ihren Überlegungen ausschalten und sich stattdessen auf das Funktionieren des Körpers konzentrieren. Descartes verglich den Körper mit einer Maschine und machte den Vorschlag, diese Körpermaschine Teil für Teil zu untersuchen bis in immer winzigere Details. Auf diese Weise, so glaubte er, könne die Wissenschaft die letzten Wahrheiten über die Natur des Lebens erfassen.

Das war die Technik der Analyse, die in all ihren Überlegungen versuchte, das Komplexe auf das Einfache zu reduzieren. Seither ist die Analyse die dominierende Einstellung zu biologischen Problemen, während ganzheitliche Betrachtung und Synthese auf der Strecke bleiben.

Diese allzu analytische Einstellung hatte mehrere unglückliche Konsequenzen. Zunächst trug sie zur Spaltung zwischen psychischen und physischen Symptomen bei, die bis heute besteht. Der „wissenschaftliche" Arzt befaßte sich nur mit körperlichen Leiden und sandte sogenannte seelische Problemfälle zu einem speziellen Heiler, dem Psychiater. Kei-

ner von beiden begriff die organische Verbindung zwischen Geist und Körper.
Zweitens konnte der analytische Wissenschaftler den Menschen nicht als Teil der Natur sehen und als eine dynamische Kreatur, die sich ständig nach der physischen und sozialen Umwelt richtet — und von ihr beeinflußt wird. Eine Leiche kann man sezieren, aber einen lebenden Menschen, Mann oder Frau, muß man inmitten seiner wirklichen Umgebung betrachten. Das konnte die analytische Schule einfach nicht. Stattdessen betonte man über Gebühr die anatomischen Besonderheiten einer Krankheit, die wenig oder gar nichts über die umweltbedingten Ursachen des Leidens aussagen. Tatsächlich bekam das Wort „Ursache" in der konventionellen Terminologie die Bedeutung von „physischen Mechanismen" innerhalb des Körpers selbst, anstelle von umweltbedingten Ursachen.
Drittens suchten die Analytiker nach einheitlichen Gesetzen, um alle körperlichen Phänomene zu erklären. Aber diese Lehrbuch-Einstellung versäumte, die individuelle Natur der Krankheit eines Patienten zu berücksichtigen. Dieser Individualismus rührt aus den feinen Unterschieden zwischen den Menschen her, wie auch aus den verschiedenen Umweltfaktoren, die ihre Gesundheit beeinflussen. Medizin wurde ein Massenprodukt und verfehlte dadurch die einmaligen Aspekte der Krankheit jeder einzelnen Person.
Der konventionelle Arzt kann mit analytischen Techniken die umweltbedingten Ursachen der chronischen Erkrankung eines Patienten nicht herausfinden; gewöhnlich kommt er nicht einmal in die Nähe derselben. Aber nachdem Behandlung verlangt wird, nimmt er seine Zuflucht zu Methoden, die versuchen *Symptome* zu verändern oder zuzudecken. Für Kopfschmerzen oder Arthritis verschreibt er Schmerzmittel. Für Hyperaktivität bei Kindern Ritalin. Für Depressionen die trizyklischen Antidepressiva. Für manisch-depressiv Kranke Lithiumchlorid.
Einige dieser Techniken haben unzweifelhaft lindernde Wirkung, aber oft erzeugen sie mehr Probleme, als sie lösen. Auf jeden Fall basieren sie nicht auf grundlegender Kenntnis der jeweiligen umweltbedingten Ursachen. Dergestalt ist das Versagen der konventionellen Medizin bei der Behandlung chronischer Krankheiten kein oberflächliches Problem, das durch einfaches Fehlen von Information entstanden ist. Es handelt

sich um einen Mangel, der der Vorliebe der meisten westlichen Wissenschaften für die Analyse anhängt.

Im Gegensatz dazu versuchen Psychiater oft, die umweltbedingten Ursachen der Krankheiten ihrer Patienten zu verstehen. Nur besteht die Schwierigkeit hier darin, daß sie meistens die Bedeutung von „Umwelt" nur auf die *zwischenmenschlichen Beziehungen* beschränken. Nach meiner Erfahrung sind zwischenmenschliche Beziehungen nur selten die Ursache seelischer Störungen. Weit eher sind die persönlichen Konflikte Nebenwirkungen des gleichen zugrundeliegenden Problems, das Depression, Überaktivität, Alkoholismus oder andere Zeichen sogenannter seelischer Erkrankungen hervorruft: nämlich, in den meisten Fällen eine Fehlanpassung an die *nichtpersönliche* oder materielle Umwelt.

Die psychiatrische Interpretation kann u. U. unnötigen Schaden anrichten. Ihre Methoden zerstören manchmal familiäre und soziale Bindungen, die absolut notwendig sind für die Erholung der Patienten mit seelischen Störungen. Typischerweise beschuldigt der Patient ein Mitglied der Familie, einen Freund oder Partner als Urheber seiner Schwierigkeiten. Meistens ist diese Person nur ein unschuldiger Zuschauer, der in den Strudel einer umweltbedingten Reaktion mit hineingerissen wird. Wenn aber der Patient den Freund oder das Familienmitglied beschuldigt, dann kann diese gestörte zwischenmenschliche Beziehung zu einem feststehenden Teil seiner Geschichte werden. Der Patient hat sozusagen einen Sündenbock gefunden. Diese „Einsichten" des Patienten werden dann ständig dem Psychiater, dem Psychologen, dem Hausarzt, dem Geistlichen oder einem anderen bereitwilligen Zuhörer gegenüber wiederholt. Früher oder später werden irgendwelche Fachleute die „Einsichten" des Patienten bestätigen oder eine versuchsweise Trennung vorschlagen, aufgebaut auf dieser irrtümlichen Annahme.

Gerade zu der Zeit, in der die gestörte Person Freunde und Familie am meisten braucht, kann sie auf diese Weise deren Unterstützung beraubt sein, manchmal mit der stillschweigenden Duldung von Mitgliedern medizinischer Berufe. Der unschuldige Zuschauer beschuldigt verständlicherweise die Fachleute, die Familie zu zerstören. Der Fachmann andererseits akzeptiert nur die aufrichtige (aber irrtümliche) Aussage des Patienten, die am besten zu der eigenen Theorie des Psychiaters über chronische Erkrankungen paßt.

Das Verhaltensmuster, irgendeinen unschuldigen Zuschauer zu belasten, wird dann fast unverändert auf dem nächsten sozialen Schauplatz wiederholt. Ein neuer „Sündenbock“ muß und wird gefunden werden, denn der schwerkranke Patient, inmitten einer ihm unerklärlichen Reaktion, schlägt um sich und trifft dabei die Menschen in seiner Umgebung, während er verzweifelt versucht, einen Sinn hinter seinem Leiden zu finden. Der Prozeß der Suche nach „Sündenböcken“ ist eine abwärts gerichtete Spirale, in deren Verlauf viele Opfer von umweltbedingten Erkrankungen ihre moralische und materielle Unterstützung verlieren, gerade wenn sie sie am meisten brauchen.

Um zusammenzufassen: Für viele Menschen mit chronischen Erkrankungen aller Art ist das System der Medizin ein entmutigendes Hindernisrennen geworden, ein kostspieliger, ermüdender Irrgarten, aus dem es keinen Ausweg zu geben scheint. Viele Ärzte sind gleichermaßen frustriert, aber sehen keine gangbare Alternative.

Das Ergebnis ist eine Krise in der amerikanische Medizin von nie dagewesenem Umfang, Hoffnungslosigkeit inmitten einer Technologie, von der man früher nicht zu träumen gewagt hatte, und ein wachsendes Gefühl von Unzufriedenheit und Rebellion.

Das ist eine wirkliche Tragödie, denn tatsächlich *kann* man vielen Menschen mit chronischen Erkrankungen helfen. Eine große, allerdings noch unbestimmte, Zahl von ihnen leidet an nichts anderem als einer Fehlanpassung an ihre Umwelt. Diese Fehlanpassung an Mais, Weizen, Kaffee und andere alltägliche Nahrungsmittel, oder an Erdgas, oder an chemische Schadstoffe ist allgegenwärtig; sie entwickelt sich im verborgenen weiter, ihre wahre Natur wird selten von ihrem Opfer wahrgenommen. Es ist eine Tragödie, wenn ein solcher Patient von Spezialist zu Spezialist geschoben wird, von denen keiner mehr über seine Leiden weiß, als er selbst — operiert, ungerecht verdächtigt, mit Medikamenten vollgestopft, seinen Freunden und seiner Familie entfremdet — während die ganze Zeit sein mysteriöses Leiden nichts weiter war als eine Intoleranz gegenüber vermeidbaren Nahrungsmitteln und Schadstoffen. Dennoch können solche Patienten sich erholen, sich wohlfühlen und ein produktives Leben führen. Die Bevölkerung als Ganzes könnte eine gewaltige Zunahme an Wohlbefinden und Schaffenskraft erfahren, wenn die Empfindlichkeit gegenüber Nahrungsmitteln und Chemikalien bei jedem Fall von chronischer Krankheit routinemäßig überprüft würde, so wie dies heute mit Infektionskrankheiten geschieht.

Wie ist es möglich, daß dieses Thema so unbekannt ist?

Erstens muß man an die versteckte Natur dieser Krankheit denken. Mikrobielle Infektionen hatte man nur vage in Verdacht, bis das Mikroskop erfunden war. Danach konnten Wissenschaftler und sogar Laien Krankheitserreger als Verursacher von Krankheiten, meistens akuter Natur, aufspüren. Gleicherweise war Empfindlichkeit gegenüber Nahrungsmitteln und Chemikalien so lange nicht unter Verdacht, bis man neue diagnostische Techniken gefunden hatte, sie zu entlarven. Der durchschnittliche Patient und sogar der durchschnittliche Arzt wissen noch immer nichts über die allgemeine Verbreitung dieser Allergien als Ursache chronischer Erkrankungen. So bleibt die Krankheit Monate und Jahre bestehen, ohne daß das Opfer etwas ahnt.

Zweitens: Da eine Suchtkomponente beteiligt ist, besteht die unbewußte Tendenz, die Ursache zu verschleiern. Lebens- und Eßgewohnheiten fördern eher Abhängigkeiten, als sie zu brechen. Unter dem Sperrfeuer der Reklame verschließen Nahrungsmittel-Süchtige und „junk-food"-Abhängige ihre Ohren gegenüber der Wahrheit über ihre Lieblingsspeisen. Hinzu kommt, daß wir darauf konditioniert sind, unsere neue Plastik-Umwelt als Gipfel des „Fortschritts" und jede funkelnde neue Bequemlichkeit als einen großen Schritt vorwärts zu akzeptieren. Diese Bequemlichkeiten werden allerdings höchst unbequem, wenn sie zu mehr Krankheit und zu einem Verlust an Gesundheit, Energie und Glück führen.

Drittens: Wir haben uns immer noch auseinanderzusetzen mit dem Desinteresse oder sogar der Unwissenheit eines großen Teils der Ärzteschaft, was dieses Thema anbelangt. Die zunehmende ärztliche Spezialisierung in diesem Jahrhundert hat eine höchst unnatürliche Situation geschaffen, eine Situation, in der jeder Arzt sich mehr oder weniger nur um einen Teil des Körpers kümmert, ohne dem ganzen Menschen viel Aufmerksamkeit zu widmen. Dem Arztberuf ist die Synthese der Anschauungen weitgehend unbequem. Die Spezialisierung ist ein bequemer und natürlich auch lukrativer Weg geworden, die Arbeit in der Medizin aufzuteilen. Die meisten Ärzte haben daher ganzheitliche Auffassungen in der Medizin, wie z. B. die Klinische Ökologie, nicht zur

Kenntnis genommen, da sie nicht in säuberlich unterteilte Kategorien zu passen schienen.

Allergologen sollten eigentlich aufnahmefähiger für solche Themen sein, nachdem Allergien mit vielen verschiedenen anatomischen Bereichen zu tun haben: Sie sind ganzheitlicher als beispielsweise Gastroenterologie. Es gibt aber hier spezielle Schwierigkeiten. Zunächst fühlen sich Allergologen bereits überfordert durch die Aufgabe, konventionelle Allergien zu behandeln, wie beispielsweise Heuschnupfen und Asthma. Es gibt nur etwa 1 300 Allergologen in den Vereinigten Staaten, die sich um über 100 Millionen Menschen mit solchen Problemen kümmern müssen. Sie sind schwer beschäftigt, zumal Allergie-Patienten die dreifache Zahl an Konsultationen benötigen, verglichen mit anderen Patienten. Konventionelle Allergie-Behandlungen für Inhalantien (Pollen, Staub, Schimmel usw.) sind recht erfolgreich. Die meisten Allergologen sind damit zufrieden, all die Scharen solcher Patienten zu behandeln. Es gibt wenig praktischen Antrieb für sie, sich anderweitig umzutun.

Es muß noch einmal gesagt werden, daß amerikanische Allergologen durch ihre europäischen Kollegen im Jahre 1925 veranlaßt worden waren, das Gebiet durch die Begriffe Antikörper und Antigen neu zu definieren. Nachdem viele Inhalations-Allergien tatsächlich spezifische Antikörper im Blut erzeugen, schien dies vernünftig zu sein. Im Lauf der Zeit wurden aber neue Arten von „Allergien“ entdeckt, speziell die in diesem Buch behandelten. Diese „Allergien“ funktionierten offenbar nicht in konventioneller Weise. Statt aber nun die Definition zu ändern, um die neuen Phänomene mit zu erfassen, beschlossen die führenden Allergologen, stattdessen auf ihren überholten Definitionen zu bestehen und die Bedeutung der neuen wissenschaftlichen Beweise zu bagatellisieren.

Schließlich ist die Industrie noch ein bedeutender Faktor. Die Klinische Ökologie ist auffallend unabhängig von industriellem Einfluß. Patienten konventioneller Allergologen und Asthma-Spezialisten geben über 100 Millionen US-$ für Injektionen und mehr als 50 Millionen US-$ für Antihistamine aus. Das ist der Hauptanteil an den 170 Millionen US-$, die für bronchienerweiternde Medikamente ausgegeben werden [17].

Die Patienten der Klinischen Ökologie geben fast nichts für solche Produkte aus. Der Grund ist natürlich, daß die Klinische Ökologie ihren Patienten dringend ans Herz legt, Medikamente zu meiden, wann immer es möglich ist, und statt dessen krankmachende Substanzen wegzulassen. Daher wurde die Klinische Ökologie von der Medikamenten-Industrie auch nicht mit Spenden bedacht, im Gegensatz zu vielen konventionellen Medizingebieten, auch hat sie kein Geld von der Regierung oder von großen Stiftungen erhalten. Wer an Medikamente glaubt, kann sich nur schwer mit dieser Anschauung befreunden. Außerdem raten wir unseren Patienten dringend, verschiedene alltägliche Nahrungsmittel wegzulassen oder wenigstens ihren ständigen Gebrauch einzuschränken. Wie schon erwähnt, bilden aber die meisten dieser Nahrungsmittel die Grundlage gewaltiger Industrien. Auch dies ist nicht dazu angetan, uns starke Verbündete in der Verbrauchsgüterindustrie zu gewinnen. Vielfach haben wir aktive Behinderung und Feindseligkeit von seiten industrieller Interessen erfahren — so beispielsweise von der Industrie für Mais-Produkte. Die Industrie ist nicht erbaut, zu hören, daß Mais, eines der verbreitesten Nahrungsmittel in Amerika, hier die führende Ursache der Nahrungsmittelsucht ist. Die Leute werden unvermeidlich Mais und seine Nebenprodukte vernünftiger und kritischer verwenden, wenn diese Tatsache bekannt wird.

Die Gründe sind ganz offensichtlich, warum die Klinische Ökologie einen mühsamen Kampf zu bestehen hat. Durch Bücher wie dieses jedoch kommt die Information über den neuen Denkansatz endlich in die Hände derjenigen, die sie brauchen. Es ist jetzt Sache der Öffentlichkeit, in Zusammenarbeit mit alarmierten Ärzten und Wissenschaftlern, die notwendigen Veränderungen in die Wege zu leiten. Es erscheint sicher sonderbar, daß ein Arzt sich an Laien wendet, um Veränderungen im medizinischen System zu bewirken. Aber eine fünfzigjährige Erfahrung hat mich gelehrt, daß die Ärzteschaft selbst keineswegs die notwendigen Schritte unternehmen wird. Es bleibt der Öffentlichkeit vorbehalten, in ihrem eigenen Interesse zu handeln und die Ärzte von der Notwendigkeit einer neuen und im Grunde vernünftigeren Auffassung von chronischer Krankheit zu überzeugen.

Es gibt reichlich Präzedenzfälle dafür. Im 19. Jahrhundert führte die öffentliche Beteiligung am Popular Health Movement und anderen solchen Gruppen zu besserer Hygiene, höherem Lebensstandard und besserer Gesundheitserziehung [18]. Am Anfang dieses Jahrhunderts war es ebenfalls die Öffentlichkeit, die die unkontrollierte Verbreitung betrügerischer Patentarzneien und die unhygienischen Praktiken der Nah-

rungsmittel-Industrie bekämpfte. Das führte 1906 zur Annahme des epochemachenden Food and Drug Act [19]. Auch in jüngster Zeit waren es hauptsächlich Laien, die für eine sauberere Umwelt und einen gesünderen Arbeitsplatz kämpften. Eine Dekade öffentlicher Erziehung und Diskussion fand ihren Höhepunkt 1970 im „Tag der Erde", dem praktisch jedermann Beachtung schenkte, außer der Ärzteschaft.
Diese Aktivitäten ihrerseits bereiteten den Weg vor für weiterreichende Umweltschutzgesetze der 70er Jahre, wie beispielsweise die Toxic Substances Control Act von 1976.
Die Klinische Ökologie hat viele Eigenschaften dieser früheren Bewegungen übernommen und eingebaut. Sie wird getragen von der Überzeugung, daß die Öffentlichkeit, wenn sie erst einmal unterrichtet und aufgerüttelt ist, die nötigen Schritte zu einem besseren Gesundheitswesen tun kann und tun wird. Für Millionen Menschen kann dieser neue Weg zur Heilung nicht früh genug kommen.

Anhang

A. Klinische Ökologen in Amerika, die in einer umweltkontrollierten Krankenhausabteilung praktizieren

Ärzte, die unter umfassender Kontrolle von Umweltfaktoren arbeiten, entweder in Krankenhausabteilungen oder in Einzelräumen:

Argabrite, John W., M.D.
First National Bank Building
P.O. Box 258
Watertown, South Dakota 57201

Brooks, Clifton R., M.D., M.P.H.
17400 W. Irvine Boulevard
Tustin, California 92680

Bullock, Thurman M., Jr., M.D.
722 N. Brown Street
Chadbourn, North Carolina 28431

Carroll, F. Murray, M.D.
722 N. Brown Street
Chadbourn, North Carolina 28431

Gerdes, Kendall A., M.D.
Presbyterian Hospital
1719 East 19th Avenue
Denver, Colorado 80218

Hosen, Harris, M.D.
2649 Proctor Street
Port Arthur, Texas 77640

Jackson, A. Verne, D.O.
1825 Maple Street
Forest Grove, Oregon 97116

Kroker, George, F., M.D.
505 North Lake Shore Drive
Chicago, Illinois 60611

Marshall, Robert T., M.D.,
505 North Lake Shore Drive
Chicago, Illinois 60611

Morgan, Joseph T., M.D.
Bay Clinic
1750 Thompson Road
Coos Bay, Oregon 97420

Peters, Dale W., M.D.
3201 East Second
Wichita, Kansas 67208

Randolph, Theron G., M.D.
505 North Lake Shore Drive
Chicago, Illinois 60611

Rea, William J., M.D.
8345 Walnut Hill Lane, # 205
Dallas, Texas 75231

Smiley, Ralph E., M.D.
8345 Walnut Hill Lane, Suite 240
Dallas, Texas 75231

Stroud, Robert M., M.D.
8345 Walnut Hill Lane, Suite 240
Dallas, Texas 75231

B. Weitere Informationsquellen (USA)

Die folgenden Organisationen können zusätzliche Auskünfte über Allergien und das Gebiet der Klinischen Ökologie geben:

Allergy Foundation of Lancaster County
Box 1424, Lancaster, Pennsylvania 17604
Eine gemeinnützige Organisation zur Förderung der Erforschung und Behandlung allergieartiger Erkrankungen. Veröffentlicht die Schriften von Dr. Stephen D. Lockey. Fordern Sie Informationsmaterial an!

Human Ecology Action League (HEAL)
505 North Lake Shore Drive, Suite 6506
Chicago, Illinois 60611, USA
Eine allgemeine landesweite Organisation, die sich für die Rechte und Interessen der Patienten und Ärzte auf dem Gebiet von Umwelt und Gesundheit einsetzt. Veröffentlicht einen Rundbrief. Fordern Sie Informationsmaterial an!

Human Ecology Research Foundation
505 North Lake Shore Drive, Suite 6506
Chicago, Illinois, 60611
Unterstützt Forschung und Veröffentlichungen auf dem Gebiet der Klinischen Ökologie. Versendet Nachdrucke der Veröffentlichungen und die Bibliographie Dr. Theron G. Randolphs. Veröffentlicht periodische Mitteilungen und einen Jahresbericht. Fragen Sie nach Details!

Alan Mandell Center for Bio-Ecologic Diseases
3 Brush Street, Norwalk, Connecticut 06850
Eine gemeinnützige Organisation, der Forschung, Aufklärung und Behandlung umweltbedingter Krankheiten gewidmet. Hat einen Nachdruck des „klassischen“ Buches „Food Allergy“ von Rinkel, Randolph und Zeller herausgegeben, ebenso Publikationen von Dr. Marshall Mandell. Fordern Sie Informationen an!

Society for Clinical Ecology
Del Stigler, M.D., Secretary
1750 Humboldt Street, Denver, Colorado 80218
Eine Gesellschaft von Ärzten, Wissenschaftlern und anderen Fachleuten, deren Ziel die Untersuchung der Chemikalienempfindlichkeit und

der Nahrungsmittelallergie ist. Hält Versammlungen ab, veranstaltet Seminare für Anfänger und Fortgeschrittene und veröffentlicht Archive. Die Gesellschaft nennt auf Anfrage Namen von Klinischen Ökologen in den USA und im Ausland.

Human Ecology Foundation (Toronto)
R. R. # 1, Goodwood, Ontario, Canada LOC IAO

C. Empfohlene englischsprachige Lektüre

Carson, Rachel, *Silent Spring*. Boston: Houghton Mifflin, 1962 (Ein Klassiker der Umweltbewegung)

Crook, William G., *Can your Child Read? Is He Hyperactive?* Jackson, Tenn.: Pedicenter Press, 1975 (Gut lesbarer Leitfaden für Eltern, geschrieben von einem Kinderarzt der Klinischen Ökologie)

Crook, William G., *Tracking Down Hidden Food Allergies*. Jackson, Tenn.: Professional Books, 1978. (Eliminierungsdiät zur Diagnose von Nahrungsmittelallergien)

Dickey, Lawrence, ed. *Clinical Ecology*. Springfield, Ill.: Charles C. Thomas, 1970. (Medizinisches Lehrbuch mit 80 Artikeln von mehr als 40 Experten über das Gebiet der Klinischen Ökologie)

Epstein, Samuel S. *The Politics of Cancer*. San Francisco: Sierra Books, 1979. (Klinische Ökologie wird nicht erwähnt, aber es ist lesenswert wegen der Daten über die Reichweite und den Einfluß der chemischen Industrie)

Forman, Robert. *How to Control Your Allergies*. New York: Larchmont Books, 1979. (Gut geschriebene Einführung in das Gebiet für den Laien)

Golos, Natalie; und Golbitz, Frances Golos, mit Leighton, Frances Spatz. *Coping with Your Allergies*. New York: Simon und Schuster, 1979 (Umfassender praktischer Leitfaden für den Patienten, der empfindlich gegen Nahrungsmittel und Chemikalien ist)

Hunter, Beatrice Trum. *Consumer, Beware*. New York: Simon und Schuster, 1971. (Eine tiefgründige Analyse, die zeigt, wie unsere Nahrungsmittel verfälscht werden und ihre lebenswichtigen Wirkstoffe verlieren)

Hunter, Beatrice Trum. *Mirage of Safety: Food Additives and Federal Policy*. New York: Charles Scribner's Sons, 1976

La Via, M. F. et al.: *Immunodepressive effect of phenol derivatives,* Adv. Exper. Biol. and Med., 523-538, 1979

Mackarness, Richard. *Eating Dangerously: The Hazards of Hidden Allergies*. New York and London: Harcout Brace Jovanovich, 1976. Englische Ausgabe: *Not All in the Mind* (London: Pan Ltd., 1976) (Eine populäre Darstellung des Problems der Nahrungsmittelallergie durch einen englischen Psychiater.) Deutsche Ausgabe siehe unter „Deutsche Literatur“

Mandell, Marshall, and Scanlon, Lynne Waller. *Dr. Mandell's 5-Day-Allergy Relief System*. New York: Thomas Y. Crowell, 1979. (Leitfaden zur Selbsthilfe bei umweltbedingten Erkrankungen)

McGovern, J. J. et al.: *Natural Foodborne Aromatics Induce Behavioral Disturbances in Children with Hyperkinesis,* The International Journal for Biosocial Research 4, 40-42, 1983

McGovern, J. J. / Gardner, R. W.: *CNS Effects of Phenyl Compounds in Food,* in print

Miller Joseph B.: *Food Allergy, Provocative Testing and Injection Therapy,* Charles C. Thomas Springfiedl/Ill., 1972, ISBN 0-398-02601-7

Moss, Ralph W. *The Cancer Syndrome*. New York: Grove Press, 1980. (Zeigt die Schwierigkeiten auf, denen medizinische Neuerungen oft gegenüberstehen)

Randolph, Theron G. *Human Ecology and Susceptibility to the Chemical Environment*. Springfield, Ill.: Charles C. Thomas, 1962 (sechste Auflage 1978). (Umfassende Diskussion über die meisten Aspekte der Chemikalienempfindlichkeit)

Rapp, Doris J. *Allergies and the Hyperactive Child*. New York: Sovereign, 1979. (Relevanz der Klinischen Ökologie in der Kinderheilkunde, geschrieben von einer prominenten Kinderärztin aus Buffalo)

Rinkel, H. J.; Randolph, T. G.; und Zeller, M. *Food Allergy*. Norwalk, Conn.: New England Foundation of Allergic and Environmental Diseases (Nachdruck 1951) (Klassisches Lehrbuch über Nahrungsmittelallergie)

Rowe, Albert H.: *Food Allergy, Its Manifestations and Control and the Elimination Diets,* Charles C. Thomas, Springfiedl/Ill., 1. Ausgabe 1931, erweiterte Neuauflage 1972, ISBN 0-398-02395-6

Anmerkungen

Einführung: Dr. Randolphs Alternative

1. Theron G. Randolph, M.D., *Testimony in the Matter of a Definition and Standard of Identity for Bread and Related Products*, Washington, D.C., Docket No. FDC-31 (B), Before the Administrator, Federal Security Agency, August 3, 1949, pp. 14593-14628.
2. United States Department of Commerce, Bureau of the Census. "Current Industrial Reports: Pharmaceutical Preparations, Except Biologicals." Washington, D.C., 1977, p. 3.
3. Ein weiterer solcher Fall wird beschrieben in: Doris J. Rapp, M.D., "Double-blind Confirmation and Treatment of Milk Sensitivity", *Med. J. Aust.*, 1:571-572.

Kapitel 1: Verborgene Süchte

1. Edward M. Brecher and the Editors of Consumer Reports, *Licit and Illicit Drugs* (Boston: Little, Brown and Company, 1972), p. 205. Sehr gute Diskussion über Coffein als Suchtmittel.
2. Nils Bejerot, *Addiction and Society* (Springfield, Ill.: Charles C. Thomas, 1970), p. 23.
3. Theron G. Randolph, "Biographical Sketch of Herbert J. Rinkel, M.D., Emphasizing His Medical Contributions", in *Allergy: Including IgE in Diagnosis and Treatment*, ed. Fordyce Johnson, M.D. (Chicago: Year Book Medical Publishers, 1979).
4. Das ist ein fiktiver Name. Alle Fälle die in diesem Buch geschildert sind, sind die wirklicher Patienten in meiner Praxis; ihre Krankengeschichten liegen in meinem Archiv. Die medizinischen Fakten entsprechen der Wirklichkeit, aber die Namen und manche Details der Umstände sind verändert, um die Anonymität dieser Patienten zu schützen.
5. Brecher et al., *op. cit.*
6. Marshall Mandell, M.D., and Lynn Waller Scanlon, *Dr. Mandell's 5-Day Allergy Relief System* (New York: Thomas Y. Crowell, 1979).
7. Arthur F. Coca, M.D., *Familial Nonreaginic Food Allergy* (Springfield, Ill.: Charles C. Thomas, 1945).

Kapitel 2: Die Hochs und Tiefs im Leben eines Süchtigen

1. Paul H. Wender, M.D, *Minimal Brain Dysfunction in Children* (New York: Wiley-Interscience, 1971).
2. Theron G. Randolph, M.D., "Adaptation to Specific Environmental Exposures Enhanced by Individual Susceptibility", in *Clinical Ecology*, Lawrence D. Dickey, M.D., ed. (Springfield, Ill.: Charles C. Thomas, 1976), p. 46.
3. Theron G. Randolph, M.D., "Specific Adaptation", *Ann. Allergy*, 40:333-345, May 1978.
4. E. F. Adolph, "General and Specific Characteristics of Physiological Adaptation", *Am. J. Physiol.*, 184:18, 1956.
5. Hans Selye, M.D., "The General Adaptation Syndrome and the Diseases of Adaptation", *J. Allergy*, 17:213-247, 289-323, 358-398, 1946.
6. Hans Selye, M.D., *Stress* (Montreal: Acta, 1950).
7. D. B. Dill, E. F. Adolph, and C. G. Wilber, *Handbook of Physiology, Adaptation to the Environment* (Washington, D.C.: American Physiological Society, 1964).

8. Iris R. Bell, Ph. D., M.D., "A Kinin Model of Mediation for Food and Chemical Sensitivities; Biobehavioral Implications", *Ann. Allergy*, 35:206-215, 1975.
9. Theron G. Randolph, M.D., "The Alternation of the Symptoms of Allergy and Those of Alcoholism and Certain Mental Disturbances", *J. Lab. & Clin. Med.*, 40:932, 1952.
10. George H. Savage, M.D., *Insanity and Allied Neuroses* (Philadelphia: Henry C. Lea's & Company, 1884).
11. C. Orian Truss, M.D., "Tissue Injury Induced by Candida Albicans; Mental and Neurological Manifestations", *Orthomolecular Psychiatry*, 7:17-37, 1978.

Kapitel 3: Empfindlichkeit gegen Chemikalien

1. Theron G. Randolph, M.D., *Human Ecology and Susceptibility to the Chemical Environment* (Springfield, Ill.: Charles C. Thomas, 1962).
2. Samuel S. Epstein, *The Politics of Cancer* (San Francisco: Sierra Club Books, 1978), p. 34.

Kapitel 4: Die Chemikalien in unserer Nahrung

1. Epstein, *op. cit.*
2. Philip M. Boffey, "Death of a Dye", *New York Times Magazine*, February 29, 1976.
3. Stephen D. Lockey, M.D., "Sensitivity to F.D. & C. Dyes in Drugs, Foods and Beverages", in *Clinical Ecology*, ed. Lawrence D. Dickey, M.D. (Springfield, Ill.: Charles C. Thomas, 1976). pp. 334-342.
4. T. G. Randolph, M.D. and J. P. Rollins, M.D., "Allergic Reactions from Ingestion or Intravenous Injection of Cane Sugar (Sucrose)", *J. Lab. & Clin. Med.*, 36:242-248, Aug., 1950.
5. Epstein, *op. cit.*
6. James Ridgeway, *The Politics of Ecology* (New York: E. P. Dutton & Co., Inc., 1970), p. 35.
7. S. H. Watson and C. S. Kibler, "Drinking Water as a Cause of Asthma", *J. Allergy*, 5:197, 1934.

Kapitel 5: Die Gefahren von Arzneimitteln, Kosmetika und Parfüms

1. United States Department of Commerce, *op. cit.*
2. Stephen D. Lockey, M.D., "Reactions to Hidden Drugs", in *Clinical Ecology*, ed. Lawrence D. Dickey, M.D. (Springfield, Ill.: Charles C. Thomas, 1976), pp. 343-347.
3. Stephen D. Lockey, M.D., "Sensitivity to F.D. & C. Dyes in Drugs, Foods and Beverages", in Dickey, *op. cit.*, p. 335.
4. Jerome Glaser, M.D., *Allergy in Childhood* (Springfield, Ill.: Charles C. Thomas, 1956).

Kapitel 6: Luftverschmutzung im Haus

1. Guy O. Pfeiffer, M.D., and Casimir M. Nikel, F.A.C.H.A., eds., *The Household Environment and Chronic Illness — Guidelines for Constructing and Maintaining a Less Polluted Residence* (Springfield, Ill.: Charles C. Thomas, 1980). Dieses Buch enthält detaillierte Informationen über das Problem der Luftverschmutzung in Innenräumen.

2. Siehe auch Mandell und Scanlon, op. cit., pp. 203-210; eine allgemeinverständliche Diskussion dieses Problems.
3. Natalie Golos und Frances Golos Golbitz mit Frances Spatz Leighton, *Coping with Your Allergies* (New York: Simon and Schuster, 1979). Enthält eine Fülle an praktischen Informationen, wo und wie man alternative Materialien finden kann.
4. Alsoph H. Corwin, Ph. D., "Ozone", in Lawrence D. Dickey, M.D., *op. cit.*, pp. 285-291.
5. *The Washington Post*, March 25, 1980.
6. Exemplare dieses Berichts *"Air Pollution in Schools and Its Effect on Our Children"* sind erhältlich bei der Human Ecology Research Foundation, 505 North Lakeshore Drive, Chicago, Illinois 60611. Preis auf Anfrage.
7. Ebenda. Enthält eine Diskussion des Problems und bezieht sich auf die Arbeit von Dr. Angus L. MacLean an der John Hopkins Universität, die in den „Transactions of the American Academy of Ophthalmology and Otolaryngology, 1967, veröffentlicht ist.
8. Ebenda. Persönliche Mitteilung an Frau Blume.
9. Claudia S. Miller, "Mass Psychogenic Illness or Chemically-Induced Hypersusceptibility?". Geschrieben für das Symposium "The Diagnosis and Amelioration of Mass Psychogenic Illness" und gefördert vom U.S. Department of Health, Education, and Welfare, National Institute for Occupational Safety and Health, Chicago, Illinois, May 30 — June 1, 1979.

Kapitel 7: Luftverschmutzung im Freien

1. Golos et al., *op. cit.*, pp. 261-271. Enthält praktische Informationen für den Allergiekranken auf Reisen.
2. *New York Times*, May 27, 1979.

Kapitel 8: Reaktionsstadien bei umweltbedingten Krankheiten

1. Theron G. Randolph, M.D., C. Richard Ahroon, M.D., Harry G. Clark, M.D., George S. Frauenberger, M.D., J. Interlandi, M.D., Donald S. Mitchell, M.D., Ralph C. Roberts, M.D., Robert P. Watterson, M.D., and Hugo Zotter, M.D., "Specific Adaptive Illness", 112th Annual Meeting of the American Psychiatric Association, Chicago, Illinois, May 1956, and the 105th Annual Meeting of the American Medical Association, Chicago, Illinois, June 1956.

Kapitel 9: Hyperaktivität (Plus-zwei-Reaktion)

1. Doris J. Rapp, M.D., "Does Diet Affect Hyperactivity?" *Journal of Learning Disabilities*, Volume 11, Number 6, June/July 1978. Gibt einen ausgezeichneten Überblick über dieses Problem.
2. Theron G. Randolph, M.D., "Allergy as a Causative Factor in Fatigue, Irritability and Behavior Problems in Children", *J. Pediat*, 1947, 31:560-572.
3. Benjamin Feingold, *Why Your Child is Hyperactive* (New York: Random House, 1974). Lesen Sie auch Mandell and Scanlon, *op. cit.*, pp. 138-141, zur Kritik an Feingolds Theorien aus dem Blickwinkel der Klinischen Ökologie.
4. *Business Week*, December 17, 1979.
5. *Ibid.*

Kapitel 10: Alkoholismus (Plus-zwei-Reaktion)

1. Theron G. Randolph, M.D., "The Mechanism of Chronic Alcoholism", *J. Lab. & Clin. Med.*, 36:978, December, 1950 (abstract).
2. Theron G. Randolph, M.D., "Descriptive Features of Food Addiction; Addictive Eating and Drinking", *Quart. J. Studies Alcohol*, 17:195-224, 1956.
3. Richard Mackarness, "The Allergic Factor in Alcoholism", *International Journal of Social Psychiatry*, Autumn, 1972, p. 194.
4. Marshall Mandell, M.D., and Lynne Waller Scanlon, *op. cit.*, pp. 114-132.
5. Theron G. Randolph, M.D., "The Role of Specific Alcoholic Beverages", in Dickey, ed., *op. cit.*, pp. 321-333.

Kapitel 12: Kopfschmerzen (Minus-zwei-Reaktion)

1. Francis Hare, M.D., *The Food Factor in Disease*, vols. I and II (London: Longmans, 1905).
2. Albert H. Rowe, M.D., "Food Allergy, a Common Cause of Abdominal Symptoms and Headache", Food Facts 3:7, 1927.
3. Warren T. Vaughan, M.D., "Allergic Migraine", *J. Amer. Med. Assn.*, 88:1383, 1927.
4. J. M. Sheldon, M.D., and T. G. Randolph, M.D., "Allergy in Migraine-like Headaches", *Am. J. Med. Sc.*, 190:232-237, Aug. 1935.

Kapitel 13: Arthritis und verwandte Muskel- und Gelenkschmerzen (Minus-zwei-Reaktionen)

1. Michael Zeller, M.D., "Rheumatoid Arthritis — Food Allergy as a Factor", *Ann. Allergy*, 7:200-205, 1949.
2. Herbert J. Rinkel, M.D., Theron G. Randolph, M.D., and Michael Zeller, M.D., *Food Allergy* (Springfield, Ill.: Charles C. Thomas, 1951).
3. Theron G. Randolph, M.D., "Ecologically Oriented Rheumatoid Arthritis", in Dickey, ed., *op. cit.*, pp. 201-212.
4. Theron G. Randolph, M.D., "Allergic Myalgia", *J. Mich. Med. Soc.*, 50:487-494, May, 1951.

Kapitel 14: Müdigkeit (Minus-zwei-Reaktion) und geistige Erschöpfung (Minus-drei-Reaktion)

1. A. H. Rowe, M.D., "Allergic Toxemia and Migraine Due to Food Allergy", *Calif. West. Med.*, 33:785, 1930.
2. Theron G. Randolph, M.D., "Fatigue and Weakness of Allergic Origin (Allergic Toxemia) To Be Differentiated from 'Nervous Fatigue' or 'Neurasthenia'", *Ann. Allergy*, 3:418-430, November-December, 1945.
3. Arthur F. Coca, M.D., op. cit.
4. Theron G. Randolph, M.D., "Allergic Ills Limiting Student Performance", Procedures of 29th Annual Meeting, American College Health Association, 31:46-48, 1951.

Kapitel 15: Depression (Minus-drei- und Minus-vier-Reaktionen)

1. Theron G. Randolph, M.D., "An Experimentally Induced Acute Psychotic Episode Following the Intubation of an Allergenic Food", 7th Annual Congress, American College of Allergists, Chicago, Illinois, February, 1951.
2. Theron G. Randolph, M.D., "Allergic Factors in the Etiology of Certain Mental Symptoms", *J. Lab. and Clin. Med.*, 36:977, 1950.
3. Theron G. Randolph, M.D., "Depressions Caused by Home Exposures to Gas and Combustion Products of Gas, Oil and Coal", *J. Lab. and Clin. Med.*, 46:942, 1955.
4. Theron G. Randolph, M.D., "Ecologic Mental Illness — Psychiatry Exteriorized", *J. Lab. and Clin. Med.*, 54:936, 1959.
5. F. C. Donan, "Cereals and Schizophrenia", *Acta Psychiatrica Scandinavica*, 42:125-152, 1966.
6. F. C. Donan, M.D., J. C. Grasberger, M.D., F. M. Lowell, M.D., et al., "Relapsed Schizophrenics: More Rapid Improvements on a Milk and Cereal-Free Diet", *British J. Psychiatry*, 115:585-596, 1969.
7. Frederic Speer, M.D., ed., *Allergy of the Nervous System* (Springfield, Ill.: Charles C. Thomas, 1970).
8. Richard Mackarness, M.D., *Eating Dangerously* (New York and London: Harcourt Brace Jovanovich, 1976). In England unter dem Titel *Not All in the Mind* (London: Pan Ltd., 1976), veröffentlicht. Deutsche Übersetzung: Allergie gegen Nahrungsmittel und Chemikalien — körperliche und seelische Störungen.
9. Marshall Mandell, M.D., und Lynne W. Scanlon, *Dr. Mandell's 5-Day Allergy Relief System* (New York: Thomas Y. Crowell, 1979).
10. Richard Mackarness, M.D., *Chemical Victims* (London: Pan Ltd., 1980).
11. William H. Philpott, M.D., und Dwight K. Kalida, *Brain Allergy — The Psychonutrient Connection* (New Haven: Keats, 1980).

Kapitel 16: Anamnese und Testverfahren in der Arztpraxis

1. C. H. Lee, M.D., and H. J. Rinkel, M.D., "A New Test for the Detection of Food Allergies and Pollen and Mold Incompatibility", *Trans. Soc. Ophthalmol. Otolaryngol. Allergy*, 3:1, 1962.
2. A. H. Rowe, M.D., *Clinical Allergy* (Philadelphia: Lea and Febiger, 1937).
3. Herbert J. Rinkel, M.D., erwähnt in Rinkel, Randolph, and Zeller, *op. cit.*, pp. 144-147.
4. Theron G. Randolph, M.D., "The Provocative Hydrocarbon Test", *J. Lab. and Clin. Med.*, 64:995, 1964.
5. Harris Hosen, M.D., "Hydrocarbons and Other Gases, As Related to the Field of Allergy", in Dickey, ed., *op. cit.*, pp. 262-268.

Kapitel 17: Die umweltkontrollierte Abteilung

1. Theron G. Randolph, M.D., "Ecologic Orientation in Medicine; Comprehensive Environmental Control in Diagnosis and Therapy", *Ann. Allergy*, 23:7-22, 1965.
2. Dickey, ed., *op. cit.*, p. 69.

3. Manchmal ist keine verträgliche Wassersorte zu finden. Wir testen routinemäßig und „blind“ mit sieben verschiedenen Wassersorten; außerdem haben wir noch etwa ein Dutzend weitere zur Verfügung. Vergl. Theron G. Randolph, M.D., *Human Ecology and Susceptibility to the Chemical Environment.*

4. *Dickey, ed., op. cit.*, pp. 577-597.

Kapitel 18: Nahrungsmittelallergien unschädlich gemacht: Die abwechslungsreiche Rotationsdiät

1. Herbert J. Rinkel, M.D., “Food Allergy, IV: The Function and Clinical Application of the Rotary Diversified Diet”, *J. Pediat.*, 32:266, 1948.

2. Rinkel, Randolph, and Zeller, *op. cit.*, p. 238.

3. Theron G. Randolph, M.D., “The Role of Specific Sugars”, in Dickey, ed., *op. cit.*, pp. 310-320.

4. Theron G. Randolph, M.D., “Biologic Dietetics”, in Dickey, ed., *op. cit.*, pp. 107-122.

Kapitel 19: Der Chemikalien-Fragebogen

1. Erwähnt in Golos et al., *op. cit.*, p. 53.

2. Joseph F. Fraumeni, Jr., ed. *Persons at High Risk of Cancer* (New York: Academic Press, 1975).

3. Guy O. Pfeiffer, M.D., “Environmental Hazards in the Office”, in Dickey, ed., *op. cit.*, pp. 367-368.

Kapitel 20: Leben trotz Chemikalien

1. George E. Delury, ed., *The World Almanac and Book of Facts, 1980* (New York: Newspaper Enterprise Association, 1979), p. 954.

2. Mandell and Scanlon, *op. cit.*, p. 188.

3. *Ibid.*, S. 189.

4. *Ibid.*, S. 87n.

Kapitel 21: Klinische Ökologie gegen konventionelle Medizin

1. Delury, ed., *op. cit.*, p. 957.

2. *Ibid.*, pp. 957-958.

3. Paul H. Wender, *Minimal Brain Dysfunction in Children* (New York: Wiley-Interscience, 1971).

4. Harry Milt, *Serious Mental Illness in Children* (New York: Public Affairs Pamphlet # 352, November, 1974).

5. Theodore Irwin, *Depression: Causes and Treatment* (New York: Public Affairs Pamphlet # 488, January, 1973).

6. Ronald R. Fieve, *Moodswing: The Third Revolution in Psychiatry* (New York: Bantam Books, 1976).

7. Milt, *op. cit.*

8. *The Problem of Mental Retardation*, DHEW Pub. No. (OHI) 75-22003 (Washington, D.C.: Department of Health, Education and Welfare, 1975).

9. Heywood Gould, *Headaches and Health* (New York: St. Martin's Press, 1972), pp. 2-3.

11. Dr. John E. Bulette, Psychiater am Medical College et Pennsylvania, zitiert in *U.S. News and World Report*, May 14, 1979, p. 27.

12. Brecher et al., *op. cit.*

13. Howard G. Rapaport and Shirley Motter Linde, *The Complete Allergy Guide* (New York: Simon and Schuster, 1970).

14. Delury, *op. cit.*, p. 953.

15. *Ibid.*, p. 959.

16. U.S. Department of Commerce, *op. cit.*

17. *Ibid.*

18. Joseph Kett, *The Formation of the American Medical Profession: The Role of Institutions, 1780-1860* (New Haven: Yale University Press, 1968).

19. Vergl. aber: Harvey W. Wiley, M.D., *The History of a Crime Against the Food Law* (Milwaukee: Lee Foundation for Nutritional Research, 1955 [1929]), vom ersten Leiter der Food and Drug Administration (FDA), der behauptete, die Gesetze würden „mißbraucht, um die Verfälschungen von Nahrungsmitteln und Medikamenten zu schützen".

Die Familien der Nahrungsmittel

Die folgende Liste der Nahrungsmittel-Familien kann man zum Aufstellen einer abwechslungsreichen Rotationsdiät benützen. In Liste 1 sind die meisten gebräuchlichen Nahrungsmittel alphabetisch geordnet. Vor jedem steht die Nummer der Familie. In Liste 2 sind dieselben Nahrungsmittel dann familienweise aufgeführt. So kann der Leser vermeiden, Nahrungsmittel der gleichen Familie immer wieder zu essen. (An die Bezeichnung „Familie“ sollten nicht die Maßstäbe der wissenschaftlichen Systematik angelegt werden; es handelt sich hier teilweise um eine mehr praktische, aus der Erfahrung abgeleitete, Einteilung. Auch die aufgeführten Nahrungsmittel sind für uns teilweise ungewöhnlich bis exotisch; diese Liste kann dem Leser aber gerade dann von Nutzen sein, wenn er eine Auslandsreise macht. Unter „Nahrungsmittel“ werden auch Gewürz- und Teekräuter, Farb- und Aromastoffe liefernde Pflanzen aufgeführt. D. Hrsg.)
Die Listen wurden mit Erlaubnis dem Buch „Coping with your Allergies“ von Natalie Golos et al. (New York, Simon and Schuster, 1979) entnommen. Ihrerseits stammten die Listen zum großen Teil aus „The Rotary Diet and Taxonomy“ von Alsoph H. Corwin; veröffentlicht in „Clinical Ecology“, Lawrence D. Dickey ed. (Charles C. Thomas, Springfield, Illinois, 1976); S. 122-148).

Liste 1: Nahrungsmittelfamilien (alphabetisch)

A

87	Aal, amerikanischer
88	Aalquappe
81	Abalone
46	Acerolakirsche
91	Ährenfisch, Großer
104	Äsche
1	Agar-Agar
50	Ahornsirup
108	Aitel
41	Alfalfa
1	Algen
11	Aloë
85	Alse
54	Althaea-Wurzel
12	Amaryllisgewächse
112	Amphibien
10	Ananas
65	Angelika

L

M

Liste 2: Die Familien der Nahrungsmittel (nach Nummern geordnet)

Pflanzen

1 Algen
   Rotalgen: Agar-Agar,
   Carrageen (Irisch Moos):
      Dickungsmittel
      Tang: Kelp, Iziki, Nori usw.
2 Hefen und Pilze
   Bäckerhefe
   Bierhefe, Nährhefe
   Schimmelpilze
      (in Käse; bei
      Herstellung künstl.
      Zitronensäure mit
      Aspergillus)
   Blätter- und Röhrenpilze,
      Morcheln, Trüffeln
3 Schachtelhalmgewächse
   (Equisetaceae)
   Schachtelhalm, Zinnkraut
4 Cycasgewächse (Cycadaceae)
   Florida Arrowroot
      (Cycadeenstärke)
5 Nadelhölzer (Coniferopsida)
   Wacholder:
      Wacholderbeeren, Gin
   Pinie: Pinienkerne
6 Gräser (Gramineae, Poaceae)
   Bambus: Bambussprossen
   Gerste: Bier, Malz,
      Malzzucker
   Hafer: Haferflocken,
      Hafermehl
   Hirse
   Mais: Maismehl,
      Maisgrieß (Kukuruz,
      Polenta), Maiskeimöl,
      Maisstärke, Popcorn
   Reis: Reismehl,
      Reisstärke, Vollreis
   Roggen
   Sorghum (Mohrenhirse)
   Triticale (Kreuzung aus
      Weizen und Roggen)
   Weizen: Grieß, Kleie,
      Mehl, Weizenkeime,
      Dinkel (Weizenart), Grünkern = gedarrter Dinkel
   Zuckermais
   Zuckerrohr: Rohrzucker,
      Melasse
7 Cypergräser (Cyperaceae)
   Wasserkastanie
      (Trapa natans)
   Erdmandel (Cyperus
      esculentus)
8 Palmen (Palmaceae)
   Datteln
   Kokosnüsse
   Palmkohl
      (Palmenherzen)
   Echter Sago
      (aus Metroxylon sagu)

9 Aronstabgewächse (Araceae)
- Monstera deliciosa:
  - Ceriman (Fruchtstand)
- Taro
  - (Colocasia esculenta):
  - Dasheen
  - „Arrowroot"-Mehl
- Yautia, Tannia
  - (Xanthosoma sagittifolium): Knollen

10 Ananasgewächse (Bromeliaceae)
- Ananas

11 Liliengewächse (Liliaceae)
- Aloë vera: Aloë
- Knoblauch
- Porree, Lauch
- Schalotten
- Schnittlauch
- Spargel
- Zwiebeln

12 Amaryllisgewäche (Amaryllidaceae)
- Agave americana:
  - Mescal, Pulque, Tequila

13 Tacca-Gewächse (Taccaceae)
- Fidschi Arrowroot

14 Yamsgewächse (Dioscoreaceae)
- Yam, Igname,
  - Brotwurzel, Chinese potato

15 Irisgewächse (Iridaceae)
- Veilchenwurzel
  - (Iriswurzel: Duftstoff)
- Safran

16 Bananengewächse (Musaceae)
- Banane
- Mehlbanane

17 Ingwergewächse (Zingiberaceae)
- Curcuma, Gelbwurzel,
  - turmeric
- Ingwer
- Kardamom

18 Cannagewächse (Cannaceae)
- Queensland Arrowroot

19 Pfeilwurzgewächse (Marantaceae)
- Jamaica Arrowroot:
  - Maranta-Stärke, Pfeilwurzmehl

20 Orchideen (Orchidaceae)
- Vanille (echte V.,
  - Bourbon-V.)

21 Pfeffergewächse (Piperaceae)
- Schwarzer und
  - weißer Pfeffer

22 Walnußgewächse (Juglandaceae)
- Walnuß,
  - Schwarze W. (USA),
  - Japanische W.,
  - Hickorynuß, Pecannuß

23 Birkengewächse (Betulaceae)
- Haselnuß, Lambertsnuß
- Wintergrünöl:
  - Parfümerie, Aromastoff

24 Buchengewächse (Fagaceae)
- Bucheckern
- Eßkastanie, Maroni
- Chinquapin (amerik. Eßkastanie)

25 Maulbeergewächse (Moraceae)
- Brotfruchtbaum
- Jackfruchtbaum (Artocarpus altilis bzw. heterophylla)
- Feige
- Hopfen
- Maulbeere

26 Proteagewächse (Proteaceae)
- Macadamia-Nuß (Queensland-Nuß)

27 Knöterichgewächse (Polygonaceae)
- Buchweizen
- Rhabarber
- Sauerampfer
- Seetraube (Coccoloba uvifera)

28 Gänsefußgewächse (Chenopodiaceae)
- Gänsefuß (Chenopodium album)
- Mangold
- Rote Bete
- Spinat
- Zuckerrübe: Rübenzucker, Sirup

29 Eiskrautgewächse (Aizoaceae)
- Neuseeländer-Spinat (Tetragonia tetragonoides)

30 Portulakgewächse (Portulacaceae)
- Portulak (Portulaca oleracea)

31 Hahnenfußgewächse (Ranunculaceae)
- Golden seal, orangeroot (Hydrastis canadensis)

32 Rahmapfelgewächse (Annonaceae)
- Rahmapfel, Zimtapfel, Cherimoya

33 Muskatnußgewächse (Myristicaceae)
- Muskatnuß, Muskatblüte (Macis)

34 Lorbeergewächse (Lauraceae)
- Avocado
- Lorbeer, L.-Blätter, Bay Leaf
- Sassafras: ätherisches Öl, Aromastoff
- Zimt: Ceylon-Zimt, China-Zimt (Cassia-Z.)

35 Mohngewächse (Papaveraceae)
- Mohnsamen

36 Kreuzblütler (Cruciferae)
- Blumenkohl
- Brokkoli
- Brunnenkresse
- Chinakohl
- Gartenkresse
- Grünkohl
- Kohlrabi

Kopfkohl (Weißkohl, Rotkohl)
Kohlrübe, Steckrübe
Mairübe, Weiße Rübe
Meerrettich, Kren
Radieschen
Raps
Rettich
Rosenkohl
Senf

37 Kaperngewächse (Capparidaceae)
Echte Kapern

38 Bixagewächse (Bixaceae)
Annatto-Öl (roter fettlöslicher Naturfarbstoff)

39 Steinbrechgewächse
Johannisbeere
Stachelbeere

40 Rosengewächse (Rosaceae)
a) Apfel: Apfelsaft, -wein, -essig, Pektin
Birne
Mispel
Quitte
Hagebutten
b) Aprikose
Kirsche
Mandel
Pfirsich, Nektarine
Pflaume
Schlehe
c) Brombeere
Erdbeere
Himbeere
Loganbeere
Weinbeere (Japan. W.)
d) Pimpinelle, Kleiner Wiesenknopf: Gewürzkraut

41 Schmetterlingsblütler (Papilionaceae, Leguminosae) (Hülsenfrüchte)
Augenbohne (cowpea, Vigna sinensis)
Bockshornklee (fenugreek, Trigonella foenum-graecum): Gewürz
Bohnen: Buschbohnen, Stangenbohnen, Feuerbohnen; Limabohnen, Mungobohnen
Erdnuß
Gummi arabicum, Tragacanth: Dickungsmittel
Johannisbrot, Carob
Kichererbse, Garbanzo
Linse
Luzerne (Alfalfa)
Sennesblätter, -schoten
Soyabohne: Mehl, Soyamilch, Soyaquark (Tofu), Soyaöl, Lezithin
Süßholz
Tamarinde: Bestandteil der Worcestersauce

Tonkabohne
(Dipteryx odorata):
Cumarin f. Parfümerie,
Aromastoffe

42 Sauerkleegewächse
(Oxalidaceae)
Karambole, Sternfrucht
(Averrhoa carambola)
Oca (Oxalis tuberosa):
Knollen

43 Kapuzinerkressegewächse
(Tropaeolaceae)
Kapuzinerkresse: Salat,
Knospen als Kapernersatz

44 Leingewächse (Linaceae)
Leinsamen

45 Rautengewächse (Rutaceae)
Clementine, Tangerine
Grapefruit
Kumquat
Limone, Limette
Mandarine
Orange
Pampelmuse
Tangelo
Zitronatzitrone
Zitrone

46 Malpighiagewächse
(Malpighiaceae)
Acerolakirsche
(Malpighia punicifolia)

47 Wolfsmilchgewächse
(Euphorbiaceae)
Cassava, Maniok
(Manihot esculenta):
Tapioka, Perlsago
Rizinus: Rizinusöl

48 Sumachgewächse
(Anacardiaceae)
Cashewnuß
Mango
Pistazie

49 Stechpalmengewächse
(Aquifoliaceae)
Mate-Tee

50 Ahorngewächse
(Aceraceae)
Zuckerahorn: Ahornsirup

51 Seifenbaumgewächse
(Sapindaceae)
Litschi (Lychee,
Litchi sinensis):
Litschipflaume

52 Rebengewächse
(Vitaceae)
Weintraube: Champagner,
Wein, Weinbrand,
Weinessig, Weinstein,
Korinthen, Rosinen,
Sultaninen

53 Lindengewächse
(Tiliaceae)
Lindenblütentee

54 Malvengewächse
(Malvaceae)
Althaea-Wurzel: Brusttees
Baumwollsamenöl
Karkadé: Kräutertee
Okra, Abelmoschus

55 Sterculiagewächse
(Sterculiaceae)
Kakao: Kakaobutter,
Schokolade
Kolanuß

56 Dilleniagewächse (Dilleniaceae)
Kiwi-Frucht (Actinidia sinensis)
57 Teegewächse (Theaceae)
Schwarzer Tee
58 Passionsblumengewächse (Passifloraceae)
Granadilla (Passionsfrucht)
59 Papayagewächse (Caricaceae)
Papaya
60 Kaktusgewächse (Cactaceae)
Kaktusfeigen (Opuntia ficus-indica)
61 Granatapfelgewächse (Punicaceae)
Granatapfel: Grenadine
62 Sapucayagewächse (Lecythidaceae)
Paranuß, Brasilnuß
63 Myrtengewächse (Myrtaceae)
Eukalyptus
Gewürznelke
Guave (Psidium guajava)
Piment (Allspice, Nelkenpfeffer)
64 Efeugewächse (Araliaceae)
Ginseng
65 Doldengewächse (Umbelliferae)
Angelika
Anis
Fenchel, Finocchio
Karotte, Möhre
Kerbel
Koriander
Kreuzkümmel (Cumin)
Kümmel
Liebstöckel, Maggikraut
Pastinake
Petersilie
Sellerie (Knollen-S., Stangen-S.)
Süßdolde (Myrrhis odorata)
66 Heidekrautgewächse (Ericaceae)
Bärentraube (Arctostaphylos uva-ursi): Nierentee
Heidelbeere, Blaubeere
Preiselbeere
Moosbeere
67 Sapotagewächse (Sapotaceae)
Chicle (Kaugummi-Grundsubstanz)
68 Ebenholzgewächse (Ebenaceae)
Kakipflaume (Diospyros kaki)
69 Ölbaumgewächse (Oleaceae)
Olive (grün, schwarz), Olivenöl
70 Windengewächse (Convolvulaceae)
Süßkartoffel, Batate (Ipomoea batatas)

71 Rauhblattgewächse
(Boraginaceae)
Boretsch
Comfrey (Beinwell)
72 Eisenkrautgewächse
(Verbenaceae)
Zitronenverbene:
Kräutertee
73 Lippenblütler
(Labiatae)
Basilikum
Bohnenkraut (einjährig
und ausdauernd)
Diptam
Katzenminze
Lavendel
Majoran
Muskatellersalbei
Origano, Dost
Pfefferminze
Rosmarin
Salbei
Thymian
Ysop
Zitronenmelisse
74 Nachtschattengewächse
(Solanaceae)
Aubergine
Baumtomate
(Cyphomandra betacea)
Erdkirsche,
Kapstachelbeere
(Physalis peruviana)
Kartoffel
Paprika: Cayennepfeffer,
Chili, Gemüsepaprika,
Ungarischer Paprika
Tabak
Tomate
75 Pedaliumgewächse
(Pedaliaceae)
Sesam: Sesamöl, Tahin
76 Krappgewächse
(Rubiaceae)
Waldmeister
77 Geißblattgewächse
(Caprifoliaceae)
Holunder:
Holunderblüten,
-beeren
78 Baldriangewächse
(Valerianaceae)
Feldsalat, Nüsselsalat
79 Kürbisgewächse
(Cucurbitaceae)
Chayote (Sechium edule)
Gurke, Gewürzgurke
Kürbis: Kürbiskerne, -öl
Luffa (Schwamm)
Melonen: Honig-M.,
Netz-M., Zucker-M.
Wassermelone
Zucchini, Zucchetti
80 Korbblütler (Compositae)
Artischocke
Austernpflanze (Salsify)
Cardy
Chicorée
Eberraute
Estragon
Endivie
Färberdistel: Distelöl
(Safflower-Öl)
Goldrute

Huflattich
Klettenwurzel
Kopfsalat, Pflücksalat, Schnittsalat
Löwenzahn
Rainfarn
Römischer Salat
Schafgarbe
Schwarzwurzel
Sonnenblume: Kerne, Öl
Topinambur
Wermut
Zichorie

Tiere

81 Weichtiere
81 Schnecken
  Abalone (Haliotis, Seeohr)
  Weinbergschnecke
82 Tintenfische
  Tintenfisch, Oktopus
83 Muscheln
  Auster
  Herzmuschel
  Jakobsmuschel
  Kammuschel
  Miesmuschel
  Venusmuschel
84 Krebse
  Flußkrebs
  Hummer
  Krabbe
  Languste
  Shrimps
85 Fische
  a)Seefische
85 Heringe (Clupeidae)
  Alse, Maifisch
  Hering
  Menhaden (nordamerik.)
  Sardine (Pazifische S.)
86 Sardellen (Engraulidae)
  Sardelle
87 Aale (Anguillidae)
  Amerikanischer Aal
88 Dorsche (Gadidae)
  Aalquappe
  Dorsch
  Kabeljau
  Köhler
  Lumb
89 Seehechte (Merlucciidae)
  Seehecht
90 Meerbarben (Mullidae)
  Meerbarbe
  Ziegenfisch
91 Ährenfische (Atherinidae)
  Großer Ährenfisch
  Grunion
  Streifenfisch
92 Sägebarsche (Serranidae)
  Sägebarsch
  Zackenbarsch
93 Ziegelbarsche (Branchiostegidae)
  Ziegelbarsch
94 Blaubarsche (Pomatomidae)
  Blaubarsch

95 Lachsartige
(Salmonidae)
Meerforelle
96 Meerbrassen (Sparidae)
Goldbrasse
Graubarsch
(frz. Dorade commune)
Porgy (nordamerik.)
Rotbrasse
97 Makrelen (Scombridae)
Echter Bonito
Makrele
Skipjack (Sarda chilensis)
Thunfisch
Weißer Thunfisch
98 Fächerfische
(Istiophoridae)
Fächerfisch
Marlin
99 Schwertfische (Xiphiidae)
Schwertfisch
100 Seeteufel (Lophidae)
Seeteufel, Forellenstör
101 Drachenköpfe
(Scorpaenidae)
Goldbarsch, Rotbarsch
102 Schollen (Pleuronectidae)
Flunder
Heilbutt
Kliesche
Scholle
Seezunge
Steinbutt
103 b)Süßwasserfische
103 Störe (Acipenseridae)
Hausen
Stör: echter Kaviar
104 Lachsartige (Salmonidae)
Äsche
Forelle
(Bachf., Regenbogenf.)
Huchen
Lachs
Maräne
Renke
Saibling („Lachsforelle“)
105 Stinte (Osmeridae)
Stint
106 Hechte (Esocidae)
Grashecht (nordamerik.)
Hecht
Muskellunge (nordamerik.)
107 Sauger (Catostomidae)
Sauger (nordamerik.)
108 Weißfische (Cyprinidae)
Brachsen
Döbel, Aitel
Flußbarbe
Karausche
Karpfen
Schleie
109 Welse (Siluridae)
Flußwels, Waller
Katzenwels
110 Echte Barsche (Percidae)
Flußbarsch
Gelbbarsch (nordamerik.)
Zander
111 Sonnenbarsche
(Centrarchidae)
Forellenbarsch
Schwarzbarsch
Schwarzer Crappie
(nordamerik.)

112 Amphibien
Frosch: Froschschenkel
113 Reptilien
113 Klapperschlange (amerik.)
114 Schildkröte
115 Vögel
115 Entenvögel
Ente
Gans
116 Taubenvögel
Taube
117 Rauhfußhühner
Moorhuhn
118 Hühnervögel
Huhn, Eier
Fasan
Pfau
Wachtel
119 Perlhühner
Perlhuhn
120 Truthühner
Truthahn
121 Säugetiere
121 Hasenartige
Hase, Kaninchen
122 Bären
Bär
123 Pferde
Pferd
124 Schweine
Schwein
125 Wild
Elch
Hirsch
Karibu
Moose (nordamerik.)
Reh
Rentier
126 Antilopen
127 Rinder
Büffel
Rind: Kuhmilch und
Milchprodukte
Kalb
Schaf, Lamm
Ziege

Stichwortverzeichnis

Deutsche Literaturhinweise

Arbeitsgemeinschaft Allergiekrankes Kind (Hrsg.): Über den Zusammenhang zwischen Luftverschmutzung und Schädigung der Gesundheit. Herborn, 1985.

Binder, Franz / Wahler, Josef: Zucker — nein Danke. Heyne-Verlag, München, 1987.

Burgerstein, Lothar: Heilwirkung von Nährstoffen. Haug Verlag, Heidelberg, 4. verb. und überarb. Auflage, 1985.

Calatin, Anne: Ernährung und Psyche — Erkenntnisse der Klinischen Ökologie und der Orthomolekularen Psychiatrie. Verlag C. F. Müller, Karlsruhe, 3. Auflage, 1988.

Calatin, Anne: Rotationsdiät. Heyne-Verlag, München, 1987.

Calatin, Anne: Zeitkrankheit Nahrungsmittel-Allergie — Umweltfaktoren und falsche Ernährung. Heyne-Ratgeber, München, 1988.

Carson, Rachel: Silent Spring, Houghton Mifflin, Boston (1962); deutsche Ausgabe: Der stumme Frühling, Verlag C. H. Beck, München, 1987.

Dvorák, Jiri: Allergie und Asthma — Vorbeugende Praxis. Birkhäuser Verlag, Basel, 1988.

Grefe, Christiane: Allergien — Leiden an der Umwelt. Konkret Literatur Verlag, Hamburg, 1985.

Häberle, Michael: Nahrungsmittel als Ursache von allergischen und pseudoallergischen Reaktionen. (Vortrag auf dem IV. Internationalen Symposium für Umweltmedizin, Emstal, 1988).

Hafer, Herta: Die heimliche Droge: Nahrungsphosphat als Ursache für Verhaltensstörungen und Jugendkriminalität. Kriminalistik-Verlag Heidelberg, 4. Auflage 1986.

Kallenbach, Ute: Vollwerternährung und ökologischer Landbau, SÖL-Sonderausgabe Nr. 25, Stiftung ÖKologischer Landbau, Kaiserslautern, 1989, ISBN 3-926104-25-2.

Katalyse Umweltgruppe (Hrsg.): Was wir alles schlucken — Zusatzstoffe in Lebensmitteln. Rowohlt-Verlag, 1985.

v. Koerber / Männle / Leitzmann: Vollwert-Ernährung — Grundlagen einer vernünftigen Ernährungsweise. Haug-Verlag, Heidelberg, 4. Auflage, 1985.

Lötsch, Bernd: Die Gefahren chemischer Schädlingsbekämpfungsmittel, Teil I und II, ifoam-Bulletin Nr. 33 und 34, S. 2-6, Stiftung Ökologischer Landbau, Kaiserslautern, 1980.

Mackarness, Richard: Not All in the Mind, Pan Books, London (1976); deutsche Ausgabe: Allergie gegen Nahrungsmittel und Chemikalien — körperliche und seelische Störungen, Hippokrates Ratgeber. Hippokrates Verlag Stuttgart, 2. Auflage, 1982.

Marinkovich, V.: DHS-CLA Allergie-Test zur Diagnose der Nahrungsmittelallergie. Vortrag beim Workshop 10. Oktober 1987 in Frankfurt, Troponwerke Köln/Dome-Hollister-Stier, Köln; Medical Director MAST Immunosystems, 630 Clyde Court, Mountain View, Cal. 94043, USA).

Milz, Helmut: Ganzheitliche Medizin — Neue Wege zur Gesundheit. Athenäum Verlag, Königstein, 1985.

Pfeiffer, Carl C.: Nährstoff-Therapie bei Geisteskrankheiten. Haug-Verlag, Stuttgart, 1986.

Randolph, T. G. / Moos, R. W.: An Alternative Approach to Allergies, Harper & Row, Publishers Inc., New York, 1980, ISBN 0-690-01998-X; deutsche Ausgabe: Allergien: Folgen von Umweltbelastung und Ernährung — Chronische Erkrankungen aus der Sicht der Klinischen Ökologie, Verlag C. F. Müller GmbH, Karlsruhe, 4. Auflage 1989, ISBN 3-7880-9768-X.

Rippere, Vicky: Allergien — Ursachen — Testmethoden — Heilerfolge. Rowohlt Taschenbuch Verlag, Reinbek, 1985.

Rohr, U. / König, W. / Selenka, F.: Freisetzung von Entzündungsmediatoren durch Pestizide, Umweltmedizin 2, 1985, S. 23-27.

Rose, Wulf-Dietrich: Elektrostreß. Kösel Verlag, 1987.

Runow, Klaus-Dietrich: Klinische Ökologie — Umweltkrankheiten — Neue Wege in Diagnose und Therapie. Hippokrates Verlag, Stuttgart, 1987.

Schata, M.: Allergische Erkrankungen durch Schimmelpilze — Ökologische Hinweise zur Diagnostik. Über Buchhandel oder Allergiker- und Asthmatikerbund. ISBN 3-925666-00-1.

Schuitemaker, Gert E.: Orthomolekulare Ernährungsstoffe. Verlag für Orthomolekulare Medizin, Freiburg, 1986.

Spiess, Ingeborg-Christel: Selbstheilung bei Nahrungsmittelallergien — Erfahrungen mit den Methoden der Klinischen Ökologie. Rowohlt-Taschenbuch-Verlag, Reinbek, 1987.

Weitere Informationsquellen (Deutschsprachiger Raum)

1. Adressen für klinisch-ökologische Tests, Behandlungen Orthomolekulare Medizin *)

Institut für angewandte Biologie *)
Dr. med. Roman Lietha
Zürcherstraße 146, CH-8640 Rapperswil

Institut für Umweltkrankheiten
Dr. Klaus-Dietrich Runow
Im Kurpark 1, 3501 Emstal

Veramed-Klinik Inzell
Dr. Hans-Peter Friedrichsen
Schulstraße 4, 8221 Inzell

Dr. Michael Häberle
Stuttgarter Straße 5, 7118 Künzelsau

2. Kontaktadressen und Selbsthilfegruppen

Allergie-Verein in Europa (AVE)
Verein zur Förderung der ganzheitlichen Behandlung allergischer Erkrankungen in Europa e. V.
Mannheimer Straße 103, 6836 Oftersheim,
Tel. (0 62 02) 5 43 84 oder 5 34 08

Allergiker- und Asthmatikerbund e. V.
Hindenburgstraße 110, 4050 Mönchengladbach 1, Tel. (0 21 61) 1 02 07

Arbeitsgemeinschaft Allergiekrankes Kind e. V.
Hauptstraße 29, 6348 Herborn, Tel. (0 27 72) 4 12 37

Auswertungs- und Informationsdienst für
Ernährung, Landwirtschaft und Forsten (AID) e. V.
Postfach 20 01 53, 5300 Bonn 2 (Liste über Zusatzstoffe)

Bundesverband Neurodermitiskranker in Deutschland e. V.
Sabelstraße 39, 5407 Boppard 1, Tel. (0 67 42) 25 98

Deutsche Gesellschaft für Umweltmedizin
Postfach, 8221 Inzell

Deutscher Neurodermitiker Bund e. V.
Mozartstraße 11, 2000 Hamburg 76, Tel. (0 40) 2 20 57 57

Deutsche Phosphatliga
1. Vors. Dr. U. Klemm, Kinderärztin
Rögenweg 39, 2000 Hamburg 67, Tel. (0 40) 6 03 50 03

Deutsche Zöliakie-Gesellschaft e. V.
Filderhauptstraße 61, 7000 Stuttgart 70, Tel. (07 11) 45 45 14
(Beratung bei Zöliaklie)

Förderverein Medizinische Ökologie e. V.
Hauptstraße 14, 3501 Emstal-Balhorn, Tel. (0 56 25) 52 24

Hammermühle Diät GmbH
6735 Maikammer-Kirrweiler, Tel. (0 63 21) 52 85
(Glutenfreie Produkte)

Institut für Baubiologie und Ökologie
8201 Neubeuern

Interessen-Gemeinschaft der Holzschutzmittel-Geschädigten e. V.
Heinz Josef Rous
Unterstaat 14, 5250 Engelskirchen, Tel. (0 22 63) 37 86

Lifecare Association
Segantinistraße 155, CH-8049 Zürich

Ökologischer Ärztebund e. V.
Leitung: Klaus-Uwe Kroeker
Kurhaus, 8117 Bayersoien, Tel. (0 88 45) 6 16

Selbsthilfegruppe Formaldehydgeschädigter
Ingeborg Zingraf
Eichendorffstraße 104, 4040 Neuss, Tel. (0 21 01) 4 18 37

Bitte legen Sie bei Anfragen Rückporto bei.

3. Aktuelle Verbraucher- und Umweltinformationen

Arbeitsgemeinschaft Ökologischer Landbau (AGÖL)
Baumschulenweg 11, 6100 Darmstadt
(u. a., Förderung der ökologischen Landwirtschaft einschließlich Garten-, Obst- und Weinbau in der Bundesrepublik Deutschland gemäß den Rahmenrichtlinien)

Stiftung Ökologische Konzepte
Weinstraße Süd 51, 6702 Bad Dürkheim
(Informationen u. a. über energiesparende Technologien, vorsorgende Umweltpolitik)

Stiftung Ökologischer Landbau
Weinstraße Süd 51, 6702 Bad Dürkheim
(u. a. Adressen von AGÖL-Direktvermarktern, z. B. SÖL-Sonderausgabe Nr. 26 [ISBN 3-926104-26-0], „Bio-Bauern"; erhältlich gegen 6,— DM Voreinsendung)

4. Zeitschriften

Allergothek
Allergie-Verein in Europa (AVE)
Mannheimer Straße 103, 6836 Oftersheim

Veröffentlichungen des *BUND*
Im Rheingarten 7, Postfach 30 02 20, 5300 Bonn 3

Natur
Isartorplatz 5, 8000 München 26

Ökologie und Landbau (vierteljährlich)
Zeitschrift der Stiftung Ökologischer Landbau
SÖL-Vertrieb
Maienfels, 7156 Wüstenrot

Ökologische Konzepte (halbjährlich)
Zeitschrift der Georg Michael Pfaff Gedächtnisstiftung
Weinstraße Süd 51, 6702 Bad Dürkheim

Wohnung + Gesundheit
Holzham 25, 8201 Neubeuern

„Alternative Konzepte"

Schriftenreihe der Georg Michael Pfaff Gedächtnisstiftung in Zusammenarbeit mit der Stiftung Ökologische Konzepte und der Stiftung Ökologischer Landbau

Der ökologische Landbau — eine Realität
Selbstdarstellung und Richtigstellung
Stiftung Ökologischer Landbau (Hrsg.)
2. Auflage 1982 · Band **30** · 152 Seiten · ISBN 3-7880-9633-0

Stromtarife — Anreiz zur Energieverschwendung?
Diskussionsbeiträge zur Strompreispolitik
G. Luther / M. Horn / H. J. Luhmann
1979 · Band **31** · 132 Seiten · ISBN 3-7880-9634-9

Der Ökologische Weinbau
Ein Leitfaden für Praktiker und Berater
Mit drei Erfahrungsberichten von *Brugger, Frick und Sander*
Gerhardt Preuschen
5., ergänzte Auflage 1990 · Band **32** · 243 Seiten · ISBN 3-7880-9778-7
Abgestützt auf Erfahrungen und Erkenntnisse von mehr als 30 Winzern werden Wege zu einem zukunftssicheren Weinbau gezeigt. Im Anhang die Rahmenrichtlinien für den ökologischen Weinbau.

Ökonomie und Ökologie
Auswege aus einem Konflikt
Udo Ernst Simonis (Hrsg.)
5., erweiterte Auflage 1989 · Band **33** · 212 Seiten · ISBN 3-7880-9724-8
Zwischen ökonomischem Handeln und ökologischen Notwendigkeiten besteht keine ausreichende Harmonie. Deswegen zeigt das vorliegende Buch Auswege aus diesem Konflikt — sowohl im Mikrobereich als auch im Makrobereich ökonomischen Handelns.

Ökologische Forschung
Wege zur verantworteten Wissenschaft
Hartmut Bossel / Wolfhart Dürrschmidt (Hrsg.)
1981 · Band **35** · 128 Seiten · ISBN 3-7880-9656-X

Ganzheitliche Ingenieurausbildung
Eine Antwort auf die Technikkritik unserer Zeit
Pierre Fornallaz (Hrsg.)
1982 · Band **38** · 192 Seiten · ISBN 3-7880-9667-5

Wirtschaftlichster Energieeinsatz: Lösung des CO_2-Problems
Amory B. Lovins / L. Hunter Lovins / Florentin Krause / Wilfrid Bach
1983 · Band **42** · 288 Seiten · ISBN 3-7880-9671-3
Diese im Auftrag der Bundesregierung erstellte Weltenergiestudie findet erst heute internationale Beachtung, nachdem die Wissenschaft einvernehmlich vor den verheerenden Klimaänderungen durch den Treibhauseffekt warnt. Sie folgert eine drastische Effizienzsteigerung bei der Energiebereitstellung und -nutzung sowie gleichzeitig den Verzicht auf die Kernenergie als logisch zwingend. Die ermittelten Werte des globalen Energieverbrauchs bis 2030 sind zwar zu aktualisieren, an der Datenbasis dieser weltweit einzigen Studie sowie der Konsequenzen kommt jedoch keine Lösungsstrategie vorbei.

Ernährung und Psyche
Erkenntnisse der Klinischen Ökologie und
der Orthomolekularen Psychiatrie
Anne Calatin (Hrsg.)
3. Auflage 1988 · Band **43** · 104 Seiten · ISBN 3-7880-9763-9
Die Ursachen psychischer Erkrankungen sind nicht immer seelische Konflikte. Mit den physischen, ernährungsbedingten Ursachen psychischer Erkrankungen befassen sich zwei Richtungen der Medizin, die *Klinische Ökologie* und die *Orthomolekulare Psychiatrie*. Es ist bekannt, daß zahlreiche Patienten mit Depressionen, Angstgefühlen, Wahrnehmungsstörungen überempfindlich gegen Bestandteile ihrer täglichen Kost, in vielen Fällen auch gegen Umweltchemikalien in Nahrung, Trinkwasser und Luft reagieren. Durch spezifische Tests wurden Allergien auf Nahrungsmittel und Chemikalien nachgewiesen und Mangelzustände an Vitaminen und Spurenelementen festgestellt. Eine erfolgsorientierte Therapie muß sich stärker auf diese Umweltfaktoren ausrichten.

Ökologische Müllverwertung
Handbuch für optimale Abfall-Konzepte
Thilo C. Koch / Jürgen Seeberger / Helmut Petrik
2., völlig überarbeitete und erweiterte Auflage 1986 · Band **44** · 402 Seiten
ISBN 3-7880-9725-6
Auch im Bereich der Müllverwertung zeigt sich, daß ein ökologisches Konzept langfristig das ökonomisch beste ist. Gegenüber der herkömmlichen Müll*entsorgung* über Luft, Wasser und Boden werden die Vorzüge einer ökologischen Müll*verwertung* aufgezeigt. Die Gliederung nach einzelnen Müllverwertungstechniken, ein detaillierter Verfahrensvergleich mit einer Gesamtbewertung sowie die Vorstellung eines optimalen Konzepts machen dieses Handbuch zu einer wertvollen Hilfe bei der Erstellung regionaler und kommunaler Müll- und Recycling-Konzepte. Diese *zweite, völlig überarbeitete, aktualisierte und um 100 Seiten erweiterte Auflage* gibt den gegenwärtigen Stand einer ökologisch optimierten Abfallwirtschaft wieder.

Kompostierung
Optimale Aufbereitung und Verwendung organischer Materialien für den ökologischen Landbau
Ralf Gottschall
4. Auflage 1990 · Band **45** · 296 Seiten · ISBN 3-7880-9798-1
In diesem Buch werden Fragen der Kompostierung umfassend und zusammenhängend dargestellt. Dies beginnt bei den zugrundeliegenden Prinzipien und reicht über die Handhabung im landwirtschaftlichen Betrieb bis hin zu vielfältigen Nutzungen des Kompostes. Naturwissenschaftliche Erkenntnisse und die Erfahrungen der Praxis werden miteinander verknüpft.

Der Wald stirbt!
Forstliche Konsequenzen
Hermann Graf Hatzfeldt (Hrsg.)
1984 · Band **46** · 200 Seiten · ISBN 3-7880-9691-8
In diesem Buch wird zunächst ein Überblick über den derzeitigen Wissensstand bezüglich der Ursachen und Wirkungsweisen des Waldsterbens gegeben. Danach werden die Möglichkeiten und die Grenzen der Düngung und sonstiger waldbaulicher Maßnahmen diskutiert und entsprechende politische Konsequenzen daraus abgeleitet.

Ökologischer Landbau in den Tropen
Ecofarming in Theorie und Praxis
Peter Rottach (Hrsg.)
3., durchgesehene Auflage 1988 · Band **47** · 304 Seiten · ISBN 3-7880-9762-0
Wichtige Publikationen und ausgewählte Literatur engagierter Wissenschaftler und Praktiker geben einen umfassenden Einblick in Konzeption und Methoden des Ecofarming (Öko-Landbau). Besondere Beachtung wird dem von der Stiftung Ökologischer Landbau geförderten Projekt „Standortgerechter Landbau in Rwanda“ zuteil. Beiträge über entwicklungspolitische Zielsetzungen und Rahmenbedingungen der tropischen Landwirtschaft sowie ähnliche, ökologisch orientierte Modelle (wie Agrarforstwirtschaft) runden die Thematik ab.

Mehr Technik — weniger Arbeit?
Buchpreis
„Nürnberger Trichter“
Plädoyers für sozial- und umweltverträgliche Technologien
Udo Ernst Simonis (Hrsg.)
1984 · Band **48** · 220 Seiten · ISBN 3-7880-9697-7
Die zunehmende Technisierung von Wirtschaft und Gesellschaft stößt bei vielen Menschen auf große Skepsis. Die Technikentwicklung wird dabei in engem Zusammenhang mit Arbeitslosigkeit und Umweltbelastung gesehen. Für eine qualitative Steuerung des technischen Wandels plädiert inzwischen der Großteil der Bevölkerung. Diesen und anderen Fragen ist dieses Buch gewidmet. Es zeigt die Tendenzen der Entwicklung von Technik und Arbeit auf und stellt Konzepte zu ihrer aktiven Harmonisierung vor: Qualitatives Wachstum, Arbeitszeitverkürzung, Humanisierung der Lohnarbeit, gesellschaftliche Aufwertung der Eigenarbeit, Technologieberatung und -kontrolle, soziale und ökologische Ausrichtung des technischen Wandels.

Allergien: Folgen von Umweltbelastung und Ernährung
Chronische Erkrankungen aus der Sicht der Klinischen Ökologie
Theron G. Randolph / Ralph W. Moss
5. Auflage 1990 · Band **49** · 372 Seiten · ISBN 3-7880-9796-5
Der Begründer der Klinischen Ökologie, Dr. Theron G. Randolph, schildert in Zusammenarbeit mit dem Medizinschriftsteller Dr. Ralph W. Moss die in der Schulmedizin bisher wenig diskutierten Zusammenhänge zwischen Nahrungsmitteln, Umweltchemikalien (Pestizidrückständen, Kunststoffen, Verunreinigungen von Luft und Wasser) und chronischen Erkrankungen (wie z. B. Verdauungsstörungen, Kopfweh, Rheuma, Depressionen). Die Autoren zeigen, wie Arzt und Patient diesen Krankheitsursachen auf die Spur kommen können und wie sich Patienten verhalten sollten.

Öko-Landbau — eine weltweite Notwendigkeit
Die Bedeutung der Öko-Landwirtschaft in einer Welt mit zur Neige gehenden Ressourcen
Hartmut Vogtmann / Engelhard Boehncke / Inka Fricke (Hrsg.)
1986 · Band **50** · 352 Seiten · ISBN 3-7880-9707-8
Über 300 Wissenschaftler und Praktiker aus etwa 40 Nationen trafen sich Ende August 1984 zum fünften internationalen IFOAM-Kongreß über ökologischen Landbau (IFOAM = International Federation of Organic Agriculture Movements = Internationale Vereinigung ökologischer Landbaubewegungen). Organisiert wurde der Kongreß vom Fachgebiet „Methoden des alternativen Landbaus“, das seit 1981 im Fachbereich Landwirtschaft der Gesamthochschule Kassel in Witzenhausen besteht. Von den zahlreichen Referaten sind die wichtigsten für diesen Band ausgewählt worden. Sie beinhalten die wesentlichen Aspekte einer umweltschonenden und ressourcensparenden Agrikultur, wie z. B. die Erhaltung und Förderung der Bodenfruchtbarkeit, u. a. durch optimale Aufbereitung und Anwendung organischer Düngemittel, nichtchemischem Pflanzenschutz und die Verwendung von geeigneten Pflanzensorten für standortgerechte Landbausysteme. Berichte aus verschiedenen Teilen der Erde informieren über das zunehmende Interesse an der Öko-Landwirtschaft.

Autoverkehr 2000
Wege zu einem ökologisch und sozial verträglichen Straßenverkehr
Helmut Holzapfel / Klaus Traube / Otto Ullrich
2., durchgesehene Auflage 1988 · Band **51** · 210 Seiten · ISBN 3-7880-9712-4
Ausgehend von einer Analyse der negativen Folgen des Autoverkehrs (Unfälle, Lärm, Luftbelastung, Energie- und Flächenverbrauch) wird die Geschwindigkeit als wesentlicher verursachender Faktor dieser Folgen ausgemacht. Eine Abschätzung zeigt, daß eine verschärfte und technisch unterstützte Geschwindigkeitsbegrenzung die negativen Auswirkungen der Autonutzung erheblich vermindern würde. Daß für eine ausreichende ökologische und soziale Verträglichkeit des Verkehrs jedoch auch das Volumen des motorisierten Individualverkehrs verringert werden müßte, zeigt das Schlußkapitel.

Waldschäden durch Radioaktivität?
Synergismen beim Waldsterben
Günther Reichelt / Roland Kollert
Mit einem Vorwort von *Hermann Graf Hatzfeldt*
1985 · Band **52** · 220 Seiten · ISBN 3-7880-9713-2
Ist Radioaktivität bei dem komplexen Zusammenwirken verschiedener Ursachen des Waldsterbens beteiligt? Welche Rolle spielen dabei synergistische Effekte, also sich wechselseitig verstärkende Wirkungen? In Teil 1 wird aufgrund von Waldschadenskartierungen gezeigt, daß in der Umgebung kerntechnischer Anlagen ein erhöhtes Waldsterben zu verzeichnen ist. In Teil II wird die physikalische und chemische Bedeutung der natürlichen und künstlichen Radioaktivität für synergistische Kombinationswirkungen in der verunreinigten Atmosphäre untersucht. Aus beiden Studien resultieren Konsequenzen zur Reduktion der Emission aller Luftschadstoffe einschließlich radioaktiver Edelgase.

Ökologische Tierhaltung
Theoretische und praktische Grundlagen für die biologische Landwirtschaft
Hans Hinrich Sambraus / Engelhard Boehncke (Hrsg.)
2., durchgesehene Auflage 1988 · Band **53** · 280 Seiten · ISBN 3-7880-9748-5
Im 1. Teil werden ethische und ethologische Fragen diskutiert. Anschließend werden im 2. Teil praktische Hinweise für die Tierhaltung, -züchtung und -ernährung von Rind, Schwein und Huhn gegeben; dabei steht die Eingliederung in das Ökosystem des biologischen Landbaus immer im Vordergrund.

Computer und Ökologie
Eine problematische Beziehung
Hartmut Bossel / Karl-Heinz Simon (Hrsg.)
1986 · Band **54** · 244 Seiten · ISBN 3-7880-9728-0
Welche Möglichkeiten bieten Computer für die Bewältigung der wachsenden Umweltprobleme? Welche Kriterien müssen an die Entwicklung von Informationstechnologien gestellt werden, damit keine gesundheitlichen und sozialen Schäden durch einen vermehrten Computereinsatz hervorgerufen werden? Beschleunigt die computerisierte Wirtschaft die Umweltschäden, oder kann sie diese umgekehrt eindämmen? Welche neuen Erkenntnisse lassen sich durch die Ökosystemforschung gewinnen? Der Band enthält Beiträge über den Zusammenhang von modernen Informations- und Kommunikationstechniken mit Ökologie und Umweltschutz.

Mehr autonome Produktion — weniger globale Werkbänke
Mit einem Blick in die Zukunft:
Bericht von der „Alternativen Weltwirtschaftskonferenz“ im Jahr 2003
Willy Bierter
1986 · Band **55** · 172 Seiten · ISBN 3-7880-9738-8
Welche Möglichkeiten eröffnen sich, lebensfreundlichere Formen des Zusammenwirkens von lebendiger Arbeit, Technologie und sozialer Organisation zu

schaffen? Der Autor analysiert die Entwicklung der Massenproduktion von den Anfängen bei Ford bis zur heutigen weltumspannenden Produktion und wagt einen originellen Ausblick auf die mögliche technisch-wirtschaftliche Zukunft.

Altlasten
Handbuch zur Ermittlung und Abwehr von Gefahren durch kontaminierte Standorte
Dietmar Barkowski / Petra Günther / Eckart Hinz / Ralf Röchert
1987 · Band **56** · 270 Seiten · ISBN 3-7880-9739-6
Im Abfall von gestern tickt in vielen der 50 000 bis 300 000 Altlasten der Bundesrepublik eine chemische Zeitbombe. Dieses Handbuch vermittelt Kommunen, Firmen und interessierten Bürgern Wissen über die Möglichkeiten der Erkennung und Untersuchung gefährlicher Altlasten, die Abschätzung des Gefährdungspotentials und die verschiedenen Sanierungstechniken.

Wohnbiotop
Energiesparendes Studentenwohnheim — Ein ökologisches Projekt an der Universität Kaiserslautern
Heinrich Eissler / Wolf Hoffmann
1988 · Band **57** · 318 Seiten · ISBN 3-7880-9740-X
Ein architektonisches Innovations-, Versuchs- und Lehrobjekt entstand an der Universität Kaiserslautern: Unter den Aspekten Solarenergienutzung, Energieeinsparung und ökologisches Planen, Entwerfen und Bauen wurde ein Studentenwohnheim als begrünte Wohnanlage in einem Glashaus errichtet.

Beikrautregulierung statt Unkrautbekämpfung
Methoden der mechanischen und thermischen Regulierung
Manfred Hoffmann / Bernward Geier (Hrsg.)
2. Auflage 1989 · Band **58** · 178 Seiten · ISBN 3-7880-9742-6
Die Herausgeber haben 1985 und 1986 zwei internationale IFOAM-Konferenzen zu Fragen einer ökologisch orientierten Unkrautregulierung organisiert. Für dieses Buch wurden die wichtigsten für die Praxis verwertbaren Beiträge ausgewählt und überarbeitet. Zwei weitere Aufsätze befassen sich mit der Bedeutung der Begleitflora und zeigen einen Vergleich des Ackerunkrautbesatzes und dessen Kontrolle auf ökologisch und konventionell bewirtschafteten Böden.

Männlich + weiblich = ökologisch?
Läßt sich die männliche Dominanz in Wirtschaft, Wissenschaft und Technik überwinden?
Joan Davis / Iris Fulda (Hrsg.) · Mit Karikaturen von Marie Marcks
2. Quartal 1990 · Band **59** · ca. 200 Seiten · ISBN 3-7880-9753-1
Wirtschaft, Wissenschaft und Technik werden in besonders starkem Maße von Männern und männlichen Eigenschaften geprägt. Ist die gegenwärtige globale ökologische Krise ein Ergebnis dieser Dominanz und Einseitigkeit? Kann nur ein ausgewogenes Gleichgewicht von Männern und Frauen bzw. männlichen und weiblichen Eigenschaften die Voraussetzung für den Aufbau einer menschlich und ökologisch verantwortbaren Gesellschaft sein?

Pflanzengesundheit und ihre Beeinträchtigung
Die Schädigung durch synthetische Dünge- und Pflanzenbehandlungsmittel
Francis Chaboussou
1987 · Band **60** · 150 Seiten · ISBN 3-7880-9741-8
Warum erkranken Pflanzen? Der französische Forscher F. Chaboussou hat sein Leben dieser Frage gewidmet. Er beschreibt in diesem Werk die Ursachen der gegenwärtigen Zunahme der Pflanzenkrankheiten und Schädlingsprobleme. Eine dieser Ursachen bilden die Pestizide, die hier mit zahlreichen Beispielen auf der Anklagebank stehen. Die andere Ursache liegt in dem Stoffwechsel der Pflanzen, die durch „moderne" Anbauverfahren aus dem Gleichgewicht gebracht werden. Aus diesen Erkenntnissen zeigt der Autor neue Wege zur Pflanzengesundheit ohne Pestizide.

Öko-Philosophie
Entwurf für neue Lebensstrategien —
Eine Übersetzung aus dem Amerikanischen
Henryk Skolimowski
1989 · Band **61** · 131 Seiten · ISBN 3-7880-9765-5
Die Ursachen für die Krisen in unserer Welt liegen tiefer als nur in Managementfehlern oder mangelhafter Wissenschaft. Die hier entwickelte Philosophie des Ökologischen Humanismus beinhaltet eine fundamentale Neuorientierung der gesellschaftlichen Werte. Sie ist auf eine Erhöhung der Lebensqualität gerichtet, will zu verantwortungsvollem politischem Handeln anregen, neue Hoffnung geben und den Weg zu einer ökologischen Lebensweise bereiten.

Bauern stellen um
Praxisberichte aus dem ökologischen Landbau
Jochen Benecke / Barbara Kiesewetter / Hans Urbauer (Hrsg.)
1988 · Band **62** · 176 Seiten · ISBN 3-7880-9754-X
Die Schweisfurth-Stiftung hat in drei Tagungen Landwirten Gelegenheit gegeben, im gegenseitigen Gespräch und im Austausch mit Wissenschaftlern die Betriebsumstellung und die Folgemaßnahmen zu durchleuchten und am eigenen Beispiel die Schwierigkeiten und Erfolge darzustellen. Aufbauend auf sieben Betriebsberichten werden alle Probleme der Umstellung und Betriebsführung behandelt, vom sozialen Bereich bis hin zum Generationsproblem, vom Ackerbau bis zur Tiergesundheit, von der Betriebswirtschaft bis zur Vermarktung, von der Beratung bis zur Kritik an der Wissenschaft.

Die Grenzenlosigkeit der Grenzwerte
Zur Problematik eines politischen Instruments im Umweltschutz —
Ergebnisse eines Symposiums des Öko-Instituts und der Stiftung Mittlere Technologie
Andreas Kortenkamp / Birgit Grahl / L. Horst Grimme (Hrsg.)
1988 · Band **63** · 287 Seiten · ISBN 3-7880-9756-6

Garantieren Grenzwerte tatsächlich Schutz vor Gesundheits- und Umweltschäden durch Chemikalien? Gibt es Alternativen? Die in diesem Band zusammengestellten Beiträge von Fachleuten der verschiedensten Disziplinen reichen von einer Bestandsaufnahme wissenschaftlicher und politischer Probleme bei der Aufstellung von Grenzwerten bis hin zu Überlegungen zu neuen Lösungsansätzen im Umweltschutz.

Gentechnik und Landwirtschaft
Folgen für Umwelt und Lebensmittelerzeugung
Günter Altner / Wanda Krauth / Immo Lünzer / Hartmut Vogtmann (Hrsg.)
1988 · Band **64** · 216 Seiten · ISBN 3-7880-9751-5
1987 trafen sich an der Gesamthochschule Kassel in Witzenhausen 65 Experten zu dem Kolloquium „Die Rolle der Biotechnologie für den ökologischen Landbau". Diese Tagung wurde veranstaltet von der Stiftung Ökologischer Landbau, der Gesamthochschule Kassel (Fachgebiet „Methoden des Alternativen Landbaus") und der IFOAM. Dieses Kolloquium hat schwerpunktmäßig die Bereiche Pflanzenproduktion, Tierproduktion, Lebensmittelerzeugung/-Verarbeitung, Nahrungsmittel-Design und nachwachsende Rohstoffe behandelt sowie die Konsequenzen, die sich dabei für die dritte Welt ergeben.

Wasser nutzen, verbrauchen oder verschwenden?
Neue Wege zu einem schonenden und sparsamen Umgang mit Wasser und einer naturnahen Abwasserreinigung
Gabriela Kocsis
1988 · Band **65** · 233 Seiten · ISBN 3-7880-9757-4
Wasser ist ein unentbehrliches und vielleicht unser wertvollstes Lebenselement. Bestrebungen, das Wasser zu schonen und einzusparen, müssen deshalb erste Priorität haben. Die Autorin stellt die Problematik der heutigen Wasserverschwendung und -verunreinigung dar und entwickelt konkrete Vorschläge für den Aufbau wassersparender Versorgungskonzepte in Haushalt, Landwirtschaft und Kommunen. Sie beschreibt ausführlich die vorhandenen naturnahen Reinigungsverfahren und die Möglichkeiten eines insgesamt schonenden Umgangs mit dem Element Wasser.

Lebensmittelqualität — ganzheitliche Methoden und Konzepte
Angelika Meier-Ploeger / Hartmut Vogtmann (Hrsg.)
1988 · Band **66** · 296 Seiten · ISBN 3-7880-9752-3
Nach der Problematisierung des Qualitätsbegriffes aus Sicht der Wissenschaft und der Verbraucher werden neue Dimensionen aufgrund wissenschaftlicher Erkenntnisse zur Erweiterung der Definition des Qualitätsbegriffes vorgestellt. Die entsprechenden Methoden (u. a. Sensorik, Nachernteverhalten, Vitalaktivitätsbestimmung, Biophotonenmessung) und Ergebnisse werden von den jeweiligen Fachleuten dargestellt. Auf der Basis ernährungsphysiologischer Untersuchungen als Indikatoren für die Lebensmittelqualität werden die entsprechenden Forderungen für alternative Ernährungsformen definiert.

Ökologisch denken und handeln: Strategien mittlerer Technologie:
Schadstoffvermeidung und Gesundheitsvorsorge · erneuerbare Energien und Energiesparen · ökologische Landwirtschaft · ganzheitliche Wissenschaft · Selbstverantwortung
Karl Werner Kieffer / Wolfhart Dürrschmidt / Immo Lünzer / Gerhard Möller (Hrsg.)
Mit einem Vorwort von *Robert Jungk*
1988 · Band **67** · 452 Seiten · ISBN 3-7880-9758-2
Die in diesen Sammelband aufgenommenen Artikel sind in den letzten Jahren in der Zeitschrift „Ökologische Konzepte" (Hrsg. Georg Michael Pfaff Gedächtnisstiftung, Stiftung Ökologischer Landbau, Stiftung Mittlere Technologie) erschienen. Sie sollen das Konzept der mittleren Technologie dokumentieren, den gegenwärtigen Stand der Forschung wiedergeben, aber auch zeigen, daß die Stiftungen im Sinne eines Frühwarnsystems umweltrelevante Themen zu einem sehr frühen Zeitpunkt aufgegriffen haben. Sie belegen zudem die zukunftsweisende Erkenntnis, daß die bisher dominierende nachsorgende Umweltpolitik nur ein erster Schritt sein konnte, eine langfristig ausgerichtete Politik aber vorsorgender Konzepte bedarf.

Ökologisches Ernährungssystem
Das Konzept einer umwelt- und sozialförderlichen Ernährung
Karl Friedrich Müller-Reißmann / Joey Schaffner (Hrsg.)
1. Quartal 1990 · Band **68** · ca. 200 Seiten · ISBN 3-7880-9773-6
In dem Buch wird die Ernährung des Menschen von der Landwirtschaft bis zur fertigen Nahrung auf dem Tisch als technologisches Gesamtsystem begriffen und als ganzes einer Kritik unterzogen. Gemessen an den Kriterien der mittleren Technologie erweist sich das heute vorherrschende Ernährungssystem als ineffizient und anachronistisch: Es belastet die Natur weit mehr als nötig; es beraubt den Menschen der Fähigkeit, sich selbst zu helfen; und es macht die Ernährung zu einer Hauptursache der Krankheit. Hierzu wird ein geschlossener Gegenentwurf entwickelt, in den als Bausteine der Ökologische Landbau, eine regionale Vermarktung und die Vollwertnahrung integriert sind, und am Beispiel des Brotes konkretisiert.

Die ökologische Wirtschaft
Auf dem Weg zu einer verantworteten Wirtschaftsweise
Pierre Fornallaz
1989 · Band **69** · 128 Seiten · ISBN 3-7880-9771-X
Gesucht ist eine umwelt- und sozialverträgliche Wirtschaftsweise. Durch die zu wenig beherrschte Produktion werden mannigfältige Umweltschäden verursacht. Die soziale Relevanz der Produktion fehlt allzu oft! Die Technik ist nicht mehr im Dienste des Menschen, sondern sichert betriebswirtschaftliche Gewinne ohne Rücksicht auf volkswirtschaftliche Verluste. Der Rückeroberungsprozeß von Lebensqualität ohne Preisgabe von realem Wohlstand muß deshalb eingeleitet werden. Das Buch weist den Weg, der einzuschlagen ist.

Ökologische Landwirtschaft
Landbau mit Zukunft
Hartmut Vogtmann (Hrsg.)
2. Quartal 1990 · Band **70** · ca. 250 Seiten · ISBN 3-7880-9754-X
Von namhaften Fachleuten werden die Grundkenntnisse über Ökologie und Landbau vermittelt. Dabei wird besonders eingegangen auf ökologische und bodenbiologische Fragen, Lebensmittelqualität, Vermarktung, Ökonomie, Biotechnologie, Tierhaltung und standortgerechten Landbau, auch in der Dritten Welt. Es ist ein Buch für Interessierte an einer zukunftsorientierten Agrikultur, für Bauern, Wissenschaftler und Studenten, für Politiker und Bürger, die den Ausweg aus der Krise der industrialisierten Landwirtschaft suchen. Dieses Buch zeigt: der ökologische Landbau ist ein realisierbarer Weg, ein Weg der Vernunft.

Leben in der Risikogesellschaft
Der Umgang mit modernen Zivilisationsrisiken
Mario Schmidt (Hrsg.)
1989 · Band **71** · 271 Seiten · ISBN 3-7880-9772-8
Der Umgang mit den Risiken unserer Industriegesellschaft, wie der Kernenergie, der chemischen Industrie oder dem Straßenverkehr, rückt immer mehr in den Brennpunkt des öffentlichen Interesses. Neben der Diskussion der Detailprobleme stellt sich dabei aber auch die Frage nach den grundsätzlichen Mechanismen der „Risikobewältigung“: Wie werden Risiken ermittelt und abgeschätzt, wie werden sie bewertet, verteilt, beseitigt oder gar nur wegdefiniert? Gibt es ein akzeptables Risiko oder — wie es in der Kernenergie heißt — ein vertretbares „Restrisiko“? Beiträge von Naturwissenschaftlern, Soziologen, Theologen, Psychologen und Politiker sind in diesem Buch zusammengefaßt.

Ökologischer Feldgemüsebau
Beiträge aus Praxis Wissenschaft und Beratung
Hartmut Heilmann / Ulrich Otto Zimmer (Hrsg.)
2. Quartal 1990 · Band **72** · ca. 200 Seiten · ISBN 3-7880-9775-2
Praktiker, Wissenschaftler und Berater des ökologischen Landbaus behandeln in verschiedenen Beiträgen Probleme und Möglichkeiten des Feldgemüsebaus im bäuerlichen Betrieb. Die Beiträge zu Bodenpflege, Jungpflanzenanzucht, Pflanzenschutz und mechanischer/thermischer Beikrautregulierung werden ergänzt durch Anregungen zur Anbautechnik ausgewählter Kulturen. Als wichtige Kriterien der Entscheidungsfindung werden Vermarktungs- und betriebswirtschaftliche Fragen berücksichtigt. Darüber hinaus wird der Qualität der Ernteprodukte besondere Beachtung geschenkt. Die Beiträge sollen Grundlage und Anregung zur Diskussion bieten, aber auch Hilfe geben bei der Planung und Prüfung der Anbau- und Vermarktungsmöglichkeiten von Gemüse im landwirtschaftlichen Betrieb.

Öko-Steuern
Umweltsteuern und -abgaben in der Diskussion
Hans Nutzinger / Angelika Zahrnt (Hrsg.)
1989 · Band **73** · 345 Seiten · ISBN 3-7880-9776-0

Nach einem jahrelangen Schattendasein ist in den letzten Monaten bei Parteien und Verbänden sowie in der Öffentlichkeit ein reges Interesse an einer ökologischen Ausrichtung des Steuer- und Abgabensystems festzustellen. Mit diesem Buch soll die neue Unübersichtlichkeit der Diskussion geordnet werden. 18 Beiträge namhafter Wissenschaftler und Wissenschaftlerinnen gehen im Anschluß an eine ausführliche Einführung auf die Möglichkeiten des Einsatzes von Steuern in Bereichen wie Chemie, Verkehr, Abfall, Energie oder Wasser ein. Den Abschluß bildet ein Überblick über den Stand der politischen Diskussion.

Pestizide und Gesundheit
Vorkommen, Bedeutung und Präventation von Pestizidvergiftungen
Beiträge anläßlich eines Seminars des Pestizid Aktions-Netzwerk (PAN)
Wolfgang Bödeker / Christa Dümmler (Hrsg.)
Anfang 1990 · Band **74** · ca. 190 Seiten · ISBN 3-7880-9777-9
Rückstände der sogenannten Pflanzenschutzmittel finden sich inzwischen in der Luft, der Nahrung und dem Trinkwasser. Darüber hinaus sind die Anwender von Pestiziden und die Anrainer landwirtschaftlich genutzter Flächen oft direkt diesen Stoffen ausgesetzt. Welche gesundheitlichen Auswirkungen von einer Exposition gegenüber Pestiziden zu erwarten und bereits beschrieben sind, wird in diesem Band zusammengestellt.

Verpackungen
Umweltbelastungen und Strategien zur Vermeidung
Andreas Fußer (Hrsg.)
2. Quartal 1990 · Band **76** · ca. 240 Seiten · ISBN 3-7880-9779-5
Rund die Hälfte des Hausmüllvolumens und 30 % des Gesamtmüllgewichts gehen in der Bundesrepublik auf Verpackungsmaterial zurück, ca. 6 % des Primärenergieverbrauchs wurden im Jahre 1980 allein für Verpackungen aufgewandt. Das sind nur einige Zahlen, die auf die hohen Umweltbelastungen von Verpackungen hinweisen. Aber es gibt Alternativen. Dieses Buch, das Anfang 1990 erscheinen wird, will einen umfassenden Überblick über die Verpackungswirtschaft geben, Verpackungsmaterialien und deren Umweltbelastungen bei der Herstellung, Verbrennung und Deponierung darstellen, vor allem aber technische, politische und rechtliche Strategien zur Vermeidung von Verpackungsabfällen aufzeigen.

Die *Schriftenreihe „Alternative Konzepte“* wird von der **Georg Michael Pfaff Gedächtnisstiftung** in Zusammenarbeit mit der **Stiftung Ökologische Konzepte** und der **Stiftung Ökologischer Landbau** herausgegeben. Sie ist im Buchhandel erhältlich und erscheint im **Verlag C. F. Müller**, Amalienstr. 29, 7500 Karlsruhe 1. (Bitte ausführliches, kostenloses Verzeichnis anfordern.)